常见心血管疾病
中西医临床诊治精粹

主　编　孙福军　封亚丽

學苑出版社

图书在版编目(CIP)数据

常见心血管疾病中西医临床诊治精粹 / 孙福军，封亚丽主编. -- 北京 : 学苑出版社，2025. 7. -- ISBN 978-7-5077-7228-9

Ⅰ. R54

中国国家版本馆 CIP 数据核字第 2025QL9792号

出　版　人:洪文雄
责 任 编 辑:黄小龙
出 版 发 行:学苑出版社
社　　　址:北京市丰台区南方庄 2 号院 1 号楼
邮 政 编 码:100079
网　　　址:www. book001. com
电 子 邮 箱:xueyuanpress@163. com
联 系 电 话:010－67601101(营销部)、010－67603091(总编室)
印　刷　厂:天津鸿景印刷有限公司
开　　　本:787 mm×1092 mm　1/16
印　　　张:13. 75
字　　　数:300 千字
版　　　次:2025 年 7 月第 1 版
印　　　次:2025 年 7 月第 1 次印刷
定　　　价:98. 00 元

编 委 会

名誉主编　苗华为

主　　编　孙福军　封亚丽

副 主 编　胡雨桐　郭亚楠　王云环

张睦清　温　达　马嘉乐

编　　委　（按姓氏笔画排序）

王　欣　王晓阳　未莹莹

邢悦怡　苏红雷　杜丽涛

李雪梅　邵奕明　胡宇泽

耿　彬　崔　晨　韩洪娜

蔡林芳　暴晓丹

前　言

心血管疾病具有起病急骤、患病率高、致残率高、致死率高等特点，是威胁人类健康的重大疾病之一。随着人口老龄化加速，心血管疾病的患病人数也在持续上升，已跃升为城乡居民死亡的主要原因之一。这给社会和家庭带来了沉重的经济负担，也成了严重的公共卫生问题。因此，及早发现、正确诊断、有效治疗便具有十分重要的意义。

为了进一步促进临床医师对心血管疾病的正确认识，提高其临床技能，让心血管内科从业人员能从中西医结合的视角重新认识该疾病，使中西医结合的方法切实在心血管疾病的诊断和治疗方面发挥积极作用，我们在参阅国内外诸多文献及相关研究进展的基础上，结合多年的临床经验编写此书。

本书共分五章，系统而翔实地讲述了心血管疾病的基础知识以及常见心血管疾病的中西医结合诊疗。第一章为心脏的基本结构与功能，包括心脏的解剖学认识、心脏的电生理学基础和心脏的泵血功能；第二章为心血管疾病的中西医认识，包括中医学认识、西医学认识以及中西医结合研究与进展；第三章为心血管疾病的中西医诊断方法，包括常见症状、辅助检查、四诊合参以及中医辨证；第四章为心血管疾病的中西医防治措施，包括临床常用药物、常用中医治法、中西医结合预防以及心脏康复的管理与指导；第五章为心血管疾病的中西医结合诊疗，主要包括心律失常、心力衰竭、心肌疾病、动脉粥样硬化和冠状动脉粥样硬化性心脏病、高血压和低血压、高脂血症、内分泌性心脏病、心脏神经官能症、风湿性心瓣膜病、肺源性心脏病，每种疾病基本涵盖了中西医概述、病因及发病机制、诊断与治疗等相关内容。在编写过程中，我们精选了苗华为主任带领的团队近年来诊治心血管疾病相关典型医案，并加以按语分析用来佐证临床实践，以启迪后学。

本书适合从事心血管内科专业的临床医师和科研工作者阅读，也可作为在校学生的参考资料。鉴于编者水平和能力有限，倘有不足之处，恳请各位同仁指正。

编者

2024 年 12 月

目　录

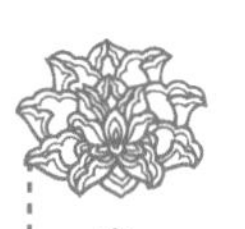

第一章

心脏的基本结构与功能

第一节　心脏的解剖学认识

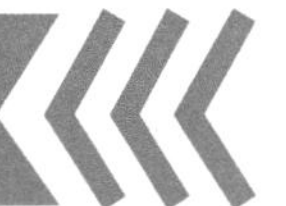

一、心脏的位置及形态

心位于胸腔纵隔内，外面围着心包，前方平对胸骨体和第2～6肋骨，后方平对第5～8胸椎。约2/3在身体正中线的左侧，1/3在身体正中线右侧。心的前方大部分被肺和胸膜遮盖，仅下部一小区域借心包与胸骨体、肋软骨相邻，心的两侧与纵隔胸膜、胸膜腔和肺相邻。后方有食管、迷走神经和胸主动脉。下方为膈，上方与出入心的大血管相连。

心似倒置的圆锥体，稍大于人自身的拳头。心分为一底、一尖、二面、三缘，表面还有四条沟。心尖圆钝，朝向左前下方与左胸前壁接近。在左第5肋间隙锁骨中线内侧1～2cm处可扪及心尖冲动。心的表面有四条沟，冠状沟几乎呈额状位，近似环形，该沟前方被肺动脉干隔开，是心房与心室在心表面的分界标志；前室间沟为左、右心室在心胸肋面的分界；后室间沟是左、右心室在心脏膈面的分界标志；房间沟是左、右心房在心表面的分界，是心底及右上、下肺静脉与右心房交界处的浅沟，与房间隔后缘一致。前、后室间沟在心尖右侧的会合称心尖切迹，而后房间沟、后室间沟和冠状沟的相交处称为房室交点。

二、心腔

心有四个腔，即右心房、右心室、左心房和左心室。左、右心房间有房间隔，左、右心室间有室间隔，因此左、右半心互不相通。但右心房与右心室之间，左心房与左心室之间，均借房室口相通。

1. 右心房　是心腔最右侧的部分，其向左前方突出的部分称右心耳。按血流方向右心房有三个入口：上部有上腔静脉口，下部有下腔静脉口，在下腔静脉口与右房室口之间有冠状窦口。右心房的出口为右房室口。在房间隔下部有一卵圆形浅窝，称卵圆窝为卵圆孔的遗迹。

2. 右心室　位于右心房的左前下方。有出入两口，入口即右房室口，口周缘附有三片三角形瓣膜，称右房室瓣（三尖），垂向右心室。右心室壁的内面有许多呈网状交错的肉柱，其中三个特别粗大，称为乳头肌。每个瓣膜游离缘均借数条腱索连于乳头肌，这种装置有防止三尖瓣翻向右心房的作用。因此，在心室收缩时，三尖瓣关闭封住右房室口，血液不能返回流入右心房。出口在前方，称肺动脉口，通向肺动脉。肺动脉口的周缘有三个半月形的瓣膜，称肺动脉瓣。瓣的形状似口袋，开口朝向肺动脉。心室舒张时，肺动脉瓣关闭，可防止血流倒流入右心室。

3. 左心房　主要构成心底，其向前右突出的部分称左心耳。后壁有四个入口，通常左右各有两个，称肺静脉口。左心房的出口称左房室口，在左前下方，通向左心室。

4. 左心室　在心的左下部，室壁最厚，内腔呈倒置锥体形，有出入二口。入口在左后方，称左房室口，左房室口的周缘附有两片瓣膜，称二尖瓣。瓣膜缘也借腱索连于乳头肌。出口在前方，称主动脉口，通向主动脉。主动脉口处有三个半月形的膜，称主动脉瓣。二尖瓣和主动脉瓣分别可以防止左心室收缩和舒张时血液倒流。

三、心壁的构造

心脏为肌性器官，心壁由心外膜（浆膜性心包）、心肌及与血管内膜相延续的心内膜组成，其中心肌包括心房肌、心室肌（外斜、中环、内纵）。心肌及心瓣膜均附着于纤维性的支架上，称心纤维骨骼。

左纤维三角位于主动脉左瓣环外侧与二尖瓣环的连接处。在主动脉左瓣环与后瓣环相对缘之间为膜性的瓣膜间隔，也称为主动脉下隔，它与二尖瓣前尖相移行。房间隔由左、右心房的内膜及夹在其间的结缔组织和少量心肌组成。

房间隔前缘与升主动脉中央相对，其后缘与房间沟相对应。房间隔较薄，卵圆窝部分最薄。

室间隔分两部分，其上方中部的不规则形的膜性结构称室间隔膜部，面积约

0.8cm^2，其后上方介于右心房与左心室之间的部分称房室部；前下部介于左、右心室之间，称室间部，该处是室间隔缺损的常见部位。

心脏为肌性中空性器官。心壁较厚，由心内膜、心肌膜和心外膜3层结构组成。①心内膜：是覆盖于心壁的内腔面表层，平坦而光滑，很薄。由内皮、内皮下层和心内膜下层3部分组成。②心肌膜：是心壁各层中最厚的一层，主要由心肌组成。心室的心肌膜较厚，尤以左心室最厚。③心外膜：位于心壁的最外层，由薄层结缔组织和间皮组成，实为浆膜性心包的脏层。此层中含有丰富的血管、神经和脂肪组织。④心瓣膜：心脏的所有瓣膜都是由心内膜向腔内折叠而成。

四、心传导系统

心传导系统位于心壁内，由特殊分化的心肌纤维构成，能产生兴奋和传递冲动，以维持心正常的节律性收缩，包括窦房结、结间束、房室结、房室束支及浦肯野纤维网。

传导系细胞有三种类型。一是浦肯野细胞，房室束、房室束支及浦肯野纤维网皆由浦肯野细胞构成，结间束则是由浦肯野细胞与普通心房肌细胞混合构成。浦肯野细胞比普通心肌细胞粗，传导兴奋的速度快。此外，它还具有自动节律性；二是P细胞，其细胞质苍白，故名苍白细胞。P细胞在窦房结内最多。P细胞具有自动节律性，一般认为心脏的激动由它发生，所以又称之为起搏细胞；三为过渡细胞，是介于P细胞与心肌细胞的过渡类型，比一般心肌细胞细而短，传导速度最慢，它是P细胞与其他细胞之间的唯一联系，在房室结内最多，其次是窦房结。

窦房结位于上腔静脉入口与右心耳之间的心包脏层深面，由此发出的纤维与心房肌纤维连续。

结间束是连接窦房结和房室结的心肌纤维束，分前、中、后三条。前结间束有一自右心房通向左心房的分支，称为房间束。

房室结位于房中隔的下部，相当于冠状窦口前上方的心内膜深面，由此结发出的纤维称为房室束。

房室束自房室结发出后入室间隔，分为左、右二支，分别沿室间隔两侧下行，最后在心内膜下形成网状末梢（浦肯野纤维）与心室肌相连接。

五、心的血管

1. 心的动脉　心的动脉血来自冠状动脉。心的静脉血除少数直接进入心腔外，主要经冠状窦注入右心房。

右冠状动脉起自主动脉右窦，在右心耳与肺动脉根部之间进入冠状沟，至房室交点处分为两支，其中后室间支是主干之延续，沿后室间沟走行，发出的分支分布于后室间沟两侧的心室壁和室间隔后1/3部，而左室后支则左行到左心室的膈壁，供应该处心肌。

旋支沿冠状沟左行，经心左缘到达左心室膈面，终于心左缘与后室间沟间的中点附近并分支。旋支主要供应左心房、左心室左侧面和膈面。

左、右冠状动脉的重要分支如下：①窦房结支：60%来自右冠状动脉分支，40%来自左冠状动脉旋支，沿心耳内侧向上走行，供应窦房结和心房壁。②动脉圆锥支：共两支，分别从左冠状动脉前室间支和右冠状动脉近端发出，在动脉圆锥前上部互相吻合成Vieussens环。③左、右缘支：左缘支发自左冠状动脉旋支，沿心左缘走行；右缘支发自右冠状动脉，沿心下缘走向心尖，与前、后室间支吻合。④房室结支：90%发自右冠状动脉，少数起自左冠状动脉。

冠状动脉的分布类型如下：①右优势型：右冠状动脉不但供应全部右心室，还供应左心室膈面的一部分，此型占71.35%。②均衡型：左冠状动脉旋支和右冠状动脉分别分布于左、右心室膈面，互不超过后室间沟，此型占22.92%。③左优势型：为左冠状动脉旋支分布于左心室膈面和右心室膈面的一部分，占5.73%。

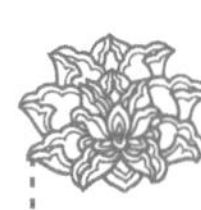

2. 心的静脉　心的静脉血大部分回流到位于左心房与左心室之间的冠状沟内的冠状窦中。其中包括与前室间支伴行的心大静脉、与后室间支伴行的心中静脉和在冠状沟中与右冠状动脉伴行的心小静脉。

六、心的神经

心受交感神经、副交感神经和感觉神经支配。

1. 心交感神经纤维　来源于交感干的颈上、颈中、颈下节，分布于窦房结、房室结、冠状动脉和心房肌、心室肌。

2. 心副交感神经纤维　来自迷走神经背核，这些神经纤维在窦房结区、房室结区、心房后壁和房间隔等处的心内神经节换神经元，节后纤维分布到窦房结、房室结、心房肌和心室肌以及冠状动脉。

3. 心的感觉神经　传导痛觉的传入纤维随交感神经走行，传至脊髓胸1～5节段的后角。

七、心包

心包为一纤维性浆膜囊，包括浆膜层和纤维层两部分。浆膜层又分为壁层与脏层：脏层紧贴在心肌表面，即心包脏层；壁层紧贴附于纤维层的内面。脏、壁层在大血管根部互相移行，两层间的腔隙，称心包腔，内含少量浆液，起润滑作用，可减少心脏冲动时的摩擦。纤维层紧贴浆膜壁层的外面，由致密结缔组织构成，伸缩性很小。

八、心的体表投影

心脏位于胸腔偏左，正常心脏边界在体表的投影，可依据下面四点及其连线加以确定。

左上点：位于左侧第 2 肋软骨下缘，距胸骨左缘 1.2cm 处。

右上点：位于右侧第 3 肋软骨上缘，距胸骨右缘约 1cm 处。

右下点：位于右侧第 6 胸肋关节处。

左下点：位于左侧第 5 肋间隙，锁骨中线内侧 1～2cm 处，即心尖部位。

四个边界：左上点、右上点的连线，为心上界；右上点、右下点的连线，为心右界；左上点、左下点的连线，为心左界；右下点、左下点的连线，为心下界。

第二节 心脏的电生理学基础

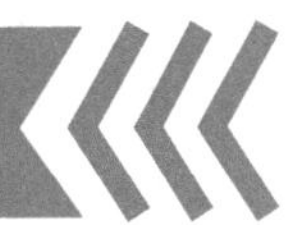

心肌细胞属于可兴奋的肌细胞，是心脏活动的起源，具有受到刺激产生动作电位（兴奋）和收缩的特性。正常情况下，心脏中心肌细胞的节律性兴奋源自窦房结，通过可靠的传导到达全部心肌细胞。兴奋通过兴奋一收缩耦联引发心肌细胞收缩。心脏泵血则有赖于心肌细胞有力而同步的收缩。

一、心肌细胞的电活动与兴奋

所有横纹肌细胞的收缩是由发生在细胞膜上的动作电位（兴奋）所引发。心肌细胞的动作电位与骨骼肌细胞的明显不同，主要表现在：①能自发产生；②能从一个细胞直接传导到另一个细胞；③有较长的时程，可防止相邻收缩波的融合。为了理解心肌的这些电学特性以及心脏功能是如何依赖这些特性的，需要先了解心肌细胞的电活动表现与机制。

心肌细胞动作电位的形状及其形成机制比骨骼肌细胞的要复杂，不同类型心肌细胞的动作电位不仅在幅度和持续时间上各不相同，而且形成的离子基础也有差别。

1. 心室肌细胞的电活动　根据组织学和生理学特点，可将心肌细胞分为两类：一类是普通的心肌细胞，即工作细胞，包括心房肌和心室肌。另一类是一些特殊分化了的心肌细胞，组成心的特殊传导系统，包括窦房结、房室结、房室束和浦肯野纤维。心房肌和心室肌细胞直接参与心脏收缩泵血。心房肌细胞与心室肌细胞的电活动形式与机制类似，下以心室肌细胞为例说明工作细胞的电活动规律。

（1）静息电位：人类心室肌细胞的静息电位约为-90mV，其形成机制与骨骼肌细胞的类似，即静息电位的数值是K^+平衡电位、少量Na^+内流和生电性Na^+-K^+泵活动产生电位的综合反映。心室肌细胞在静息时，膜对K^+的通透性较高，K^+顺浓度梯度由膜内向膜外扩散所达到的平衡电位，是心室肌细胞静息电位的主要组成部分。由于在安静时心室肌细胞膜对Na^+也有一定的通透性，少量带正电的Na^+内流。另外，生电性Na^+-K^+泵活动产生一定量的超极化电流。心室肌细胞静息电位的实际测量值是上述三种电活动的代数和。

（2）动作电位：心室肌细胞的动作电位（AP）与骨骼肌细胞的明显不同。心室肌细胞动作电位的主要特征在于复极过程复杂，持续时间较长，动作电位降支与升支不对称。通常将心室肌细胞兴奋的动作电位分为0、1、2、3、4个时期。

0期：即快速去极化期。心室肌细胞在邻近细胞电流的刺激下，首先引起部分电压门控式Na^+通道开放及少量Na^+内流，造成细胞膜部分去极化；当去极化达到阈电位水平（约-70mV）时，膜上Na^+通道开放概率明显增加，出现再生性Na^+内流，于是Na^+顺其浓度梯度和电位梯度由膜外快速进入膜内，使膜进一步去极化，膜内电位向正电性转化，直至接近Na^+平衡电位。决定0期去极化的Na^+通道是一种快通道，它激活开放的速度和失活关闭的速度都很快。由于Na^+通道激活速度快，又有再生性Na^+内流循环出现，这是心室肌细胞0期去极速度快、动作电位升支陡峭的原因。在心脏电生理学中，通常将由快Na^+通道开放引起快速去极化的心肌细胞称为快反应细胞，如心房肌、心室肌及浦肯野纤维等，所形成的动作电位称为快反应动作电位，以区别于以后将要介绍的慢反应细胞和慢反应动作电位。

1期：即快速复极初期。在复极初期，仅出现部分复极，膜内电位下降到0mV附近，与2期平滑过渡。在复极1期，Na^+通道已经失活，在去极化过程（-20mV）中K^+通道被激活，两种因素使膜电位迅速下降到0mV水平。

2期：即平台期。当复极膜电位达到0mV左右后，复极过程就变得非常缓慢，是心室肌细胞动作电位持续时间较长的主要原因，也是其区别于骨骼肌细胞动作电位的主要特征。平台期的形成与外向电流（K^+外流）和内向电流（主要是Ca^{2+}内流）的同时存在有关。在平台期初期，两种电流处于相对平衡状态，随后，内向电流逐渐减弱，外向电流逐渐增强，总和的结果是出现一种随时间推移而逐渐增强的、微弱的外向电流，导致膜电位的缓慢复极化。平台期的外向离子流是由K^+负载的，动作电位过程中心室肌细胞膜对K^+的通透性随时间变化。平台期的内向离子流主要是由Ca^{2+}和少量Na^+负载的，当细胞膜去极到-40mV时，心室肌细胞膜上的电压门控型L型Ca^{2+}通道被激活，Ca^{2+}顺其浓度梯度向膜内缓慢扩散。L型Ca^{2+}通道主要是对Ca^{2+}通透（也允许少量Na^+通过），通道的激活、失活以及复活所需的时间均比Na^+通道长，故又称为慢通道。Na^+-Ca^{2+}交换体的生电活动对平台期也有贡献，3个Na^+进入细胞的同时交换出1个Ca^{2+}。

3期：即快速复极末期。2期复极末，膜内电位逐渐下降，延续为3期复极。在

3 期，复极速度加快，膜内电位由 0mV 附近较快地下降到 - 90mV，完成复极化过程。3 期复极是由于 L 型 Ca^{2+} 通道失活关闭，内向离子流终止，而外向 K^{+} 流进一步增加所致。

从 0 期去极化开始，到 3 期复极化完毕的时间称为动作电位时程（APD）。

4 期：即静息期，又称电舒张期。4 期是膜复极完毕，心室肌细胞膜电位恢复到动作电位发生前的时期，基本上稳定于静息电位水平（- 90mV）。由于在动作电位期间有 Na^{+} 和 Ca^{2+} 进入细胞内和 K^{+} 流出细胞，引起了细胞内外离子分布的改变，所以 4 期内离子的跨膜转运仍然在活跃进行，以恢复细胞内外离子的正常浓度梯度，保持心肌细胞的正常兴奋性。4 期内，细胞通过膜上生电性 Na^{+} - K^{+} 泵的活动，排出 Na^{+} 的同时摄入 K^{+}，并产生外向电流（泵电流）。在动作电位期间流入细胞的 Ca^{2+} 则主要通过细胞膜上的 Na^{+} - Ca^{2+} 交换体和 Ca^{2+} 泵排出细胞外，而由细胞内肌浆网释放的 Ca^{2+} 则主要由肌浆网上的 Ca^{2+} 泵摄回。

2. 窦房结起搏细胞的电活动　特殊传导系统细胞具有自发产生动作电位或兴奋的能力，又称自律细胞。正常情况下，在所有特殊传导系统细胞中，以窦房结起搏细胞（简称 P 细胞）发生动作电位的频率最高。窦房结产生的节律性兴奋通过特殊传导系统扩布到心房肌和心室肌，引起心房和心室的节律性收缩。

窦房结起搏细胞的动作电位由 0 期、3 期和 4 期组成，没有 1 期和 2 期。窦房结起搏细胞与心室肌细胞的动作电位有明显不同。心室肌细胞的 4 期膜电位在前一动作电位复极末基本达到静息电位水平，是基本稳定的，只有在外来刺激作用下，才产生动作电位。而窦房结起搏细胞的 4 期膜电位在前一动作电位复极末达到最大值（- 70mV），即最大复极电位，然后，4 期膜电位立即开始自动的、逐步的去极化，达阈电位（- 40mV）后引起一次新的动作电位。这种 4 期自动去极化过程，具有随时间而递增的特点，其去极化速度较缓慢，是自律细胞产生自动节律兴奋的基础。

0 期：即去极化过程。当膜电位由最大复极电位（- 70mV）自动去极达阈电位水平（约 - 40mV）时，激活膜上的 L 型 Ca^{2+} 通道，引起 Ca^{2+} 内流，形成 0 期去极化。由于 L 型 Ca^{2+} 通道的激活和失活缓慢，故 0 期去极化缓慢，持续时间较长。通常将由此类慢 Ca^{2+} 通道开放引起的缓慢去极化兴奋的心肌细胞称为慢反应细胞，如窦房结起搏细胞、房室结细胞等，所形成的动作电位称为慢反应动作电位。

3 期：即复极化过程。与心室肌细胞的动作电位分期相比，窦房结起搏细胞的动作电位无 1 期和 2 期，0 期后直接进入 3 期。0 期去极化达到 0mV 左右时，L 型 Ca^{2+} 通道逐渐失活，Ca^{2+} 内流相应减少；同时，在复极初期 K^{+} 通道被激活，出现 K^{+} 外流。Ca^{2+} 内流的逐渐减少和 K^{+} 外流的逐渐增加，使细胞膜逐渐复极并达最大复极电位。

4 期：又称 4 期自动去极化过程。窦房结起搏细胞 4 期自动去极化是外向电流和内向电流共同作用，最后产生净内向电流所形成。至少有 3 种机制参与 4 期自动去极化的形成。首先，4 期内细胞膜对 K^{+} 的通透性进行性降低，导致 K^{+} 外流逐渐减少，即外向电流的衰减；其次，细胞膜对 Na^{+} 通透性轻度增加，内向电流增加。

细胞膜对 Na^+/K^+ 通透性比值的逐渐增加，引起膜电位从 K^+ 平衡电位向 Na^+ 平衡电位方向缓慢变化。第三种机制是细胞膜对 Ca^{2+} 通透性的轻度增大，导致正离子内流而去极化。

二、心脏的电生理特性

1. 自律性　自律性包括自动性和节律性两层含义。前者指心脏具有自动发放激动的能力，这种性能来自起搏细胞的内在变化引起舒张期自动除极化，当膜电位降低至电位水平时，便激发一个动作电位；后者指有规律地形成激动的能力，这是由于起搏细胞的内在变化始终保持恒定的周期性变化的缘故。窦房结内含有大约 1000 个或更多的起搏细胞，每个细胞均具有发放激动的能力。这些起搏细胞通常是每隔 0.6～1.0 秒便交替地发出一次激动，而并非始终发自同一细胞或同一细胞群。因此，即使激动在窦房结内传导较差，也仍能保证窦性起搏点恒定而有规律的发放激动。

除窦房结细胞外，其他缓慢心脏纤维如房室结下部的纤维，二尖瓣叶和三尖瓣叶纤维等，在某些情况下都有自动发放激动而产生动作电位的性能。但是这些自动性纤维的自发除极是发生在-60mV 或更低的膜电位水平的，其位相 4 自动除极化速度要较窦房结为慢。因此，在它们到达阈电位并引起自身激动之前，就已被实性激动所激发。显而易见，这些自动性纤维在正常情况下，只能处于潜在起搏点的地位。缓慢纤维的舒张期自动除极的离子活动基础，目前认为是一缓慢流入的钙离子流。

除缓慢心脏纤维外，房室传导系统中的快速心脏纤维也有舒张期自发除极的性能。这些纤维的自发性除极是发生在-60mV 或更负的膜电位水平，其离子活动是这时的细胞膜对 K^+ 的通透性减低，导致 K^+ 外流减少，同时另有一稳定的 Na^+ 内流，从而使细胞内膜电位逐渐移向正性水平（即除极）。快速纤维的自动除极化，在电位正常而自动除极快速时，可激活细胞膜的快速 Na^+ 通道而发生快速反应。在阈电位移向更负水平、自发除极缓慢时，则使细胞膜的快速 Na^+ 通道受阻，当膜电位降低至阈电位水平时，仅可激活缓慢离子通道，这时只有较弱的 Ca^+ 内流，因而产生缓慢反应。

心脏自律性的高低，取决于下列因素：当位相 4 坡度由 a 减小至 b 时，静息电位到达阈电位的时间较前延长，从而使激发动作电位的周期延长，频率减慢，反之，则增加。①位相 4 坡度（自动除极化速度）坡度愈大，到达阈电位水平并产生动作电位的时间愈短，自律性愈高。反之，坡度愈小，自律性愈低。坡度大小直接关系到细胞膜对离子的通透性。②最大舒张期电位值。起搏细胞的舒张期电位是不稳定的，以舒张期开始时的负性电位最大，称为最大舒张期电位。以后伴随自动除极化，其电位逐渐趋向正性水平而负值减少。最大舒张期电位值愈小，距离阈值电位水平愈近，到达阈值电位的时间亦愈早，其自律性亦愈高。相反，最大舒张期电位值愈大，其自律性愈低。③阈值电位。阈值电位增大（负值增大），使舒张期电位与阈值电位的差距减小，到达阈值电位的时间缩短；故自律性增高。相反，电位降低，则自律性减低。某些抗心律失常药物，如奎尼丁、钾盐等在浓度足够时，可使阈值电位降低而移向0电位水平，从而减慢起搏细胞发放激动的速率。理论上，上述三种因素中任何一个或几个因素发生改变，均可影响心脏的自律性。但通常以位相4自动除极化坡度的影响最为常见而重要。

2. 兴奋性　兴奋性是指细胞在受到刺激时产生兴奋（动作电位）的能力。衡量心肌兴奋性的高低，可以采用刺激阈值作为指标，阈值高表示兴奋性低，阈值低表示兴奋性高。

心肌细胞兴奋（动作电位）的产生机制与骨骼肌细胞的相同，即外部刺激引起细胞膜局部去极化，当去极化达到细胞膜上电压门控 Na^+ 通道（如心室肌）或L型 Ca^{2+} 通道（如窦房结起搏细胞）开放的阈电位，即引发动作电位。因此，静息电位或最大复极电位水平、阈电位水平以及细胞膜上 Na^+ 通道或L型 Ca^{2+} 通道的性状改变均可影响心肌细胞的兴奋性。

心室肌细胞受到刺激发生兴奋时，在动作电位大部分时程内细胞处于对任何强度的刺激都不发生反应的状态（不能产生动作电位），即为绝对不应期（ARP）。在近动作电位3期末的一段时程内，细胞对阈刺激不产生动作电位，但对阈上刺激则可产生动作电位，这一过程称为相对不应期（RRP）。在比绝对不应期稍长的一个时期内，细胞对阈上刺激也不能产生可传导的动作电位，这一时期称为有效不应期（ERP）。在动作电位结束即刻的一段时程，细胞对阈下刺激也能反应产生动作电位，表明心肌的兴奋性高于正常，故称为超常期（SNP）。

心肌细胞每产生一次兴奋，其膜电位将发生一系列有规律的变化，膜通道由备用状态经历激活、失活和复活等过程，兴奋性随之发生相应的周期性改变。兴奋性的这种周期性变化，影响心肌细胞对重复刺激的反应能力，对心肌的收缩反应和兴奋的产生及传导过程都具有重要的影响。

兴奋性的高低，主要决定于下列两个因素。①静息电位水平。一般来说，在其他条件不变的情况下，受激动时的膜电位愈低（负值愈小），距电位水平愈近，因而其阈刺激可较正常为小，意味着兴奋性增高。相反，膜电位愈大（负值愈大），距阈电位水平愈远，需要较强的阈上刺激方能引起兴奋反应，反映兴奋性降低。如膜电位异常增大，形成所谓“超极化状态”，则可造成兴奋抑制或不发生兴奋反应。②阈值电位。在静息电位恒定的条件下，阈值电位增大（负值增大），使其与静息电位的差距减小，到达阈值电位而引发兴奋比较容易，仅需较小的刺激，便可引起兴奋反应，提示兴奋性增高。相反，阈值电位减小（负值减少）则结果相反，兴奋性降低。

3. 传导性　细胞与组织具有传导兴奋（动作电位）的能力，称为传导性。传导性的高低可用兴奋的扩散速度来衡量。

心脏内，心肌细胞与细胞之间通过闰盘端对端互相连接。闰盘内的缝隙连接保证了兴奋的跨细胞扩布。心肌细胞的兴奋以局部电流的形式通过缝隙连接直接进入邻近细胞，引发动作电位并迅速扩布，实现同步性活动，使整个心房或心室成为一个功能性合胞体。因此，在心脏任何部位发生的动作电位也会通过这种细胞一细胞的传导方式扩布到整个心室肌或者心房肌。

兴奋在心脏内不同组织的传导速度并不相等。以浦肯野纤维的传导速度最快，而在窦房结与房室结内的传导速度最慢。房室结是正常时兴奋由心房进入心室的唯一通道。由于房室结细胞的直径较小，兴奋在房室结内的传导速度缓慢，通过房室结到达房室束时耗费了一定时间，这一现象称为房-室延搁。房-室延搁使心室在心房收缩完毕之后才开始收缩，不至于产生心房和心室收缩发生重叠的现象，有利于心室的充盈和射血。

心肌细胞的兴奋传导速度至少受到三类因素的影响：①传导速度与心肌纤维的直径大小呈正变关系。直径小的细胞因其细胞内电阻大，产生的局部电流小于直径大的细胞，兴奋传导速度也较后者缓慢。②传导速度与局部去极化电流大小呈正变关系。动作电位 0 期去极化速度与幅度大，引起的局部电流密度大、影响范围广，兴奋传导速度就快。③传导速度与心肌细胞膜的被动电学特性、缝隙连接和胞质性质有关。细胞膜的被动电学特性和胞质性质的改变可以影响细胞内电阻。缝隙连接的电学性质可受到一些细胞外因素的影响，后者可引起连接蛋白的磷酸化/去磷酸化进而影响缝隙连接的通透性。

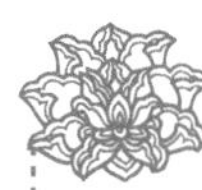

兴奋在心脏内的传播是以特殊传导系统为主干进行的有序扩布。正常情况下，窦房结发出的兴奋通过心房肌传播到整个右心房和左心房，沿着心房肌组成的优势传导通路迅速传到房室结，经房室束和左、右束支传到浦肯野纤维网，引起心室肌兴奋，再直接通过心室肌将兴奋由内膜侧向外膜侧心室肌扩布，引起整个心室兴奋。心脏不同部位动作电位去极化的发生时间显示了心脏兴奋从窦房结发源，然后按照一定顺序到达心脏的不同部位。动作电位在通过房室结时传导非常缓慢，房室结细胞的 4 期自动去极化比窦房结以外的心肌细胞要快。兴奋在心室内的传导要比心房内传导要快得多。那些晚去极化的、具有较短动作电位时程的心室肌细胞反而先复极化，该现象的原因尚未完全阐明，但是会影响心电图表现。

三、心电图

心脏各部分在兴奋过程中出现的电活动通过细胞外液等导电物质传导，可以在身体表面用电极和仪器测到，即心电图。心电图是反映心脏兴奋的产生、传导和恢复过程中的生物电变化，是记录电极之间的电位差，而与心脏的机械收缩活动无直接关系。

在心电活动周期的某一瞬间，心电图记录的是众多心肌细胞此刻产生的电活动所形成的许多微弱电场的总和。当较多心肌细胞同时去极化或复极化，心电图上观察到的电压变化也较大。正常时，由于通过心脏的电兴奋波（动作电位）以同样的途径扩布，在体表两点之间记录到的电压变化的时间模式也是一致的，可以在每个心电周期重复观察到。

临床常规使用的心电图记录是通过一套国际通用的标准导联系统测量得到的。常规心电图导联共包括 12 个导联，在体表的规定部位放置探测电极，通过导联线与心电图机相连。由于电极放置位置不同，不同的导联记录到的心电图波形也有所不同。但心脏每次兴奋在心电图记录中基本上都包括一个 P 波、一个 QRS 波群和一个 T 波，以及各波形之间形成的间期或时间段（表 1-1）。

表 1-1　心电图波形与时程及其意义

波形与时间	心电活动
波形	
P 波	左右心房去极化过程
QRS 波群	左右心室去极化过程
T 波	心室复极过程
时程	
P-R 间期（或 P-Q 间期）：从 P 波起点到 QRS 波起点之间的时程	兴奋由心房、房室结和房室束到达心室并引起心室肌开始兴奋所需要的时间，即房室传导时间
QRS 时程：从 Q 波开始到 S 波结束之间的时程	心室去极化
Q-T 间期：从 QRS 波起点到 T 波终点的时程	从心室开始去极化到完全复极化所经历的时间
ST 段：从 QRS 波终点到 T 波起点之间的线段	心室各部分心肌细胞均处于动作电位的平台期

四、几种阳离子对心脏电生理的影响

1. K^+

（1）细胞外 K^+ 浓度增高，跨膜钾浓度梯度降低：最大舒张电位减小，静止膜电位负值减小。使整个动作电位时间缩短，兴奋性先有所增高，继而降低，自律性轻微降低；传导性亦先轻微增高后降低。

（2）细胞外 K^+ 浓度降低，跨膜钾浓度差增高：按理静止膜电位负值应增大，但由于内向整流的规律，钾离子的通透性反而降低，所以静止膜电位的负值反而减小。使整个动作电位时间延长，兴奋性增高，自律性的影响不明显，传导性降低。

2. Ca^{2+}

（1）细胞外 Ca^{2+} 浓度增高，跨膜钙浓度梯度增大：使钙激活性钾电流增大，舒张电位负值增大。使兴奋性降低，快反应纤维自律性降低而反应纤维自律性增高，传导性降低。

（2）细胞外 Ca^{2+} 浓度降低，跨膜钙浓度梯度降低：钙激活性钾电流减小，静止膜电位的负值减小。使兴奋性增高，快反应纤维自律性增高而慢反应纤维自律性降低，传导性增高。

3. Na^+

(1) 细胞外 Na^+ 浓度增高，跨膜 Na^+ 浓度梯度增高：复极过程和舒张电位无明显改变。可使兴奋性增高，快反应纤维自律性增高，慢反应纤维自律性影响不大，传导性增高。

(2) 细胞外 Na^+ 浓度降低，跨膜 Na^+ 浓度梯度降低：钠浓度过度降低时，不能产生钠电流。使兴奋性降低，快反应纤维自律性降低，传导性降低。

4. Mg^{2+}

(1) 细胞外 Mg^{2+} 浓度增高，Na^+-K^+ 泵离子运转增强：细胞内 K^+ 浓度增高而 Na^+ 浓度降低，故静止膜电位负值增大。可使动作电位时间延长，故兴奋性降低，慢反应纤维的自律性降低，快反应纤维传导性增高，慢反应纤维传导性降低。

(2) 细胞外 Mg^{2+} 子浓度降低，Na^+-K^+ 泵运转活动降低：细胞外 K^+ 浓度增高，细胞内 Na^+ 浓度增高，静止膜电位负值减小。可使动作电位时间缩短，兴奋性增高，慢反应纤维自律性增高，快反应纤维传导性降低。

第三节　心脏的泵血功能

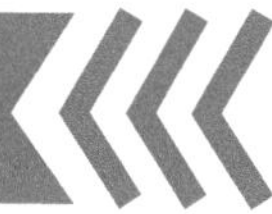

一、概述

1. 心脏泵血功能的概念　心脏在血液循环过程中起着泵的作用。心脏的泵血依靠心脏收缩和舒张的不断交替活动而得以完成。心脏舒张时容纳从静脉返回的血液，收缩时将血液射入动脉，为血液流动提供能量。心房和心室的有序节律性收缩和舒张引起各自心腔内压力、容积发生周期性变化，各心瓣膜随压力差开启、关闭，使血液按单一方向循环流动。心脏对血液的驱动作用称为泵血功能或泵功能，是心脏的主要功能。

2. 心肌细胞收缩的特点　心肌细胞中，产生收缩力的最小单元为肌节，Z 线是肌节的分界线。心肌细胞具有收缩能力的结构基础是细胞内的肌原纤维。收缩结构由大约 400 根肌原纤维纵向排列组成，每根肌原纤维包含大约 1500 根粗肌丝与 3000 根细肌丝。在纵向上，肌原纤维以大约 2μm 的间距划分为肌节，因此平均长为 120μm 的心肌细胞大约有 60 个肌节。在电镜下，肌原纤维呈明暗交替的条索状，分为 I 和 A 带、M 线和 Z 线，两 Z 线之间即为最小的收缩单位肌节。这些有序的肌原纤维构成了心肌兴奋一收缩耦联的最终效应器。心肌细胞兴奋时，通过兴奋一收缩耦联机制触发其收缩。心肌细胞与骨骼肌细胞同属于横纹肌，它们的收缩机制相似，在细胞质内 Ca^{2+} 浓度升高时，Ca^{2+} 和肌钙蛋白结合，触发粗肌丝上的横桥和细肌丝结合并发生摆动，使肌细胞收缩。但心肌细胞的结构和电生理特性并不完全和骨骼肌相同，所以心肌细胞的收缩有其特点。

(1)“全或无”式的收缩或同步收缩：心房或心室是功能性合胞体，兴奋一经引起，一个细胞的兴奋可以迅速传导到整个心房或整个心室，引起心房或心室肌细胞近于同步收缩，称为“全或无”收缩，即心房和心室的收缩分别是全心房或全心室的收缩。同步收缩力量大，泵血效果好。

(2) 不发生强直收缩：心肌细胞的有效不应期特别长，在收缩期和舒张早期，任何刺激都不能使心肌细胞兴奋，只有等有效不应期过后，即舒张早期结束后，接受刺激才能产生兴奋和收缩，因此，心肌不会产生强直收缩。这一特点保证了心肌细胞在收缩后发生舒张，使收缩与舒张交替进行，有利于血液充盈和射血。

(3) 心肌细胞收缩依赖外源性 Ca^{2+}：心肌细胞的收缩有赖于细胞外 Ca^{2+} 的内流。流入胞质的 Ca^{2+} 能触发肌浆网终池释放大量 Ca^{2+}，使胞质内 Ca^{2+} 浓度升高约 100 倍，进而引起收缩。这种由少量 Ca^{2+} 的内流引起细胞内肌浆网释放大量 Ca^{2+} 的过程或机制称为钙诱导钙释放（CICR）。

二、心脏泵血的过程和机制

左、右心的活动基本相似，现以左心为例说明心脏泵血过程和机制。为了便于分析心动周期中所发生的各种变化规律，因此把一个心动周期分为心室收缩期和心室舒张期两个时期进行叙述。

(一) 心室收缩期与泵血

心室收缩期可分为等容收缩期、射血期。

1. 等容收缩期　心室开始收缩时，心房已舒张。心室收缩使室内压力升高，当其高于房内压时，心室内血液存在由心室向心房反流的倾向，这有利于推动已趋于关闭的房室瓣迅速关闭，阻止血液倒流入心房。

2. 射血期　心室肌的收缩使室内压进一步上升而超过动脉压时，形成心室一动脉压力梯度，血液顺此压力梯度冲开半月瓣射血入主动脉内，称为射血期，此期可分为快速射血期和减慢射血期，从而完成心脏的泵血功能。

(1) 快速射血期：由于心室肌的强烈收缩，室内压急剧升高形成较大心室一动脉压力梯度，主动脉瓣即被冲开，血液由左心室射入主动脉，称之为快速射血期，历时约 0.1 秒。

(2) 减慢射血期：快速射血期后，室内压已低于主动脉压，血液依其惯性逆压力梯度仍能流入动脉。

（二）心室舒张期与充盈

心室舒张期包括等容舒张期、心室充盈期。

1. 等容舒张期　心室开始舒张，室内压急剧下降，低于动脉压，动脉血液反流，冲击动脉瓣使其关闭。该期历时 0.06～0.08 秒。

2. 心室充盈期　心室继续舒张，室内压继续降低，当心室内压低于心房内压时，形成房室压力梯度，房室瓣开放，心房和大静脉内的血液顺着房室压力梯度被快速地抽吸进入心室，称为心室充盈期，此期又可分为快速充盈期、减慢充盈期和心房收缩期。

（1）快速充盈期：心室充盈初期，由于房室压力梯度大，其间流入心室的血液速度快，心室容积随之增大，进入心室的血量约占总充盈量的 2/3，此期历时约 0.1 秒，是心室充盈过程中的主要阶段。

（2）减慢充盈期：快速充盈期后，随着心室内血液的充盈，房室压力梯度逐渐减小，称为减慢充盈期，历时约 0.22 秒。

（3）心房收缩期：心室舒张的最后 0.1 秒是心房收缩期。心房收缩使房内压升高，可将心房内的血液挤入心室，此期充入心室的血量占心室总充盈量的 10%～30%。由此可见，心室的收缩和舒张是导致心房和心室之间，以及心室和动脉之间产生压力梯度的根本原因。

三、心脏泵血功能的评定

心脏的主要功能是泵血，在临床医学实践和科学研究中，经常需要对心脏的泵血功能进行评定。心脏不断地泵出血液，并通过泵血量的不断调整，适应机体新陈代谢变化的需要。对心脏泵血功能的评定，通常用单位时间内心脏的射血量和心脏的做功量作为评价指标。

1. 心脏的输出血量

（1）每搏输出量与射血分数：一侧心室每次搏动所射出的血液量称为每搏输出量（SV），也称为搏出量或每搏量。SV 为舒张末期容积与收缩末期容积之差。正常人的左心室舒张末期容积为 120～140mL，而搏出量为 60～80mL。可见，每一次心跳并未泵出心室内的全部血液。搏出量占心室舒张末期血液容积的百分比称为射血分数（EF），即射血分数＝搏出量（mL）/心室舒张末期容积（mL）×100%，健康成年人安静状态下为 55%～65%。

正常情况下，搏出量始终与心室舒张末期容积相适应，即当心室舒张末期容积增加时，搏出量也相应增加，射血分数基本不变。射血分数反映心室的泵血效率，当心室异常扩大、心室功能减退时，尽管搏出量可能与正常人没有明显区别，但与增大的心室舒张末期容积不相适应，射血分数明显下降。因此，与搏出量相比，射血分数更能客观地反映心泵血功能，对早期发现心脏泵血功能异常具有重要意义。

（2）心排血量与心指数：一侧心室每分钟射出的血量称为心排血量（CO）。

心排血量（CO）＝搏出量（SV）×心率（HR）。

左右两侧心室的心排血量基本相等。如以搏出量为 70mL、心率为 75 次/分计算，则心排血量为 5.25L/min。一般健康成年男性在安静状态下，心排血量为 5～6L/min，女性的心排血量比同体重男性约低 10%；心排血量随着机体代谢和活动情况而变化，在情绪激动、肌肉运动、妊娠等代谢活动增加时，心排血量均会增加，甚至可以增大 2～3 倍。另外，心排血量与年龄有关，青年人的心排血量高于老年人。

心排血量与机体的体表面积有关。单位体表面积（m^2）的心排血量称为心指数（CI），即心指数（CI）＝心排血量（CO）/体表面积。在安静和空腹情况下测定的心指数称为静息心指数，可作为比较不同个体心功能的评价指标。如以成年人体表面积为 1.6～1.7m^2 为例，安静时心排血量为 5～6L/min，则心指数为 3～3.5L/（min·m^2）。对应的每搏量与体表面积的比值称为心每搏指数，约为 45.5mL/m^2。应该指出，在心指数的测定过程中，并没有考虑心室舒张容积的变化，因此，在评估病理状态下心脏的泵血功能时，其价值不如射血分数。

在同一个体的不同年龄段或不同生理情况下，心指数也可发生变化。静息心指数随年龄增长而逐渐下降，如 10 岁左右的少年静息心指数最高，达 4L/（min·m^2），到 80 岁时降到约 2L/（min·m^2）。另外，情绪激动、运动和妊娠时，心指数均有不同程度的增高。

2. 心做功量　虽然心排血量可以作为反映心脏泵血功能的指标，但心排血量相同并不一定意味着心做功量相同或耗能量相同。例如，左、右心室尽管输出量相等，但它们的做功量和耗能量截然不同。因此，心做功量比心排血量更能全面反映心的泵血功能。

（1）每搏功：心室每收缩一次所做的功称为每搏功，简称搏功。每搏功主要用于维持在一定的压强下（射血期室内压的净增值）射出一定量的血液（每搏量）；少量用于增加血液流动的动能，但动能所占比例很小，且血流速度变化不大，故可忽略不计。以左心室为例计算如下。

每搏功＝搏出量×（射血期左心室内压－左心室舒张末期压）。

上式中，左心室射血期的内压是不断变化的，测量计算较困难。由于它与动脉压很接近，所以在实际应用时，用平均动脉压代替射血期左室内压。左心室舒张末期压用平均心房压（约 6mmHg）代替。于是，每搏功可以用下式表示。

每搏功（J）＝搏出量（L）×13.6kg/L×9.807×（平均动脉压－平均心房压）×1/1000。

上式中，搏出量单位为 L；力的单位换算为牛顿（N）故乘以 9.807；压力的单位为 mmHg，但需将毫米（mm）转换成米（m），故乘以 1/1000；13.6kg/L 为水银的密度。如左心室搏出量为 70mL，平均动脉压为 92mmHg，平均心房压为 6mmHg，则每搏功为 0.803J。

（2）每分功：心室每分钟收缩射血所做的功称为每分功，即心室完成心排血量所做的机械外功。每分功＝每搏功×心率，如心率为75次/分，则每分功＝0.803J×75＝60.225J。

当动脉血压升高时，为了克服增大的射血阻力，心肌必须增加其收缩强度才能使搏出量保持不变，因此心的做功量将会增加。与心排血量相比，用每分功来评定心脏泵血功能将更为全面，尤其在动脉血压水平不同的个体之间，或在同一个体动脉血压发生改变前后，用每分功来比较心脏泵血功能更为合理。另外，在正常情况下，左、右心室的输出量基本相等，但平均肺动脉压仅约为平均主动脉压的1/6，所以右心室的做功量也只有左心室的1/6左右。

（3）心脏的效率：在心泵血活动中，心肌消耗的能量不仅用于对外射出血液，完成机械功（外功），主要是指心室收缩而产生和维持一定室内压并推动血液流动，也称压力一容积功；还用于离子跨膜主动转运、产生兴奋和启动收缩、产生和维持室壁张力、克服心肌组织内部的黏滞阻力等所消耗的能量（内功）。内功所消耗的能量远大于外功，最后转化为热量释放。心脏所做外功消耗的能量占心脏活动消耗的总能量的百分比称为心脏的效率。心肌能量的来源主要是物质的有氧氧化，故心肌耗氧量可作为心脏能量消耗的指标。心脏的效率可用下列公式计算。

心脏的效率＝心脏完成的外功/心脏耗氧量。

正常心的最大效率为20％～25％。不同生理情况下，心脏的效率并不相同。研究表明，假如动脉压降低至原先的一半，而搏出量增加1倍；或动脉压升高1倍，而搏出量降低至原先的一半，虽然这两种情况下的每搏功都和原来的基本相同，但前者的心肌耗氧量明显小于后者，说明动脉血压升高可使心脏的效率降低。

四、心泵血功能的调节

心排血量为搏出量和心率的乘积。因此，凡能改变搏出量和心率的因素均能影响心排血量。搏出量的多少主要与心脏的前负荷、心肌收缩能力和心脏的后负荷有关。

1．前负荷对搏出量的影响——异长自身调节　心脏的前负荷可以用心室舒张末期心室容积或压力来表示。正常人心室舒张末期室内压为5～6mmHg。通过心肌细胞本身初长度的改变而引起心脏搏出量的变化称为异长自身调节。

2．后负荷对搏出量的影响　后负荷是指心室收缩射血过程中的负荷，也就是心脏射血遇到的阻力，即大动脉内的血压。临床上常用扩血管药物降低血压来减小心脏的后负荷以提高心排血量。

3．心肌收缩能力对搏出量的影响——等长自身调节　心肌收缩能力是指心肌不依赖于前、后负荷而是改变其收缩强度和速度的一种内在特性，是通过改变心肌细胞兴奋-收缩耦联各个环节等内在因素实现的。

4．心率对心排血量的影响　心排血量是搏出量与心率的乘积。搏出量不变，心率在一定范围内增加时，心排血量相应增加。但是心率过快，如超过 180 次/分，由于心室充盈时间过短而充盈量减少，搏出量将明显减少，因而心排血量将减少。

五、心脏泵血功能的储备

健康人安静时心率约 75 次/分，搏出量为 60～70mL；强体力劳动时心率可达 180～200 次/分，搏出量可提高到 150～170mL，故心排血量可增大到 30L/min 左右，达到最大心排血量。这说明心脏的泵血功能有一定的储备。心排血量随机体代谢需要而增加的能力称为心泵功能储备或心力储备。

心力储备是通过心率储备和搏出量储备来实现的，即搏出量和心率能够提高的程度决定了心力储备的大小。一般情况下，动用心率储备是提高心排血量的重要途径。通过增加心率可使心排血量增加 2～2.5 倍。搏出量是心室舒张末期容积和心室收缩末期容积之差，故搏出量储备包括收缩期储备和舒张期储备。收缩期储备指心室进一步增强射血的能力，即静息状态下心室收缩末期容积与作最大程度射血时心室收缩末期容积的差值。如静息时心室收缩末期容积约 75mL，当最大程度射血时，心室收缩末期容积可减少到 20mL 以下，故收缩期储备约为 55mL。舒张期储备指心室舒张时能够进一步扩大的程度，即最大程度舒张所能增加的充盈血量。静息状态下，心室舒张末期容积约为 125mL，由于心室扩大程度有限，最大限度舒张时心舒末期容积约为 140mL，即舒张期储备只有 15mL，远比收缩期储备小。因此运动或强体力劳动时，主要通过动用心率储备和收缩期储备来增加心排血量。

第二章

心血管疾病的中西医认识

第一节　中医学认识

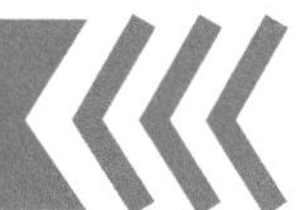

一、中医学对心脏解剖的认识

1. 心脏形态和位置　心脏位于胸中，在外有心包围护。心的形态和位置，古代医家早有描述。《类经图翼·经络一》曰："心居肺管之下，膈膜之上，附着脊之第五椎……心尖象圆，形如莲蕊……心外有赤黄裹脂，是为心包络。"传统医学对脏的功能的认识，是贮藏的意思，也就是属于藏精气的器官。作为心，并不完全是指现代医学解剖学上的实质脏器，同时还包含生理学、病理学的概念。因此，心的概念与现代医学中的心脏，既有类似之处，又有不同之处。中医认为心主神明，为君主之官，所以还包括了循环系统和神经系统的部分功能，"血肉之心"和"神明之心"即此意。

心脏与人体各部分之间，有着密切的联系。手少阴心经就通过经络的循行，把心与体表、内部脏器沟通起来。心经起于心中，属心系，下络小肠。有分支从心系分出，上挟食道，连于目系；有直行的经络从心系上肺，出腋下，沿上肢内侧后缘过肘经掌后锐骨，至小指内侧端（少冲穴），交于手太阳小肠经。以完成心与小肠的表里联系。

2. 心包形态和位置　心包又称为心包络，是心的外围组织。虞抟《医学正传》说："其心包络，实乃裹心之膜，包于心外，故曰心包络，其系与三焦之系连属。"

心包络，又称之为膻中。赵献可《医贯·内经十二官论》说：“心之下有心包络即膻中也，象如仰盂，心即居于其中。”

心包通过自身的经络（手厥阴心包经）循行，起于胸中，属心包，下行，依次络于上、中、下三焦。有分支从胸中分出，横行至腋下3寸处（天池），又上抵腋下，沿上肢内侧中线入肘，过腕，至掌中（劳宫），循中指出其端（中冲）；尚有分支从掌中分出后，沿无名指出其尺侧端（关冲穴），交于手少阳三焦经，完成了通过经络心包与三焦表里的联系。

二、中医学对心血管疾病的初步认识

中医学起源较早，甲骨文中已有了“心疾”的字样。早于《内经》的马王堆汉墓出土的帛书也有关于心病的记述，如《足臂十一经脉》云：“臂太阴脉……其病，心痛，心烦而噫”。《阴阳十一脉灸经》谓：“臂钜阴脉……其所产病：胸痛，心痛，四末痛，瘕，为五病。”

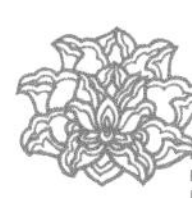

对心系疾病的内容记载最详细的当属《内经》时代，较全面地阐述了有关心的生理、病证、病因病机、诊法、治则等内容。有关心的生理功能方面，如“心主身之血脉”“心者，君主之官，神明出焉”。《难经》中亦指出：“心主藏神”。说明心的主要功能是主血脉和藏神。对病证的记载，如《内经》有“心病”“真心痛”“厥心痛”“目不瞑”“脱痈”“大厥”“薄厥”等病的记载，对“心痛”的性质和部位特点进行了较详细的论述。如《素问·脏气法时论》曰：“心病者，日中慧，夜半甚，平旦静”“心病者，胸中痛、胁支满、胁下痛、膺背肩胛间痛、两臂内痛。”又如《灵枢·厥病》云：“厥心痛，痛如以椎针刺其心，心痛甚者。”“真心痛，手足青至节，心痛甚，旦发夕死，夕发旦死。”对周围血管病症的描述，如《灵枢·痈疽》云：“发于足趾，名曰脱痈，其状赤黑，死，不治。”相当于现代血栓闭塞性脉管炎。至汉代张仲景《金匮要略》的记载，详于“胸痹”证候、胸痛的性质，如“心中痞……胸满，胁下逆抢心”“心痛彻背，背痛彻心”“心悬痛”“不得卧，心痛彻背”“胸中如窒”等，即言“压榨感”“窒息样痛”。还观察了心痛的发作方式及脉象等，对“惊悸”也进行了论述。

《黄帝内经》已经认识到心系疾病的病因病机可由外感“六淫”、内伤“七情”引起。“六淫”致病，如《素问·至真要大论》：“太阳之胜寒厥入胃，则内生心痛”，还载有“风淫所胜”“热淫所胜”“燥淫所胜”“湿淫所胜”等病因所致心系的各种疾病。“七情”致病，《左传》载有“明淫心疾”，即说思虑过度，有可能引起心脏病。《内经》谈到“忧愁思虑则伤心”等。“瘀血”致病，《内经》中无“瘀血”之名，但有“留血”“恶血”之语，“瘀血”“蓄血”之名始于张仲景《伤寒杂病论》。“痰饮”，《内经》有“多饮善病胸痹”。饮食所伤，《内经》云：“多食咸，则脉凝泣而色变”“味过于咸，大骨气劳短肌，心气抑”。说明瘀血阻滞、痰饮内阻、饮食所伤是造成心血管病变的主要病机，其中各种原因导致心脉痹阻是心系疾病的基本病机。

在诊断方面：《内经》记述有色诊和脉诊的内容，如色诊的《素问·痿论》“色赤而络脉溢”等，脉诊的《素问·脉要精微论》“脉者，血之府也……涩则心痛”，《素问·阴阳应象大论》云“脉钩多胃少是心有病，但钩无胃曰死”，重视脉的胃气与预后的关系。

在治则确立上，《内经》重视“治病求本”，强调“标本缓急”，治分先后，即“急则治标”“缓则治本”；病有“逆从”，正反异治，即“逆者正治，从者反治”，逆病气而治谓正治法，顺从病气而治谓从治法。具体应用上，《内经》有言“寒者热之”“热者寒之”“虚者补之”“实者泻之”，《难经》提出“损其心者，调其营卫”，《金匮要略》又立“痼疾”加于新病，先治新病，后治宿疾的原则。

在治疗方法上，《内经》列出针灸治疗心系疾病的方法，如《素问·缪刺论》：“邪客于足少阴之经，令人卒心痛，暴胀，胸胁支满，无疾者，刺然骨之前出血”。《灵枢·杂病》中记载：“心痛，但短气不足以息，刺手太阳。”《灵枢·刺热篇》载有“心痛者……取其少阴太阳，舌下血者”等治疗方法。

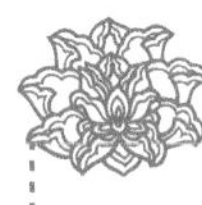

在治疗用药上，《神农本草经》载有许多治疗心系疾病的药物，如“蒲黄，消瘀血”“丹参，寒热积聚，破癥除瘕”“川芎，主中风入脑，妇人血闭”，还有“竹叶”“丹皮”“犀角”等清心降火的药物，补充了《内经》的不足。

先秦两汉时期对心的生理、病理、病因病机、病证、诊治方法等有了一定的认识，以及《神农本草经》有关心系疾病的药性、《伤寒杂病论》对心系疾病治疗方剂的创立，都奠定了中医心血管病学理论体系的基础。

三、中医学对心血管疾病的研究与发展

继《内经》《伤寒》之后，随着对各种疾病认识的不断深入，治疗经验渐渐丰富，中医心血管病学理论有了较大的发展。特别是1949年以来，中医心血管病学的辨证论治、辨病辨证相结合诊疗体系得到了发展和完善。

辨证论治作为中医学的精髓，在《内经》之前已有辨证的萌芽，《内经》的问世奠定了辨证论治的理论基础，如“三因制宜法则”“标本先后法则”等。辨病辨证相结合是中医学诊疗疾病的主要模式，辨病早于辨证。张仲景所著《伤寒杂病论》提出的“六经辨证”“脏腑经络先后病”基本确立了辨证论治；其以辨某病脉证并治为篇名，“病下系证，证下列方，方随证出，随证治之”，体现了以病为纲、以证为目，病脉证并重的辨病、辨证论治思想，并有机地将辨病、辨证论治结合在一起。后世《南阳活人书》对此有精辟论述：“因名识病，因病识证，如暗得明，胸中晓然，无复疑虑，而处病不差矣。”

载有心血管疾病辨证论治方法的论著，应首推张仲景《伤寒杂病论》。如治疗“心下悸”：“饮水多而小便少，心下悸，乃水停心下，水气犯心也。茯苓甘草汤以治其水”“若心下悸而厥冷，身瞤动者……宜真武汤”“若汗后，心中悸而烦者……宜小建中汤”“若伤寒邪气入厥阴，已成败症，脉结代，心动悸者……炙甘草汤主之”

(清·吴坤安《伤寒指掌》)。还创制了半夏麻黄丸、小半夏加茯苓汤治疗“心下悸”，黄连阿胶汤治疗“心中烦，不得卧”等。对“胸痹心痛”的治疗，首辨“阳微阴弦”，创制瓜蒌薤白白酒汤、小陷胸汤、瓜蒌薤白半夏汤、酸枣仁汤等方剂进行治疗，体现了辨证施治的特点。

仲景以降，对心血管疾病的辨治内容不断充实。如隋朝巢元方认为“心痛”中又有虚实两大类，治法当异；唐代孙思邈《千金要方》和《千金翼方》所举心痛胸痹的证候表现特点和治法，更体现了同病异治的辨证思想，如“心痛暴绞急欲绝，灸神府百壮……”“心痛如锥刀刺气结，灸膈俞七壮”“心痛短气不足以息，刺于太阴”“胸痹引背时寒，间使主之；胸痹心痛，天井主之”等。宋金元时代对心血管疾病的辨证更多，治法也十分丰富。如《太平惠民和剂局方》将心痛的病因病机归为脏腑虚弱，风邪冷热之气所客，正气不足，邪气偏盛；列有“治卒心痛诸方”“治心痹诸方”“治胸痹诸方”等，所载苏合香丸，临床验证，颇有效果。金代刘完素《素问病机气宜保命集·心痛论》依据临床表现，将心痛分为“热厥”“寒厥”和“大实”三种不同证型，分别运用“汗”“散”“温”“利”等法，并载有治疗方药。明清时期，对心血管疾病的辨证更为细腻。对心系的疾病有了较明确的鉴别，指出心痛与胃脘痛有别，并从邪犯部位之不同以区分真心痛和厥心痛，如明代王肯堂《证治准绳》指出“心与胃各一脏，其病形不同，岂胃脘痛即心痛哉?”指出“胃脘逼近于心，移其邪上犯于心，为心痛者亦多”。关于厥心痛和真心痛的区别，明代李梃《医学入门·心痛》称：“真心痛，因内外邪犯心君，一日即死；厥心痛，因内外邪犯之包络，或它脏邪犯心之支络”。随着对心血管疾病认识的不断深入，出现了不同的分类方法，仅心痛一病的分类就有：从邪犯脏腑经络分类，从疼痛性质、发作的情况来分类，从病因病机来分类等，对证候的辨识也逐渐完善，更明确地体现出辨病辨证相结合的辨证论治思想。如《明医杂著》《证治汇补》等论述有多种心血管疾病的辨证论治。

1949 年以后，心血管疾病的辨证论治理论体系臻于完善。如《实用中医内科学·心系病证》《高等院校使用教材·中医内科学》等都有系统规范的关于心血管疾病的辨证论治内容。

第二节　西医学认识

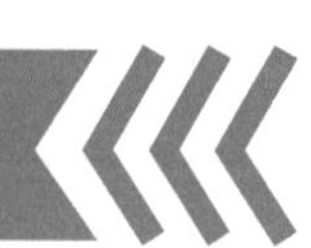

一、心血管疾病概述

心血管疾病主要包括三大综合征，即心力衰竭、心律失常和心源性休克；五大常见病，即高血压、冠心病、瓣膜病、先天性心脏病和心肌疾病。此外，还包括心包疾病、感染性心内膜炎、心脏肿瘤、周围血管疾病和其他系统疾病的心脏损伤等。

心血管疾病是目前危害居民健康和社会劳动力的重大疾病。随着社会都市化和不健康生活方式的蔓延，其发病率在发展中国家有逐年增加的趋势，尤其是我国，这种趋势更为明显。近20年来，我国心血管疾病的构成发生了很大的变化。20世纪70年代以前最常见的风湿性心脏病逐年减少，而高血压、冠状动脉粥样硬化性心脏病等与都市化和不健康生活方式相关的疾病则逐年增加，已经成为我国最常见的心血管疾病。在部分欧洲发达国家及美国，高血压、冠状动脉粥样硬化性心脏病和脑卒中无论是发病率、患病率还是病死率近年来都呈现下降趋势。

心血管疾病在世界范围内具有高发病率和死亡率。在中国，心血管疾病占总死亡率的38%。2016年，中国心血管疾病死亡434万例，其中冠心病死亡174万例。伴随着人口老龄化进展，中国已有心血管患病人数超2.90亿例，且预计到2030年，心血管疾病事件将持续增加，给社会带来沉重的负担。在当前沉重的心血管疾病负担下，国内心血管疾病风险因素管理水平仍有待提高。调查显示，仅有24%的高血压患者知道自己的病情，只有19%的人在接受治疗，不到5%的人血压得到了适当的控制。

《健康中国2030》规划中指出，针对心血管疾病等慢性病要预防为主，强化早诊断、早治疗的科学防治理念。同时，心血管病的防治需多部门参与、配合，建立高效的危险因素评估、管理与反馈系统。增强患者自身健康管理意识，减少危险因素的暴露。此外，中国心血管病高危人群临床预防服务总体水平有待提高，未来仍需加强心血管病高危人群的健康教育，促进基层临床工作者对心血管病临床预防服务的认知，同时推进常见慢性心血管病药物的可及性，以切实降低中国心血管病发病率和死亡率。

二、心血管疾病分类

1. 按照病因分类　心血管疾病包括先天性心血管病和后天性心血管病。先天性心血管病（简称先心病），是心脏大血管在胚胎期发育异常所致；后天性心血管病是由于出生后心脏受各种外来或机体内在因素作用而致病，有以下几种类型：①动脉粥样硬化：主要累及弹力动脉，冠状动脉粥样硬化引起供血障碍时，称冠状动脉粥样硬化性心脏病（冠心病）；②风湿性心脏病（简称风心病）：又可进一步分为风湿性心肌炎和风湿性心脏瓣膜病；③高血压及高血压心脏病；④感染性心脏病：为病毒细菌、真菌、立克次体、寄生虫等感染侵犯心脏或心包而导致的心脏病；⑤原因不明的心肌病；⑥全身疾病的心脏损害，包括内分泌疾病、神经肌肉疾病、血液病营养代谢性疾病、结缔组织病等都可以引起心脏损害；⑦心脏瓣膜退行性改变引起的心脏瓣膜功能损伤；⑧物理和化学因素：放射线、高原环境、地域因素、某些抗肿瘤药物等都可以引起心脏损伤；⑨心脏肿瘤；⑩遗传因素引起的心血管病：遗传因素既可以引起心脏血管的结构改变，也可以引起心脏机械功能和心脏电活动改变，目前认为遗传学背景是许多心血管疾病患病和易患的重要原因。

2. 按病理解剖分类　不同病因的心血管病可分别或同时累及心内膜、心肌、心包及大血管，形成具有特征性的病理解剖变化，不同的病理解剖特点可反映不同病因的心血管病。①心内膜病变：可表现为心内膜炎、纤维蛋白组织增生，瓣膜脱垂、黏液样变性、纤维化、钙化或撕裂等，这些病变均可导致瓣膜狭窄或关闭不全。②心肌病和（或）心律失常：心肌炎症变性、肥厚、缺血、纤维化（硬化）均导致心脏扩大，心肌收缩力下降和（或）心律失常。尚可导致心脏破裂或损伤、乳头肌或腱索断裂、心室壁瘤等。③心包疾病：如心包炎症、积液、积血或积脓、缩窄、缺损等。④大血管疾病：如动脉粥样硬化、动脉瘤、中膜囊样变性、夹层分离、血管炎症、血栓形成、栓塞等。⑤各组织结构的先天性畸形。

3. 按病理生理分类　不同病因的心血管病可引起相同或不同的病理生理变化：①心力衰竭（HF）：主要指心肌机械收缩或舒张功能不全。分为急性或慢性心力衰竭，左心、右心或全心心力衰竭，可见于各种心血管病，尤其是在疾病的晚期。②休克：为周围循环血液灌注不良造成的内脏和外周组织缺血、缺氧，微循环障碍等一系列变化。③冠状循环功能不全：为冠状动脉供血不足造成的心肌缺血、缺氧的变化。④乳头肌功能不全：二尖瓣或三尖瓣乳头肌缺血或病变，导致不能正常调节瓣叶的启闭，引起瓣膜关闭不全。⑤心律失常：为心脏的自律性、兴奋性或传导功能失调，引起心动过速、过缓和心律不规则的变化。⑥高动力循环状态：为心排血量增多、血压升高、心率增快、周围血液灌注增多的综合状态。⑦心脏压塞：因心包腔大量积液、积血或积脓，或纤维化、增厚、缩窄而妨碍心脏充盈或排血，并造成静脉淤血。⑧其他：体动脉或肺动脉、体静脉或肺静脉压力的增高或降低；体循环或肺循环之间、动脉或静脉之间的血液分流等。

三、心血管疾病危险因素及高危人群特征

1. 心血管疾病危险因素　心血管疾病的发生是多方面因素综合影响的结果。只有越来越多人重视并参与到心血管疾病的预防中，由其造成的医疗和社会负担才会随之减少。对西方国家心血管病死亡率下降的归因分析显示，其中40%～70%得益于危险因素控制。当前，公认的心血管病危险因素有年龄、性别、种族、家族史、高血压、高胆固醇血症、糖尿病、腹型肥胖、运动少、吸烟、精神紧张等。高血压仍然是引起心血管疾病的首要危险因素，接近50%的心血管病发病起因于高血压。尽管当前国内高血压防治水平已有显著提高，然而最新的流行病学调查表明，国内成人高血压患病率23.20%，而仅46.90%的被调查者知晓病情，15.30%的被调查者血压得到有效控制。另据统计，国内成人中高达23.20%的群体处于高血压前期，这一群体中的大部分人将在15年内发展为高血压。可见国内高血压的防控仍任重而道远。

血脂异常是心血管动脉粥样硬化性改变的重要原因，也是心血管病发病的重要危险因素。近20年来，中国成人血脂异常患病率显著升高。一项对全国范围内163 641例成人的研究显示，仅39%的人群具有理想的低密度脂蛋白胆固醇（LDL-C）水平。另有数据显示，国内成人中仅31%被调查者对血脂异常知晓。糖尿病极大地增加心血管病发病风险，指南将合并糖尿病列为心血管病的高危人群。随着研究的深入，“新”的危险因素包括C反应蛋白（CRP）、载脂蛋白A（ApoA）、同型半胱氨酸（CysC）等相继出现。然而，目前尚未能证实其在传统危险因素外提高对心血管疾病风险的预测能力。从疾病防治角度而言，当前首要目标仍然是已明确的传统危险因素。

2. 心血管疾病高危人群特征　了解心血管病高危人群的特征有助于更具针对性地进行高危人群筛查，提高医疗资源利用效率。张霖等收集了湖北省赤壁市2015—2016年13 908名常住居民的心血管疾病早期筛查数据，应用多重对应分析法发现，心血管病高危人群可能存在以下特征：男性、60～75岁、肥胖、家庭年收入不足5 000元、日间疲惫与乏力。陈晓明等对重庆市13 744名35～75岁常住居民进行的心血管病高危人群筛查结果显示，男性、家务人员、学历高、吸烟、高血压、血脂异常、糖尿病、肥胖人群的心血管病检出风险较高。由此可见，心血管疾病的防控应针对不同特征人群制定针对性的预防策略和干预措施。

四、心血管疾病的病理生理学机制

血管系统作为炎症免疫因子输送通路和免疫机制发生作用的场所，已成为心脑血管疾病的潜在连接。动脉粥样硬化作为一种血管系统的慢性炎症性病变，其病理

过程主要包括修饰脂蛋白沉积、免疫细胞聚集和血管壁内纤维组织形成。动脉粥样硬化由内皮细胞激活和功能障碍引发和促进，导致血浆蛋白的血管通透性增加、细胞间黏附分子-1（ICAM－1）上调、促炎因子和趋化因子释放。可发生于全身血管，并通过调节局部血管功能、诱导胆固醇相关病理和调节局部免疫反应以影响受累组织和器官功能。其与心脑之间产生通讯联系、调节、调控作用的病理生理学机制，主要包括心与脑之间的细胞外囊泡（EVs）调节、炎症免疫调节、交感神经和副交感神经调节等。

1. 细胞外囊泡调节　细胞外囊泡可以介导器官内和器官之间的信号传导，几乎所有细胞类型均可以释放细胞外囊泡，心脏也不例外。但直到最近，细胞外囊泡在心脑联系中的作用才引起科学界的关注。研究显示，47％的心脏手术后患者出现血脑屏障通透性增加，而脑卒中亦可破坏血脑屏障的完整性。细胞外囊泡可在生理条件下双向穿越血脑屏障，血脑屏障受损后其穿越能力增强。缺血性卒中期间循环系统内的细胞外囊泡水平升高，这些细胞外囊泡通过抑制内皮细胞一氧化氮合酶（NOS）和升高小窝蛋白-1水平而减少一氧化氮合成，从而导致内皮功能障碍；细胞外囊泡还可结合并通过两种促凝剂［磷脂酰丝氨酸（PS）和组织因子（TF）］激活凝血因子；细胞外囊泡含有P－选择素糖蛋白配体-1（PSGL1），在血管损伤时与内皮细胞或血小板暴露的P－选择素相互作用，可激活引发全身血管系统血栓的组织因子；细胞外囊泡可促进内皮功能障碍及凝血因子激活，从而加重脑卒中后缺血性疾病的发生。有研究发现，脑卒中引起的细胞外囊泡水平升高可能介导脑损伤引起的心功能障碍。有研究者对首次发生缺血性卒中的患者进行为期3年的随访，发现脑卒中后白细胞和内皮细胞来源的细胞外囊泡水平升高与3年内较差的心血管结局有关。此外，细胞外囊泡中大量存在的微小RNA（mi RNA）在心脑血管疾病的病理生理学机制中发挥作用。研究显示，条件敲除mi RNA－126的模型小鼠脑卒中后可见心肌细胞肥大、纤维化，炎性因子表达和心功能障碍增加，提示脑卒中后mi RNA－126表达降低介导脑卒中后心功能障碍；此外mi RNA－210经间充质干细胞来源的细胞外囊泡运输，通过调控Ephrin－A3（EFNA3）促进血管生长因子介导的内皮细胞迁移和毛细血管生成，并促进上皮细胞增殖和血管生成，在心脑血管生成中起重要作用。

2. 炎症免疫调节　脑卒中后免疫系统激活引起的炎症反应是脑卒中进展的重要因素。脑卒中发生后炎性因子急剧释放，但在血浆中炎性因子水平的升高仅持续数小时至数天，尽管这种全身炎症反应持续时间很短，但心肌重构仍在继续。脑卒中后引起神经细胞持续死亡，进一步导致局部炎症反应发生，受损的局部脑组织引起内皮细胞和星形胶质细胞分泌细胞外囊泡，迅速透过血脑屏障进入血流，从而导致心肌受损。有学者研究证实，脑卒中所致急性应激性炎症反应可通过激活神经内分泌轴，引起外周血炎性细胞向心脏等组织聚集，进一步加剧冠状动脉粥样硬化斑块的不稳定。一项针对急性心肌缺血/再灌注损伤小鼠模型的研究发现，急性心肌梗死后发生的快速炎症反应可以损害海马区，导致脑神经功能缺损。也有研究发现，缺血性卒中期间脾分泌的淋巴细胞、促炎因子和趋化因子等可引起外周血免疫反应。

将缺血性卒中模型小鼠的脾切除（脑卒中后1个月），因脑卒中所引起的心功能障碍和心脏炎症均减轻；且与未切除脾的模型小鼠相比，脾切除小鼠心脏重量减轻、心肌肥厚缓解、心肌纤维化减少，提示由脾介导的免疫反应可导致缺血性卒中并发心功能障碍。

3. 自主神经调节　急性缺血性卒中导致自主神经网络的急性损害，可以引起心脏交感神经和副交感神经的急性紊乱。缺血性卒中发生后下丘脑-垂体-肾上腺（HPA）轴的激活导致儿茶酚胺分泌明显增多。一项对222例急性缺血性卒中患者的研究发现，高水平儿茶酚胺水平与急性缺血性卒中后心肌损伤呈独立正相关关系。心肌细胞儿茶酚胺超载可导致钙平衡紊乱，进一步导致心肌高度收缩，同时增加氧化和代谢应激，这一过程可导致心肌收缩带坏死（典型的儿茶酚胺介导的心肌过度收缩病变）和冠状动脉微循环受损。自主神经对心脏功能的调节归因于大脑皮质及皮质下结构网络，岛叶皮质是其中的重要组成部分，尤其在心脏调节方面；有学者发现，岛叶损伤可导致脑卒中后心源性猝死证实该点。一项采用基于体素的病变-症状定位探究缺血性卒中是否诱发心肌损伤的研究显示，通过基于体素的病变-症状映射发现，缺血性卒中患者右侧大脑半球岛叶皮质（尤其是背侧亚区）的损伤与高敏感性肌钙蛋白的相对时间变化呈显著正相关（$P<0.01$）；此外，岛叶背侧亚区急性血管损伤可导致自主神经功能失调和交感神经功能过度激活，从而导致心肌损伤。上述研究提示，岛叶皮质背侧亚区在副交感神经控制心脏和自主神经功能中发挥重要作用。通过观察局灶性脑缺血持续8周的模型小鼠发现，外周交感神经活动增强，可诱发左心室舒张功能受损，导致射血分数降低和左心室扩张的心力衰竭表型。上述证据从自主神经网络角度解释缺血性卒中并发心脏损伤的途径，为自主神经调节参与心脑血管疾病的发生机制提供依据。

第三节　中西医结合研究与进展

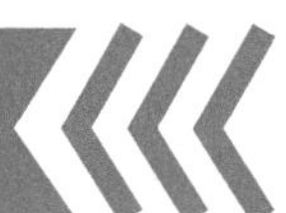

一、中西医结合心血管病学的形成

中西医结合心血管病学是伴随中西医结合医学的诞生而产生的。早在16世纪，随着中西文化、经济贸易的往来，西方医学传入我国，产生了中西医汇通思想。19世纪中叶，西方医学大量涌入中国，产生了“中西医汇通”，代表人物及著作有唐容川（1862—1918年）《中西医汇通医书五种》、朱沛文（约生于19世纪中叶）《华洋脏象约篡》、张锡纯（1860—1933 年）《医学衷中参西录》、恽铁樵（1878—1935 年）《群经见智录》等。洋务派李鸿章（1823—1901 年）在《万国药方》序中也讲“倘学者合中西之说而会其通，以造于至精极微之境，与医学岂曰小补!”光绪皇帝谕旨（1898 年）也称“医学一门关系至重，极应另立医学堂，考求中西医理，以期医学精进”。20 世纪中叶，中华人民共和国成立以来，在国家和政府统一领导下，首倡“西学中用”，开展有方针政策保障、有组织、有计划的中西医结合研究。20 世纪 60～70 年代，开创中西医结合临床研究，如外科急腹症、骨科、内科（呼吸、心血管、消化、血液、肿瘤、内分泌、神经等系统）、妇产科等，以及针刺麻醉临床研究、中药方剂临床应用、中药现代药理及化学、舌象与舌诊、脉象与脉诊仪等研究。20 世纪 80 年代，深化了临床与基础研究，如运用现代科技方法，开展临床与实验相结合研究、病证结合诊断及宏观辨证与微观辨证相结合研究、中药新药开发及剂型改革创新研究、中西医结合基础理论研究等。20 世纪 90 年代，确立了中西医结合医学，并将中西医结合医学定义为：综合运用中西医药理论与方法，以及中西医药学互相交叉渗透产生的新理论与方法，研究人体结构与功能，人体与环境（自然与社会）关系等，探索并解决人类健康、疾病及生命问题的科学。自此，中西医结合各学科专著陆续出版，中西医结合专业及系在许多高等医学院校创办，编写出版中西医结合教材，中西医结合专家学者入选中国科学院、中国工程院院士，中西医结合医学在中国的影响逐步壮大。

二、中西医结合心血管病学的特色及发展

在中西医结合医学创立的方法及体系之下，中西医结合心血管病学也在孕育、形成、发展。中西医结合心血管病学继承了中医辨病辨证相结合的诊疗模式，同时又借鉴现代医学科学研究方法，互相补充，共同发展。它具有以下特色：

1. 病证结合，双重诊断　临床上借助西医诊断手段与中医辨证相结合对疾病进行诊断，能够从整体上宏观把握病情，从微观上深刻认识组织器官病理的细微改变，制订出最佳治疗方案，准确判断预后，提高临床疗效。如“胸痹”“心痛”患者，根据现代医学诊断技术方法，冠脉造影显示出冠脉是否痉挛、狭窄或堵塞。一方面，明确了诊断，对把握“标本缓急”、辨证用药提供了依据；另一方面，根据诊断，对预后判断和指导预防养护，有重要作用。对于具有明显心血管病临床表现、运用现代诊断方法不能明确诊断的心血管疾病患者，中医学的辨病辨证方法，可以发挥独特优势。在西医辨病、中医辨证、病证结合互相补充的方法论指导下，心血管疾病诊断学内容得到了极大丰富。

2. 证候诊断客观化　汲取现代科学研究方法，探索证候与客观指标的相关性，使中医证候的辨识数字化、标准化，利于提高临床辨证的准确性。如证候的症状、体征、客观指标相关性研究结果表明：冠心病血瘀证与血小板聚集率升高、微循环障碍、血液黏稠度高、冠状动脉狭窄或堵塞等客观指标高度相关，临床除外固定性疼痛、舌质暗、有瘀点或瘀斑、脉迟涩或结代等依据，亦应参考血瘀证的客观指标改变，准确把握证候辨证。

3. 中医方药微观化　运用药理学、中药化学等研究方法，深入研究心血管中药药理机制，促进心血管中西药理的结合研究，增强药物的针对性，大大提高治疗效果。如中药现代药理研究表明：补益药的何首乌、桑寄生、玉竹、黄精、灵芝、绞股蓝、枸杞子，利湿药的泽泻、茵陈，活血药的三七、蒲黄、丹参、姜黄，消食药的山楂、麦芽，通下药的大黄、决明子等，都有降脂作用，临床针对不同证候表现的高血脂患者，配伍或补益、或利湿、或消导、或活血等降脂药物，既不失辨证用药法则，复得降脂治标的好效果。又如凉血活血化瘀药物具有对抗炎性因子、抑制免疫性炎症反应的作用，治疗冠脉再狭窄患者时，伍用凉血活血药物，既可活血通脉，又能抑制炎症反应，减缓冠脉再狭窄。防治冠心病中药的有效成分研究发现：黄酮类化合物如山楂黄酮、葛根黄酮、丹参黄酮、淫羊藿黄酮、银杏黄酮，皂苷类化合物如人参皂苷、赤芍皂苷、三七皂苷，酚类化合物如阿魏酸、丹皮酚等，采用上述药理成分清楚、靶点明确、药理作用肯定的中药有效成分进行治疗，大大提高了中医药防治心血管病的疗效。

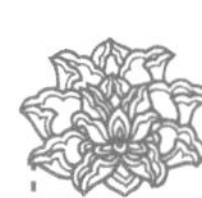

4. 剂型现代化　中药剂型改进后使心血管疾病的治疗更快捷，疗效更显著。注射剂如血塞通注射液、川芎嗪注射液、葛根素注射液、复方丹参注射液、灯盏细辛注射液等，具有抗血小板聚集，降低全血黏度、血浆黏度、血球压积及纤维蛋白原含量，扩张血管，增加冠脉流量，抗心肌缺血、缺氧作用；消除氧自由基，保护心肌再灌注损伤；改善血液流变性，改善微循环等作用，用于心血瘀阻冠心病心绞痛、心肌梗死及脑卒中偏瘫等。虫类药制剂如蚓激酶、蛇毒去纤酶、水蛭素等，临床药理研究有抗凝、抗血小板凝聚及一定的溶栓作用。滴丸有速效救心丸、复方丹参滴丸、苏冰滴丸、麝香保心丸等，胶囊类有地奥心血康胶囊、血栓心脉宁胶囊、脑心通胶囊等；还有口服液及片剂等，具有扩冠、止痛、通脉等作用。

5. 临床用药互补法　有些心血管疾病的治疗用药，单用西药，效果不佳；单纯用中医辨证论治，有些机制难于阐明。为提高临床治疗水平，在用药方面，可以采用：先西后中，先中后西，替代用药，互补性用药，取长补短。

三、中西医结合防治心血管疾病的探索

1. 西医防治的思路探索　动脉粥样硬化是最常见的心血管疾病之一。动脉粥样硬化在临床上是较为难医治的疾病，症状以稳定型心绞痛、不稳定型心绞痛、心肌梗死等为主。目前研究显示，内皮细胞受到许多潜在的伤害而激起各种反应，如cytokine（细胞因子）的释出及CRP（C-反应蛋白）的产生。而高浓度的CRP，会影响血管内皮细胞的特性，并造成组织的损伤。CRP在发炎反应过程中的影响主要包括：活化补体系统，加强T细胞间接对内皮细胞的破坏，刺激血管内皮细胞间粘连分子生成，刺激巨噬细胞产生组织因子，增强巨噬细胞吞噬能力，所以，在临床

中，找寻作用性强的治疗药物是关键。使用西药能有效对症治疗，然而，不能从根本上控制疾病的病因，因此，西药配合中医组方是学者认为可行的。

2. 对于 hs－CRP 在心血管疾病的探索　近年来有许多研究发现，hs－CRP 在健康者未来发现心血管疾病风险的评估上，是个独立并且有效的预测指标。研究指出，血清中的 hs－CRP 愈高者，其将来发生心肌梗死（MI）及中风的可能性就愈大。此外，学者认为，hs－CRP 的水平与心血管疾病呈正相关，这一因素并不是与其他疾病及不良嗜好相伴而来。已经有文献证实，hs－CRP 对于心血管疾病是一个有价值的诊断指标，应用 hs－CRP 的高敏感度，对高危险人群进行评估，可提供给我们更多信息，从而实现积极的预防与治疗。建议在初级预防中，将 hs－CRP 作为选择性的应用，但并非作为广泛的筛选。

3. 中医对心血管疾病的防治探索　中医学认为，脏腑功能失调，则气血津液运行出现障碍。如果脾胃功能下降，则水谷精微变为浊脂，进入血液而使血脂升高；浊脂越积越多，不得清化而变为血中之痰浊。血液在人体内是经过血脉传输流动到机体各个部位，当脏腑的功能失调时，正常的流动能力遭到破坏，血流运行不畅，会出现瘀滞。痰瘀互结而导致动脉粥样硬化，引发中风、胸痹、心痛、痴呆等诸病。因此，中医学上选择活血化瘀、祛痰降脂、补气行血等药物作为首选。在组方中，三七使用率较高，其性味甘微苦，药性温和，具备良好的散瘀止血、消肿定痛功效。有研究发现，三七有效成分能明显升高血清中血管内皮舒张因子（NO）、超氧化物歧化酶（SOD）水平，降低内皮素（ET）、血浆脂质过氧化物（LPO）活性水平，拮抗血小板黏附、聚集和血栓形成，保护动脉壁和扩张血管。组方中还会添加丹参、川芎、西红花、蒲黄、牡丹皮、桃仁、姜黄等成分，具有一定活血化瘀的作用，多种药材配伍使用，能够发挥协同作用，更好地发挥治疗功效。中医学更多地采取辨证治疗方式，依据患者的实际情况，设定个性化治疗措施，采取更具针对性的治疗方式，提升治疗效果。若将西药与中医组方相互结合，那么就更能起到独具优势的治疗效果。

伴随中西医结合研究历程，中西医结合心血管病学已经形成独立的学科，并借助于多学科交叉技术平台，大力引进新技术和方法，古为今用、洋为中用，向着促进中西医结合心血管病学基础与临床研究相结合、理论与实践相贯通，深化宏观与微观辨证，围绕危害人类健康和生命的重大心血管疾病及常见心血管病防治研究，以及新药物和新技术研究开发等的方向发展。实践证明，中医西医各有所长，两者结合是本着中西医学科的共同宗旨和治病效果，集结西医学针对生理、解剖、病理、诊断、用药和中医学整体、宏观调节、辨证论治等特长于一体，对疾病进行全方位的择优调治。

第三章

心血管疾病的中西医诊断方法

第一节　常见症状

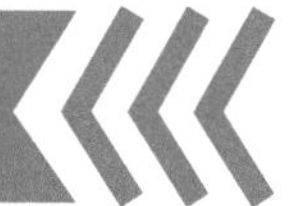

很多心血管疾病患者常见的不适症状有呼吸困难、胸痛、心悸、晕厥、水肿等。有的以一种症状出现或几种症状同时出现；有的也可表现出其他症状，如疲乏、肩胛痛、背痛、上腹隐痛，甚至牙痛、肩痛、手痛等，这些症状容易被忽视。本节介绍一下心血管疾病的常见症状。

一、心悸

1. 概述　心悸是患者对自身心脏或胸前区搏动不适的一种主观感觉，可由于心搏有力或频率过快导致。除剧烈活动或情绪激动后出现的心悸属于生理现象，其余情况下出现的心悸均为病理现象。心悸是导致患者就诊常见的原因之一，心悸症状反复发作严重影响患者的生活质量及精神状况，其中心律失常为导致心悸的首位原因，结构性心脏病、心身疾病、系统性疾病、药物作用等亦可导致心悸的产生。

2. 产生心悸的原因　可能有以下几种。

(1) 心律失常：如心动过速或过缓、心律不齐、期前收缩等。

(2) 心脏搏动增强：即心搏量（每次搏血量）增加，见于剧烈体力活动、情绪激动、甲状腺功能亢进、贫血、发热或感染、低血糖症、嗜铬细胞瘤、主动脉瓣或二尖瓣关闭不全等，以及香烟、咖啡、茶、酒、某些药物的影响。

(3) 心脏神经官能症：如发生于短期焦虑的情况之下，心悸常可在促发因素去除后完全消失；如发生于长期或慢性焦虑过程中，特别是在患者所接触的医生曾偶然提及有心脏病存在的可能性或患者的确同时有心脏病时，心悸主要与自主神经平衡失调有关。

3. 临床问诊关键点

（1）心悸发作前：活动（休息、睡眠、运动或正常活动、体位改变、运动后），位置（平卧或站立），诱发因素（情绪紧张、运动、下蹲或弯腰）。

（2）心悸发作初：突然或缓慢产生，之前有无其他症状（胸痛、呼吸困难、眩晕、乏力等症状）。

（3）心悸发作中：心悸的类型（规则或不规则、快速或不快、持续或不持续），伴随症状（胸痛、晕厥或接近晕厥、出汗、肺水肿、焦虑、恶心、呕吐等）。

（4）心悸终止：突然或缓慢下降，伴随症状是否终止，持续时间，排尿；自发或迷走神经调节或药物作用。

（5）背景：首发年龄、先前发作次数和发作频率、心脏病病史、心身疾病病史、系统性疾病病史、甲状腺功能减退症病史、家族性心脏病、心动过速或猝死史；心悸时的用药、电解质紊乱情况、是否有药物滥用等。

4. 体检要点　应重点检查有无心脏病的体征。如心脏增大、心脏杂音及心律失常；有无血压增高、脉压增大、动脉枪击音、水冲脉等高血流动力的表现以及有无血管杂音等。患者的全身状况（如焦虑、贫血、突眼、出汗、甲状腺肿大等）在检查时不容忽视。

5. 辅助检查　为了明确有无心律失常并了解其性质，应做心电图检查。如平静心电图未发现心律失常，可根据患者情况予以适当运动，如仰卧起坐、蹲踞活动或做食管调搏激发异常心律。在冠状动脉粥样硬化性心脏病、心肌病、心肌炎或其他严重器质性心脏病患者，如高度怀疑有恶性心律失常时，应做连续动态心电图检查。

二、胸痛

1. 概述　胸痛是很常见的症状，临床上胸痛包括了任何原因所导致的胸部范围内的任何不适，也包括了由胸部疾病引起的其他部位的疼痛。心、肺、食管和大血管的传入神经冲动经由同一胸段自主神经节，且在背根神经节中重叠。这些器官的疼痛刺激常被感觉为起源于胸部，并可能被感觉为从脐部到耳部之间任何部位的疼痛（即放射性痛）。由于胸痛可能是具有潜在致命性疾病的警告，而且胸痛剧烈程度与疾病的严重程度并不相关，因此要重视胸痛患者的主诉，及时做出诊断、鉴别诊断和相应的处理，尤其是急性胸痛。

2. 分类　根据疼痛的起源，胸痛可概括为下列五类。

（1）胸壁皮肤、肌肉、骨骼和神经疾病，如急性皮炎、皮下疏松结缔组织炎、带状疱疹、肌炎、肋软骨炎、颈或胸椎疾病、肋间神经痛、创伤等。

（2）肺、胸膜和纵隔疾病，如胸膜炎、胸膜肿瘤、气胸、支气管炎、肺炎、肺梗死、肺癌、纵隔炎、纵隔气肿和纵隔肿瘤。

(3) 心血管疾病，如冠心病（心绞痛、心肌梗死）、肥厚型心肌病、心包疾病（心包炎、心肌梗死后综合征）、胸主动脉瘤、主动脉窦瘤破裂、主动脉夹层动脉瘤和肺动脉高压等。

(4) 膈肌疾病，如膈疝和膈下脓肿等。

(5) 消化系统疾病，如食管炎、消化性溃疡、胆炎、肝癌等。

3. 不同病因胸痛特点

(1) 心绞痛：关于心绞痛是一个翻译的术语，在这里“痛”并非指通常意义锐利的疼痛，而应是“压迫感”“沉重感”“紧缩感”“压榨感”“憋闷感”或“窒息感”。也可以呈绞勒、缩紧、胀破、烧灼、胸部束带感或胸部中央重物压迫感等，而很少表现为针扎样或刀割样疼。进食、遇冷、激动、用力等可诱发；诱发心绞痛的活动阈值可有变化，晨间阈值较低。特殊的可定位于胸部中央的“气短”，以及左臂尺侧、下颌、牙齿、颈和肩部不适感甚至嗳气、打嗝、恶心、头晕及出汗等在前述诱因下均可发生，这些可视为“心绞痛等同症”。

(2) 肺动脉高压：胸痛乃由于肺动脉扩张或右心室缺血所致，“疼痛”特点类似心绞痛。

(3) 急性冠状动脉综合征：往往被患者称之为疼痛而不是前述各种不适。疼痛部位与心绞痛相同，放射部位较广，多在休息甚至睡眠中发生，含硝酸甘油无效，其发生与活动或激动无关。

(4) 心包炎：胸痛为锐痛，部位更靠左，可牵扯到颈、肩、背部，呼吸、转身、吞咽、翻身时加重，前倾坐位可减轻。多有近期“上感”史，可持续数小时。

(5) 主动脉夹层：疼痛发生突然、严重，呈撕裂样，并向腹部、背部及腰部放射，持续时间长。

(6) 胸主动脉瘤：胸主动脉瘤扩张而侵蚀胸椎可引起局限且严重的烧灼痛，夜间尤重。

(7) 肺栓塞：胸痛尖锐且与呼吸相关，有时可伴有胸壁触痛。病起突然，因咳嗽而加重。典型描述为胸部发紧，气短和心悸。

(8) 二尖瓣狭窄：患者经常有胸背部不适，并且在用力时加重，偶尔可有胸痛。多因左心房呈动脉瘤样扩张而引起。

(9) 二尖瓣脱垂：疼痛性质有时类似典型心绞痛，有时类似神经-循环性哮喘。

(10) 自发性气胸：发病突然，伴有突发呼吸困难。疼痛多局限于一侧，同侧胸部叩诊呈鼓音或过清音，气管移向健侧。

(11) 纵隔病变：纵隔气肿引起者发作突然，疼痛严重且伴呼吸困难。疼痛局限于胸中央。此类胸痛亦见于纵隔炎症和肿瘤。呼吸或吞咽均可使之加重。

(12) 肺炎：疼痛性质为胸膜性胸痛，即尖锐性的，可因呼吸和咳嗽而加重的胸痛。

(13) 肌肉骨骼性胸痛或胸壁疼痛综合征：疼痛为锐利的，可精确定位，为胸膜性胸痛或体位性胸痛，局部有触压痛。

（14）神经病变：肋间神经炎症、肿瘤均可致胸痛。肋间神经炎多致刺痛或灼痛，疼痛沿神经走行分布且伴疼痛部位的压痛，多因病毒感染或创伤引起。肿瘤引起者呈持续性胸痛，可在局部扪及肿物。带状疱疹在出疹前后均可有局部烧灼痛。

（15）脊髓压迫：此类胸痛乃由于胸椎的结核、肿瘤、增生或胸部脊髓的肿瘤压迫脊髓本身或神经根而引起的沿肋间的尖锐刺痛，不伴局部压痛。

（16）胃-食管反流：位于胸下部的烧灼、切咬样疼痛，仰卧位可加重症状，抗酸药可使之缓解。

（17）食管痉挛：常突然发作，表现为胸骨后紧缩、紧握或闷胀样疼痛或不适，最长可持续数小时。多因饮用冷、热液体或吞咽大块食物而诱发。

（18）膈下脏器病变：肝、胆、胰、脾的炎症、肿瘤以及脾梗死或消化性溃疡穿孔可引起近侧下胸部的隐约钝痛。膈疝引起者于坐位减轻，卧位加重。

（19）急性白血病：胸部正中持续痛且伴明显胸骨压痛。

4. 胸痛的临床评估

（1）年龄：不同年龄的患者胸痛病因不同，儿童和青年成人（＜30 岁）的胸痛由心肌缺血所致的较少，其病因更可能为肌肉骨骼或肺部疾病。ACS 虽然也可在年轻的患者中发生，但更常见于年龄更大的中老年患者。随着年龄增加，胸痛患者罹患严重和危及生命的疾病的可能性也增加。

（2）病史：重点询问胸痛的部位、性质、持续时间、诱发和缓解因素（包括体位）。怀疑缺血性胸痛时需要特别注意胸痛是发生于劳动的过程中还是休息时，是否有精神因素的紧张，是否伴有气急、心悸、晕厥、出汗。注意胸痛是否发生于呼吸或咳嗽时，是否有吞咽困难，与进食的关系，是否伴有咳嗽、发热和寒战、恶心或呕吐。

询问可能与病因相关的情况或症状，冠状动脉粥样硬化性心脏病（冠心病）相关的危险因素包括高血压、高脂血症、糖尿病、吸烟、家族史；PE 相关的危险因素包括下肢的损伤、近期外科手术、制动、癌症、妊娠、久坐或长途飞行等；同时询问是否有下肢疼痛、肿胀（与下肢深静脉血栓有关），是否有慢性虚弱，全身乏力和体重下降（与癌症），是否有肺部疾病（如肺大疱）病史。主动脉夹层常发生于有高血压的患者，某些药物可能激发冠状动脉痉挛（如可卡因）或引发胃肠道疾病［如阿司匹林或其他非甾体抗炎药（NSAIDs）］。

持续数周或数月的长时间胸痛通常是肌肉骨骼疾病，或胃肠道疾病和肿瘤，尤其在老年患者，很少会立刻危及生命。同样，持续时间短至数秒的间歇性锐痛或刺痛往往也很少是由于严重的疾病所致。需要特别注意急性起病，持续数分钟至数小时的胸痛，包括反复发作者（如 ACS 患者的胸痛可在 1 天内发作数次）。

（3）查体：应该首先迅速判断是否有心动过速、心动过缓、呼吸增快、低血压或低血流灌注体征（如神志不清、脸色灰白、出汗）等危险信号，这些表现虽无病因特异性，但显著增加罹患可立刻危及生命的严重疾病的可能性。记录一般情况（如是否有苍白、出汗、发绀、焦虑、烦躁）和生命体征，生命体征是否稳定反映了疾病的严重程度。

测量双侧上肢血压，疑诊主动脉夹层者应测定四肢血压，心脏压塞者有奇脉。检查是否有颈静脉怒张和肝-颈静脉回流征，以及静脉波形，同时听诊颈动脉的杂音。检查胸部的皮肤病变，包括皮肤的损伤或带状疱疹，触诊检查是否有捻发感（提示皮下气肿，见于张力性气胸和纵隔气肿）和压痛。肺部叩诊是否为过清音或实变音，听诊呼吸音是否存在、两侧是否对称，是否有肺部啰音、胸膜摩擦音。气管偏移、单侧胸廓饱满、肋间隙增宽、叩诊鼓音或过清音、呼吸音减低或消失提示气胸。心脏检查注意心音的强度和时限，心脏杂音、额外心音、心包摩擦音，以及病理性第 3 或第 4 心音，是否有奔马律。急性心肌梗死可无阳性体征，出现新发的心脏杂音意味着可能发生乳头肌功能不全或室间隔穿孔，新发主动脉瓣区舒张期杂音要考虑主动脉夹层可能。触诊腹部是否有触痛，是否有器官肿大或压痛，尤其是上腹部和右上腹区域。检查下肢动脉搏动是否减弱，是否有水肿、静脉曲张，是否有肿胀、红斑和压痛，单侧下肢肿胀提示下肢深静脉血栓可能，可导致肺栓塞。

（4）辅助检查：急性胸痛患者辅助检查的重点是必须尽快判断是否存在可立刻危及生命的疾病。需在 10 分钟之内完成心电图（ECG）检查，马上行脉搏血氧测定，立刻采血测定肌钙蛋白（Tn）和肌酸激酶（CK）水平，如果怀疑有 PE 的可能，测定 D-二聚体。

胸部 X 线检查有助于气胸、肺部疾病的诊断，食管穿孔的患者可发生纵隔气肿、皮下气肿和液气胸。主动脉增宽提示需要除外主动脉夹层。主动脉增强计算机体层血管成像（CTA）用于诊断主动脉夹层，肺动脉 CTA 用于诊断肺动脉栓塞。超声心动图用于评估心脏的结构和功能，确定其是否有节段性室壁运动减弱、心包积液，评估肺动脉压力和右心室负荷（有助于诊断肺栓塞），可诊断累及主动脉窦部的胸主动脉夹层。

三、晕厥

1. 概述　晕厥是指由于脑灌注不足而导致的突发的、短暂性的意识丧失，多在短时间内自行恢复。晕厥是一种临床常见症状，其病因很多、机制复杂，涉及多学科，部分原因引起的晕厥可危及生命，需详细检查明确病因。

2. 分类　根据发生晕厥的病因大致可分为四大类。

（1）血管舒缩障碍：包括血管迷走神经性晕厥、直立性低血压、仰卧位低血压综合征、晕厥型癫痫、颈动脉窦综合征、舌咽神经痛所致的晕厥、排尿性晕厥、咳嗽性晕厥。

（2）心脏病：阵发性心动过速、阵发性心房纤颤、病态窦房结综合征、高度房室传导阻滞、特发性 QT 间期延长综合征、主动脉狭窄、先天性心脏病的某些类型、原发性心肌病、心绞痛与急性心肌梗死、左心房黏液瘤、左心房血栓形成、心脏变态反应。

（3）血管疾病：脑动脉硬化、短暂性脑缺血发作、偏头痛、多发性大动脉炎（无脉证）、慢性铅毒性脑病。

（4）血液成分异常：低血糖状态、换气过度综合征、重症贫血、高原性晕厥。

3. 临床诊疗思路

（1）仔细询问病史：若符合晕厥的典型症状（突然发作，持续时间短的意识丧失且自行恢复），可做出晕厥诊断。典型的晕厥持续时间非常短暂，多伴前驱症状，如头晕、恶心、无力、大汗等；若仅有这些症状而不伴有意识丧失，一般称为晕厥前兆，容易与其他原因导致的症状相混淆，在询问中应注意鉴别。

（2）鉴别诊断：除晕厥分类中的鉴别诊断外，短暂意识丧失及晕厥前兆亦可见于脑源性疾病、代谢性疾病、中毒、栓塞和心因性假性晕厥。

（3）明确病因：诊断明确后，首先完善检查明确病因，同时要评估晕厥的风险及预后，决定治疗策略。

（4）治疗：对于神经介导性晕厥及直立性低血压晕厥患者，治疗上以教育为主，尽量避免诱因，预后较好。有明确心脏疾病或有心源性猝死危险的高危人群（离子通道病、左心室致密化不全、原发性心肌病、左心室收缩功能严重减低等），晕厥可能是猝死的前兆，应高度重视，权衡风险和获益考虑可植入式循环记录仪（ILR）或植入型心律转复除颤器（ICD）。

（5）注意事项：①所有患者均应接受全面的病史采集及标准 12 导联心电图检查，以及包含卧立位血压测量的全面查体。②倾斜试验用于诊断神经介导性晕厥的价值较大；对于假性晕厥和癫痫，将晕厥时的视频记录（包含院内及家庭视频）与倾斜试验相结合，可以客观反映晕厥时的伴随症状及心率/血压的关系，有助于鉴别诊断。③当高度怀疑心源性晕厥时，应进行床旁或远程心电监测，完善超声心动图等辅助检查，有条件者可行有创电生理检查。完善检查后仍不明病因的所有类型晕厥患者，目前推荐长程心电记录，如植入式循环记录仪（ILR），较常规心电记录装置具有更好的效价比。应确保所有心源性晕厥患者接受特定治疗。

四、呼吸困难

1. 概述　呼吸困难是指患者主观上有空气不足或呼吸费力的感觉，而客观上表现为呼吸频率、深度（如呼吸快而浅或慢而深）和节律及呼吸深度的改变，及患者用力呼吸，可见辅助呼吸肌参与呼吸运动，严重者可呈端坐呼吸及发绀。这是心脏病患者很重要的主诉。

2. 分类　与心脏病有关的呼吸困难可以分为以下四种。

（1）一般性呼吸困难：这种呼吸困难是最常见的。主观方面指患者自觉空气不够与呼吸费力，客观方面指呼吸短促，即呼吸频率增加，每次呼吸深度变浅。有以上两种情况之一即可产生呼吸困难。当然呼吸困难并不一定都是心脏病的症状，例如，剧烈的体力活动也可产生呼吸困难，这是一种生理现象。但日常生活中发生的呼吸困难大多是疾病所致，除心脏病外，呼吸系统疾病也是引起呼吸困难的一个主要病因，这两者是能够区别的。

心源性呼吸困难是劳力性呼吸困难，轻度呼吸困难多在活动时发生，中度呼吸困难多为持续性呼吸困难，即休息时气急，活动时加重。中度和重度呼吸困难大都有端坐呼吸，即患者因气急而被迫采取坐位以减轻其气急症状，但一般坐位不能完全消除其呼吸困难。为使患者能安卧床上，需要垫于其颈背部枕头数量的多少，一般可作为端坐呼吸程度的标志，严重时，患者往往只能坐在靠背椅上入睡。

（2）阵发性呼吸困难：这种情况多在夜间熟睡时发生，患者经常因严重胸闷、气急而憋醒，急促坐起或走近窗口呼吸。病情较轻者症状逐渐消退，较重者可发展为急性肺水肿。

（3）周期性呼吸困难：这是一种呼吸过度和呼吸暂停相互交替的潮式呼吸，呼吸暂停或几乎停止为时 10～40 秒，其后呼吸即逐渐加深加速，为时 30～60 秒；以后呼吸又逐渐变浅变慢，以致暂停或几乎停顿。呼吸过度时，患者常有呼吸困难，其胸廓多保持在吸气状态。呼吸暂停时，患者思睡或入睡，四肢松弛，胸廓多保持在呼气状态。此种呼吸常见于左心衰竭、心排血量降低、大脑供血不足与中枢神经敏感度减低的老年患者。轻度周期性呼吸可被忽视，患者也可能否认呼吸困难，但此类患者可因周期性呼吸而引起失眠。无心脏疾病而仅有脑动脉狭窄或颅内压增高时，亦可出现周期性呼吸。

（4）叹息性呼吸困难：这是心脏神经官能症的一种常见表现，切不可与真正的呼吸困难相混淆。此类患者常诉空气不够或有窒息感，但实际上并无呼吸困难的征象，主要表现为偶然出现一次很深的呼吸，伴有叹息状的呼气，在深呼吸和叹息后患者暂时感觉舒适。此类呼吸可反复出现，偶尔可持续几分钟以上（换气过度症候群）而引起四肢麻木，甚至昏晕，但患者平时呼吸完全正常，睡眠时也不发生换气过度现象。

3. 临床诊疗思路

（1）详细询问患者呼吸困难的特征，包括发生、持续、加重及缓解的因素，以及既往相关病史。

（2）查体时关注呼吸系统及心血管系统相关体征，以及相关疾病特殊体征。

（3）对患者病情进行初步评估，对高危患者先予以生命体征监测及抢救。

（4）结合病史及查体进行相关辅助检查，包括 X 线胸片、心电图、超声心动图等。

（5）明确病因后到相关科室进行对因治疗。

五、水肿

（一）概述

人体组织间隙有过多的液体积聚使组织肿胀，称为水肿。当液体在体内组织间隙呈弥漫性分布时，呈全身性水肿，常为压陷性，液体积聚于局部组织间隙时，呈局部性水肿。水肿这一术语，不包括内脏器官局部水肿，如脑水肿、肺水肿以及体腔内积水（胸腔积水、腹腔积水、心包积水等）。水肿按其范围，临床上可分为四级，以“+”表示。“+”水肿局限于足踝小腿：“++”水肿涉及全下肢，“+++”水肿涉及下肢、腹壁及外阴；“++++”全身水肿，有时伴有腹水。水肿液一般即组织间液，根据水肿液含蛋白质的量的不同，可将水肿液分为渗出液，其相对密度>1.018，及漏出液，其相对密度<1.015。

（二）分类与病因

水肿常按其原因而命名，如心源性水肿、肝源性水肿、肾源性水肿、营养缺乏性水肿、淋巴性水肿、静脉阻塞性水肿、炎症性水肿等。水肿可以是由某些疾病引起的一种临床表现，分为器质性与功能性两大类。按分布范围，水肿可分为全身性水肿和局部水肿。此外，水肿也可分为凹陷性和非凹陷性。

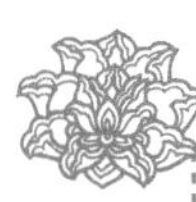

1. 全身性水肿　见于心源性、肾源性、肝源性、营养不良性、内分泌性，以及药物性水肿、特发性水肿等。

（1）心源性水肿：各种原因的心脏病当出现心功能不全，特别是右心功能不全或全心功能不全时，由于体循环的淤血可出现水肿。往往从下肢开始，逐渐向上蔓延，严重者可有体腔积液，如出现胸水、腹水等。

（2）肾源性水肿：各种原因的肾脏疾病，当出现肾功能不全时，可出现水肿。往往从眼睑开始，逐渐向下蔓延，致全身水肿，肾病综合征者，由于大量蛋白尿及低蛋白血症，水肿常更明显。

（3）肝源性水肿：各种原因的肝病，由于低白蛋白血症导致全身水肿。往往从腹水开始（门静脉高压所致），严重者下肢也有凹陷性水肿。

（4）营养不良性水肿：由于消耗性疾病如肿瘤、重度结核等疾病时长期营养障碍所引起。主要与低蛋白血症有关。如因维生素 B_1 缺乏出现维生素 B_1 缺乏性心脏病（脚气病性心脏病），水肿则更严重。

（5）内分泌性水肿：垂体前叶功能减退症、甲状腺功能减退、皮质醇增多症、原发性及继发性醛固酮增多症、糖尿病等。经前期紧张综合征，月经前7～14天出现眼睑、踝部及手部轻度水肿，伴乳房胀痛及盆腔沉重感，月经后水肿逐渐消退。

（6）药物性水肿：见于肾上腺皮质激素、性激素、甘草制剂等治疗过程中，与水钠潴留有关；可为过敏反应，表现为全身性或局限性水肿。也可为中毒性，对心、肝、肾损伤而出现心源性、肝源性、肾源性水肿。

（7）特发性水肿（功能性水肿）：是与器质性水肿相对而言，以女性较为多见，一般认为与内分泌功能失调及直立体位有关。特点是全身症状（如乏力、头晕、失眠、食欲缺乏等）不明显，水肿程度较轻，检查无特殊发现。包括经前期水肿、站立过久的下肢水肿、卧床过久所引起的眼睑及面部水肿等。立卧位水肿试验有助于诊断，即只要暂时改变一下体位，就能在短时间内减轻或消失。对症处理，水肿即可缓解和消失。

（8）结缔组织病所致水肿：常见者为风湿性心脏病、全身性红斑狼疮、皮肌炎、系统性硬皮病、肺出血肾炎综合征、婴儿结节性多动脉炎、混合性结缔组织病等。

2. 局部性水肿　包括感染中毒性水肿（如血栓闭塞性脉管炎、丹毒、疖、痈、蜂窝织炎、毒蛇咬伤），淋巴回流障碍性水肿（如慢性淋巴管炎、丝虫病），物理损伤性水肿（如灼伤、冻伤），变态反应性水肿（如血管神经性水肿、过敏性水肿），神经营养障碍性水肿（如肢体瘫痪后水肿），上腔静脉阻塞性水肿（如纵隔肿瘤、胸腔内动脉瘤），下腔静脉阻塞性水肿（如肿瘤压迫、血栓形成、卵巢囊肿、妊娠子宫、腹水）。

（1）淋巴性：原发性淋巴性水肿（先天性淋巴性水肿、早发性淋巴性水肿），继发性淋巴性水肿（肿瘤、感染、外科手术、辐射等）。

（2）静脉阻塞性：肿瘤压迫或肿瘤转移，局部炎症。静脉血栓形成，血栓性静脉炎，瘢痕收缩以及创伤等。可分为慢性静脉功能不全、上腔静脉阻塞综合征、下腔静脉阻塞综合征以及其他静脉阻塞。

（3）炎症性：为最常见的局部水肿，见于丹毒、疖肿、卢德维咽峡炎、蛇毒中毒等。

（4）变态反应性：荨麻疹，血清病以及食物、药物、刺激性外用药等的过敏反应等。

（5）血管神经性：可属变态反应或神经源性，因昆虫、机械刺激、温热刺激或感情激动而诱发，部分病例与遗传有关。

全身性水肿与局部性水肿，指在特定条件下而言。两者之间可随病情和全身情况的变化而相互转化。产生全身性水肿的主要疾病（心、肝、肾疾病）之间的关系以及对水肿的发生和发展也是互相影响、转化、互为因果的。这对病情发展以及预后有很大影响。水肿程度的轻重，不一定完全代表原发性疾病的严重程度。对人体的影响，主要取决于原发性疾病的性质和严重程度。

（三）临床诊疗思路

1. 详细询问患者的水肿症状学特征及相关病史，如水肿的部位、出现时间、有无改善或加重相关因素，以及用药情况等。

2. 查体时重点关注水肿的特征，以及有助于判断病情严重程度的其他体征。

3. 针对就诊患者进行胸部X线片、心脏多普勒超声等影像学检查，以及血液脑利尿钠肽（BNP）或氨基末端脑利尿钠肽前体（NT－prOBNP）检测以确定是否可以临床诊断为心力衰竭。

4. 对确诊的心力衰竭患者，选择治疗地点，如门诊、病房或者监护室。

5. 对确诊的心力衰竭患者，进一步明确基础心血管疾病和其他系统疾病，以及本次心力衰竭症状加重的诱发因素。

6. 结合患者的情况选择初始的心力衰竭治疗方案；在适当的时间段判断治疗效果，对于治疗效果欠佳的患者，分析可能原因，并进行相应的方案调整。

7. 确定出院随访日期，以及健康宣教出院后的注意事项。

8. 对初步判断为非心源性水肿的患者，进一步完善检查，明确病因并进行针对性治疗。

六、发绀

1. 概述 发绀是指血中含有过量的还原血红蛋白，致皮肤和黏膜出现广泛的青紫颜色。全身皮肤与黏膜均可出现发绀，但以口唇、舌、口腔黏膜、鼻尖、颊部、耳垂与指（趾）末端等部分皮肤最为明显。血中含有异常的血红蛋白衍化物（高铁血红蛋白、硫化血红蛋白）以及皮肤的异常色素或异物沉着（银质沉着症、金质沉着症等），也可出现皮肤青紫，但不应与真性发绀相混淆。

血中还原血红蛋白增多可由于：①心、肺疾病所致的动脉血氧饱和度不足（中心性发绀）；②周围循环血流障碍（周围性发绀）。如两者并存，则称为混合型发绀。

2. 临床诊疗思路

（1）详细询问患者发绀的特点及相关病史，如发病的年龄、病程、发绀的特点、伴随症状、基础疾病、服药史、毒物接触史等。

（2）查体时重点关注发绀的分布和程度，以及有助于判断发绀原因的其他体征。

（3）根据患者的病史和查体，以及血液学检查、心电图、胸部 X 线检查、肺功能测定、心脏彩超、心导管等检查判断发绀原因。

（4）对确诊肺动脉高压的患者应进行相关病因学检查，如血液学检查、心电图、肺动脉计算机体层血管成像（CTA）、心脏彩超等，进一步明确肺动脉高压的病因。

（5）针对不同病因的肺动脉高压进行针对性的治疗。

第二节 辅助检查

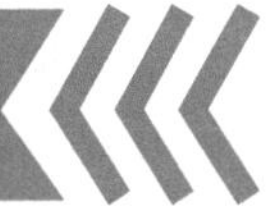

一、动态血压监测

动态血压记录仪测定一个人昼夜 24 小时内的血压，一般每 15～30 分钟测定 1 次，取 24 小时血压平均值，包括 24 小时平均收缩压（MSBP）、平均舒张压（MDBP）、平均脉压（MAP）、基础血压（BBP）、血压负荷范围（指 24 小时内 SBP 或 DBP 超过正常范围次数的百分比）及血压波动趋势等。

1. 动态血压记录仪　分袖带式和指套式两类。

（1）袖带式动态血压记录仪：由换能器、微型记录盒、回收系统组成。可定时给袖带充气，测量肱动脉血压，并自动存储数据，一天最多可存储200多个血压值，然后在全机回收系统分析打印出血压值。这类仪器的主要缺点是袖带频繁地充气和放气，晚间影响患者休息。此外，肢体活动可能干扰测量，使测量结果不准。

（2）指套式动态血压记录仪：有的在指套上安装一个压力传感器，测量左手指的动脉血压。用这种血压仪测量时，虽然不影响休息，也可以在立位时测量血压，但是手指活动较多，可能会使血压有较多误差；另一种指套式动态血压仪是测量脉搏传导时间，输入电脑计算出收缩压、舒张压和平均压，它不受体位和肢体活动的影响，测量时患者无感觉，不影响患者休息，每天可测量2000次以上，这种血压计测得的一系列血压，可以真正反映患者日常活动时的血压变化情况。

2. 动态血压监测的临床应用

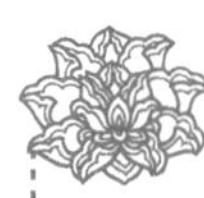

（1）去除了偶测血压的偶然性，避免了情绪、运动、进食、吸烟、饮酒等因素影响，较为客观真实地反映血压情况。

（2）动态血压监测可获知更多的血压数据，能够客观反映24小时内血压的变化规律。

（3）能够提高无症状的轻度高血压或临界患者的检出率并可得到及时治疗。

（4）可测出血压波动高峰值的发生时间，便于指导药物治疗，调整给药时间。

（5）有心肌肥厚、眼底动脉血管病变或肾功能改变的高血压患者，通过动态血压监测，可发现其日夜之间的差值较小，借此鉴别高血压患者有无靶器官损害。

（6）部分高血压病患者具有凌晨血压突然升高，易发生心脑血管疾病的特征，故可以预测心脑血管疾病的危险性。

（7）动态血压24小时监测发现，平均收缩压或（和）平均舒张压大于正常值者容易出现猝死及心血管急症。特别是50岁以上，舒张压＞105mmHg，而以往无心血管病发作者，测量动态血压更有意义，可指导用药，预测心血管病的发作。故动态血压监测对判断预后有重要意义。对高血压病的治疗应根据24小时内动态血压监测所得血压波动趋势，有针对性地选择用药。因为动态血压监测无“白大衣性高血压”和安慰剂反应，可正确地评价治疗过程中休息与活动状态及昼夜节律，以及药物作用的持续时间。可以根据血压高峰与低谷时间，选择作用长短不一的降压药物，更有效地控制血压，减少药物的不良反应。

许多血流动力学指标包括收缩压、舒张压和心率及心血管事件的发生如心肌梗死、心源性猝死等，都有明显而相似的昼夜变化规律。如在清晨期间，前者的许多指标开始迅速上升接近峰值，而后者的意外事件发生率也是一天之中最高的，两者之间似乎是由于神经体液因素或血液凝固系统等介导的，这就要求临床使用的任何降血压药物应该提供全天的降压保护作用，尤其是在清晨，而不是降低某个时刻的偶测血压或24小时内的平均动态血压值。

国外学者通过动态血压的测量证明，减轻体重确实能降低肥胖患者的血压。并且还发现，松弛疗法、瑜伽功、应激控制等行为疗法不能降低高血压患者24小时动态血压值。故动态血压测量亦为非药物降压措施的疗效判断提供了有效的手段，提高了对高血压患者血压值相近人群中高危和低危患者降压治疗效果的观察技能，并且为高血压病的临床研究及流行病学研究提供了新途径。但目前动态血压监测技术本身仍不是严格意义上的动态检测，动态血压值尚缺乏统一标准，在临床上广泛使用这项检查方法仍需积累更多的经验。

二、心电图检查

心脏的收缩活动依赖于心肌的电活动，在整个心动周期中，心房和心室有序地除极和复极，产生微小的电位差。从体表上记录这一微小的电位变化，即成体表心电图，常简称为心电图。

（一）正常心电图

1. P 波　P 波为心房除极波。

（1）方向：Ⅰ、Ⅱ和 aVF 导联直立，aVR 导联倒置。

（2）时间：<0.11 秒。

（3）电压：肢体导联<0.25mV，胸导联<0.2mV。

2. P－R 间期　从 P 波的开始至 QRS 波开始前，代表窦性冲动自心房向心室传导。在正常心率时，正常值为 0.12～0.20 秒。心率可以影响 P－R 间期。

3. QRS 波　心室除级波是心电图中最重要的波。

（1）时间：成人为 0.06～0.10 秒。

（2）各导联中的图形和电压：通常在Ⅱ导联和 V_4～V_6 导联中，QRS 波的主波向上，而在 aVR 导联和 V_1 导联中，QRS 波的主波向下。由于正常时也可能存在电轴的左偏或右偏，Ⅰ、Ⅲ、aVL 和 aVF 导联的 QRS 波主波，可以随电轴的偏移而发生变化。胸导联中的 QRS 波极性，通常是由主波向下，逐渐转变成主波向上。

4. ST 段　自 QRS 波的终点（J 点）至 T 波的开始。正常时位于等电位线，或轻微偏移。判断 ST 段偏移，常以 PR 段作为基线。正常 ST 段下移，在任何导联中应<0.05mV；ST 段上移，在肢体导联和 V_4～V_6 导联应<0.1mV，在 V_1～V_3 导联中应<0.3mV。

5. T 波　正常时，T 波在Ⅰ、Ⅱ和 V_3～V_6 导联是直立的，在 aVR 导联是倒置的。在其他肢体导联中，T 波可随 QRS 波的电轴改变而改变。V_1 导联 T 波也常倒置，但胸前导联 T 波均直立也是正常的。

6. U 波　在 T 波后出现的低幅波。正常时，U 波的振幅应<0.1mV，U 波的极性与 T 波相一致。

7. Q－T 间期　自 QRS 波的开始，至 T 波的终点，代表左右心室除极和复极的总时间。Q－T 间期的时间随心率的改变而改变，心率慢，Q－T 间期长。QTc 间期是指心率在60次/分钟时的Q－T间期。

8. 电轴　在额面，心室除极综合向量的方向称为电轴。在0°～90°之间为电轴不偏，若<0°，为电轴左偏；若>90°，为电轴右偏。通常可以从Ⅰ和Ⅲ导联中QRS波的主波方向来估计电轴是否偏移。Ⅰ和Ⅲ导联中QRS波主波均向上，电轴无偏移；Ⅰ导联中QRS波主波向上，而Ⅲ导联中QRS波主波向下，电轴左偏；反之，Ⅰ导联中QRS波主波向下，而Ⅲ导联中QRS波主波向上，电轴右偏。

（二）异常心电图

1. 房室肥大　心房或心室的肥大，是指心肌增厚或心腔扩大，或两者兼有，其结果是心肌重量增加和心肌激动时间延长。因此在心电图上代表心房或心室的波将发生改变——振幅和时间均增加。

（1）心房肥大：心房肥大的心电图特点是P波改变。右房除极在先，形成P波的前肢；左房除极稍后，形成P波的后肢。

1）右房肥大：心电图特点：P波增高，振幅≥0.25mV，Ⅱ、Ⅲ和aVF导联明显。P波时间不增加，原因是右房除极在先，所延长的时间与稍后除极的左房时间相重叠。肺部疾病是引起右房肥大的主要病因，因此该类P波也称为“肺型P波”。

2）左房肥大：心电图特点：P波增宽>0.11秒，呈双峰型，双峰间期≥0.04秒，以Ⅰ、Ⅱ、aVL导联明显。V_1导联中P波呈正负双向，终末负向电势增大，绝对值≥0.04mV/s。二尖瓣病变是引起左房肥大最常见的原因，因此该类P波又称“二尖瓣型P波”。

3）双房肥大：心电图特点：P波增高、增宽，呈双峰。

（2）心室肥大：正常时，左右心室的综合向量以左心室占优势。左室肥大可使优势更为突出，右室肥大可以平衡左室优势或逆转为右室占优势。

1）左室肥大：心电图特点如下：

A. 左室高电压：①R_{V5}或R_{V6}>2.5mV；②S_{V1}>1.5mV；③$R_{V5}+S_{V1}$>4.0mV（男），$R_{V5}+S_{V1}$>3.5mV（女）；④$R_{Ⅰ}$>1.5mV，R_{aVL}>1.2mV，R_{aVF}>2.0mV；⑤$R_{Ⅰ}+S_{Ⅲ}$>2.5mV。

B. 额面电轴左偏，但一般<-30°。

C. QRS总时间>0.10秒（一般<0.11秒）。

D. 可能并存ST－T改变，表现为R波为主的导联中，T波倒置或伴ST段压低，S波为主的导联中T波直立。

左室高电压另加一项阳性指标，诊断左室肥厚的可靠性大。

2）右室肥大：心电图特点：①V_1或V_3 R导联R/S≥1；②$R_{V1}+S_{V5}$>1.05mV；③aVR导联R/S或R/q≥1；④电轴右偏，额面电轴≥90°；⑤ST－T改变：见于右胸导联。右室肥大的诊断，以上指标阳性越多，可靠性越高。

3）双室肥大：心电图特点：根据左右心室肥大的程度，心电图上可有不同的表现，可仅表现为一侧心室肥大，常为左室肥大；也可由于左右心室向量相互抵消而使心电图正常。部分可有双室肥大的表现。

2. 心肌缺血和心肌梗死

(1) 心肌缺血

1) T 波改变：T 波可有不同的形态改变，表现为增高、低平、倒置和双向。

T 波增高是急性心肌梗死最早征象之一，最常见于前胸导联。$V_1 \sim V_3$导联孤立的 T 波增高也可以是左室后壁心肌缺血的表现。由于其他原因也能使 T 波异常增高及没有诊断 T 波大小的常用标准，故在无旧图比较时，诊断不能肯定。

T 波低平常见于心肌缺血，但无特异性。心肌缺血也可使 T 波倒置，但必须牢记Ⅲ、aVR 和 V_1导联的 T 波倒置是正常的。T 波深和对称性倒置（箭头样）强烈提示为心肌缺血。

在一些非透壁性心肌缺血中，T 波可以呈现双向，主要见于胸前导联。双向性 T 波改变常有动态演变，常发生在对称性 T 波倒置后，常见于不稳定性心绞痛，强烈提示心肌缺血。

2) ST 段改变：心肌缺血典型的改变是 ST 段压低。正常时，ST 段光滑地转折成 T 波。最初的细微改变是 ST 段平直，与 T 波形成明显的夹角。更为明显的改变是 ST 段水平型或下斜型压低，水平型 ST 段压低强烈提示心肌缺血。下斜型 ST 段压低的特异性较低，可见于左室肥厚和服用洋地黄时。ST 段压低的程度与同导联的 QRS 波大小有关，因此 $V_4 \sim V_6$导联 ST 段压低最明显。下壁导联中 R 波较小，ST 段压低可不明显。有价值的（>0.2mV）和广泛的（多于 2 个导联）ST 段压低，提示广泛的冠脉病变引起了广泛的心肌缺血。

ST 段压低可以是一过性的，治疗后可以恢复。几个小时或几天，心电图中的动态改变，尤其是有胸痛症状时的动态改变，对于心肌缺血的诊断极有帮助。

一过性 ST 段抬高是心肌缺血的特征之一，通常见于血管痉挛性心绞痛，然而，部分也可以是冠脉近段狭窄引起的心肌缺血。当 ST 段抬高发生和缓解后，可伴随 T 波深倒置。原有 Q 波性心肌梗死，发生新的心肌缺血时，常出现 ST 段抬高，有时是原部位发生再次梗死。陈旧性心肌梗死伴有持续的 T 波倒置者，在同部位发生心肌缺血，可使 T 波“正常化”（T 波恢复到直立）。

(2) 心肌梗死：急性心肌梗死最常用的心电图诊断标准是两个或两个以上解剖上相邻的导联上出现 ST 段抬高（相邻两个肢体导联中 ST 抬高>0.1mV，相邻两个胸前导联中 ST 段抬高>0.2mV），并伴有动态演变。急性心肌梗死的早期，心电图可以正常或接近正常，不足半数的患者在第一次心电图检查即能确诊。在大多数病历中，连续的心电图观察动态演变，可最终确诊。

1) 心电图演变：急性心肌梗死最早的征象是细微的，包括 T 波振幅的增加、对称和尖顶样。超早期的 T 波改变在胸前导联中更为明显。T 波的这些变化，通常在梗死发生后仅持续 5～30 分钟，随后是 ST 段的改变。

在临床上，ST 段抬高是急性心肌梗死常见的最早的可被确认的征象，在症状出现数小时内最为显著。最初 ST 段变成平直，ST 段与 T 波间的夹角消失，随后 T 波增宽，ST 段抬高，正常时两者之间的凹曲线消失。进一步抬高，ST 段成为弓背向上。ST 段抬高可小至<0.1mV，大至>1mV。

随着心肌梗死的演变，QRS 波的改变是 R 波振幅的降低和病理性 Q 波的形成。这两种改变是心肌丧失活力的结果，Q 波是心电图上心肌坏死仅有的征象。Q 波可在症状出现 1～2 小时内形成，常在 12 小时内形成。当发生广泛的心肌梗死，Q 波是心肌坏死持久的征象。较为局限的心肌梗死，在恢复过程中，由于瘢痕组织的收缩，Q 波可消失。

随着梗死的演变，抬高的 ST 段将恢复下降，T 波将开始倒置。若有室壁瘤形成，ST 段将持续抬高。

2）心肌梗死的定位诊断：根据急性心肌梗死心电图改变的分布，能对心肌梗死做定位。①前间壁梗死：V_1～V_2导联；②前壁梗死：V_3～V_4导联；③前侧壁梗死：V_5～V_6导联；④高侧壁梗死：Ⅰ和 aVL 导联；⑤广泛前壁：V_1～V_6、Ⅰ和 aVL 导联；⑥下壁梗死：Ⅱ、Ⅲ和 aVF 导联；⑦后壁梗死：V_7～V_9导联；⑧右室梗死：V_1～V_6导联。

3. 心律失常　心律失常有多种分类方法，按心律失常发生时的频率，心律失常可分为快速型和缓慢型。广义的快速型心律失常包括期前收缩、心动过速、扑动和颤动。广义缓慢型心律失常包括各类缓慢型的窦性心律失常和各类传导阻滞。

（1）窦性心律失常：窦性心律的心电图特点：①P 波规则，在Ⅰ、Ⅱ、aVF 导联直立，在 aVR 导联倒置；②P－R 间期>0.12 秒；③频率：60～100 次/分钟。

1）窦性心动过速：符合窦性心律，心率>100 次/分钟（成人）。

2）窦性心动过缓：符合窦性心律，心率<60 次/分钟，一般清醒时心率<50 次/分钟，有临床意义。

3）窦性心律不齐：同导联 P－P 间期差>1.2 秒或 1.6 秒。常见的类型是与呼吸有关的呼吸性窦性心律不齐，儿童和青少年多见，属生理现象。少见的类型是室相性窦性心律不齐，常见于心功能不全者。

4）窦性静止：是指在一段时间内窦房结停止发放冲动。

窦性心律失常的心电图特点：①规则的 P－P 间期中出现一长 P－P 间期；②长 P－P 间期与正常 P－P 间期不成倍数；③长 P－P 间期后可出现逸搏。

（2）期前收缩：期前收缩又称早搏。按起源早搏可分为房早、交接性早搏和室早。

1）房早：心电图特点：①提早的 P’－QRS－T 波群；②P’－R 间期>0.12 秒；③下传的 QRS 波正常或房早未下传，若伴心室内差异传导，则 QRS 波增宽；④代偿间期不完全。

2）交接性早搏：心电图特点：①提早的 P’－QRS－T 波群；②P’波在 QRS 波的前、中和后，P’波在 QRS 波前，则 P’－R 间期<0.12 秒，P’波在 QRS 波后，通常 R－P’间期<0.20 秒；③前传的 QRS 波正常，若伴有前向阻滞，则 P’波后无 QRS 波，若伴有心室内差异传导，则 QRS 波增宽；④代偿间期完全或不完全。

3）室早：心电图特点：①提早的 QRS－T 波群；②QRS 波前无相关 P 波；③

QRS 波宽大畸形；④代偿间期完全。

（3）阵发性心动过速：阵发性心动过速是一组快速型异位心律，节律规则或基本规则。特点是突然发生，突然终止。按异位心律的起源，主要分为房性、交接性和室性。临床上，尤其是在心室率快时，很难将房性心动过速和交接性心动过速区分，因此在两者无法区分时，统称为室上性心动过速（室上速）。折返是室上速最主要的形成原理，已经证实的折返性室上速有房室结内折返性心动过速，经房室旁道的房室折返性心动过速和房内折返性心动过速。自律性异常或异常自律性也是室上速形成的原理，自律性室上速常见于窦房结和心房内异位起搏点。

1）房室结内折返性心动过速（AVNRT）：心电图特点：发作时心率达 140～200 次/分钟，节律规则；除非伴有心室内差异传导或束支传导阻滞，QRS 波形态正常。

2）房室折返性心动过速：心电图特点：在由房室结和房室旁道构成的折返环中，冲动可循两种方向传导。①冲动由心房、房室结、希氏束下传至心室，再由房室旁道逆传至心房，即所谓的循常传导，在心电图上表现是 QRS 波窄（除外伴有心室内差异传导或束支传导阻滞），无 δ 波，若见 P’波，则 P’－R 间期常＞R－P’间期；②冲动传导方向相反，冲动由房室旁道下传，经正常房室通道逆传，即所谓的非循常传导，在心电图上表现为 QRS 宽大，有 δ 波，若可见 P’波，则 P’－R 间期常＜R－P’间期。

3）房内折返性心动过速和自律性房性心动过速：心电图特点：发作的频率常在 140～200 次/分钟，P’波的形态有别于窦性 P 波，折返环和自律性的起源点决定了 P’波的形态，单一起源的房速，发作时 P’波的形态保持不变，而多个起源点的房速，发作时 p’波至少有 3 种不同的形态，称为多源房速。由于房室结并不参与房速的形成，所以发作时可伴有房室传导阻滞。自律性房速可见频率逐渐增加的温醒现象。

4）室性心动过速：简称为室速。心电图特点：①QRS 波宽大畸形，时间＞0.12 秒，同时有相应的 ST 段和 T 波的变化；②节律规则或不规则；③房室分离现象是诊断室速可靠的依据，通常房速的频率低于室速的频率；④室性融合波和心室夺获，常发生在频率较慢的室速中，在频率较快的室速中并不常见，但一旦发现，是诊断室速最特征性的依据。

（4）非阵发性房性心动过速：非阵发性房性心动过速按异位起搏点的部位，可分为房性、交接性和室性，其中最常见的是交接性非阵发性心动过速。

1）非阵发性房性心动过速：心电图特点是：频率 75～100 次/分钟，P’形态与窦性 P 波不同。

2）非阵发性交接性心动过速：心电图特点是：频率 70～100 次/分钟，P’可在 QRS 波前、中和后。可见房室分离现象。

3）非阵发性室性心动过速：心电图特点是：频率 55～110 次/分钟，节律规则，QRS 波宽大畸形。常可见心室夺获和心室融合波。

（5）扑动和颤动：扑动和颤动可以发生在心房和心室。扑动和颤动的区别是频率较低，节律较规则，但在某些时候，两者无严格区别。

1）心房扑动和颤动：常简称为房扑和房颤。两者在心电图上的共同点是P波消失。

房扑：是常见的心律失常，但较房颤少见。心电图特点：①P波消失，代之以F波。②F波的特点是锯齿状、节律规则、形态相同、大小相等，频率为250～350次/分钟，平均在300次/分钟。F波与F波之间无等电线。③QRS波和F波有固定的关系。偶尔房室结能将冲动以1∶1比例下传至心室，但常见的是伴有不同程度的房室传导阻滞，按2∶1、3∶1或4∶1传导。等比传导时，R-R间期规则，不等比传导时，R-R间期不规则。QRS波一般正常，但也伴有心室内差异传导。

房颤：是常见的心律失常。心电图特点：①正常的窦性P波消失，代之以快速而不规则的f波；②f波的特点是节律不规则，形态和大小均不相等，频率为350～600次/分钟；③R-R间期绝对不规则，QRS波一般正常，但也可见心室内差异传导。

2）心室扑动和心室颤动：心室扑动和颤动常简称为室扑和室颤，是危及生命的心律失常，常为临终前的表现。

室扑：心电图特点：无法将QRS波与ST段和T波区分，代之以相对规则而且较大的正弦波，频率常在180～250次/分钟。

室颤：心电图特点：QRS波和T波完全消失，代之以细小而不规则的波，频率在150～500次/分钟。

（6）传导阻滞：心脏传导系统的任何部分都可发生传导阻滞，按发生部位可分为窦房、房内、房室和室内传导阻滞。按阻滞程度可分为Ⅰ度、Ⅱ度和Ⅲ度。Ⅰ度传导阻滞定义是传导的延缓，无传导阻断；Ⅱ度的定义是部分传导阻断，Ⅲ度的定义是完全传导阻断。按演变过程可分为永久性、一过性、交替性和渐进性。

1）窦房传导阻滞：来自窦房结的冲动延迟或不能到达心房，即为窦房传导阻滞。理论上讲，窦房传导阻滞有三度之分。但由于常规心电图无法记录到窦房结的电活动，因此常规心电图无法确认Ⅰ度窦房传导阻滞。同样由于常规心电图上无法记录到窦房结的电活动，因此Ⅲ度窦房传导阻滞难以与窦性静止相鉴别。在常规心电图上能诊断的只有Ⅱ度窦房传导阻滞。Ⅱ度窦房传导阻滞在心电图上存在两种表现：

莫氏Ⅰ型：窦房结冲动传到心房的时间逐一延长，直至冲动不能到达心房，在心电图上表现为P-P间期逐一缩短，直至出现一长P-P间期，长P-P间期的长度短于其前P-P间期的两倍。

莫氏Ⅱ型：在规则的窦性心律中突然脱落一次或一次以上P-QRS-T波群，形成一长P-P间期，长P-P间期是原P-P间期的倍数。

2）房室传导阻滞：房室传导阻滞是指冲动自心房，经房室交接处，至心室的传导过程中，冲动在房室交接处发生的传导延迟或阻断。按阻滞程度，房室传导阻滞可分为一度、二度和三度；运用希氏束电图对阻滞部位做定位诊断，可分为房室结、希氏束和希氏束远端，三类传导阻滞可发生在上述任何一部位。

一度房室传导阻滞：心电图特点为：P－R间期延长。P－R间期随年龄和心率变化而变化。在成人，心率在60～100次/分钟时，P－R间期>0.20秒即为一度房室传导阻滞。

二度房室传导阻滞：通常再分为两型，即莫氏Ⅰ型和莫氏Ⅱ型。①莫氏Ⅰ型：莫氏Ⅰ型是二度房室传导阻滞的常见类型。心电图特点：来自心房的冲动在房室交接处的传导逐一延迟，在心电图上表现为P－R间期逐一延长，直至P波后脱落一QRS波，呈现周期性变化。在这一周期中，通常脱落后第一P－R间期最短，脱落前的P－R间期最长。②莫氏Ⅱ型：较莫氏Ⅰ型少见。心电图特点：QRS波周期性脱落，可按4∶1、3∶1或2∶1的比例脱落。P－R间期固定，也即P波与QRS波有衡定的关系，这是与三度房室传导阻滞的鉴别要点。

有时在心电图上很难区分莫氏Ⅰ型和莫Ⅱ型房室传导阻滞，如按2∶1传导时，此时嘱患者轻微活动可有助于鉴别诊断，活动后，莫氏Ⅰ型者常可改变为2∶1传导，而莫氏Ⅱ型者则相反。

三度房室传导阻滞：是一严重的心律失常。在这类房室传导阻滞中，来自心房的冲动完全不能下传至心室，结果是心房和心室电活动完全分离。心电图特点：P－P间期和R－R间期有各自的节律和频率，P波与QRS波无关，通常P－P间期短于R－R间期，即房率快于室率。

由于来自心房的冲动完全被阻断在交接处，阻滞部位以下的潜在起搏点发放冲动激动心室，形成逸搏心律。若心室起搏点位于希氏束分叉以上，即交接处逸搏，QRS波正常，频率为40～60次/分钟；若心室起搏点位于希氏束分叉以下，即为室性逸搏，QRS波宽大畸形，频率为30～40次/分钟，或频率更低。

3）房内传导阻滞：心电图特点：P波增宽>0.11秒，双峰，切迹>0.04秒，应于左房肥大相鉴别。

4）心室内传导阻滞：心室内传导阻滞是指发生在希氏束以下传导系统的传导阻滞。心室内传导系统主要由3大分支，即右束支、左前分支和左后分支。传导阻滞可分为单束支传导阻滞、双分支传导阻滞和3分支传导阻滞，这取决于传导系统病变的范围。

右束支传导阻滞：心电图特点：QRS波时间延长，≥0.12秒；V_1和V_2导联呈rsR’形，R’波粗钝；Ⅰ、V_5和V_6导联呈qRS形，S波增宽。若QRS波的时间<0.12秒，称为不完全性右束支传导阻滞。

左前分支传导阻滞：心电图特点：电轴明显左偏，－45°～－90°；Ⅰ和aVL导联呈qR形，RavL>RI；Ⅱ，Ⅲ和avF导联的S波加深，呈rS形，SⅢ>SⅡ；QRS波无明显增宽。

左后分支传导阻滞：心电图特点：电轴明显右偏，＋90°～＋120°；Ⅰ和aVL导联呈rS形；Ⅱ、Ⅲ和aVF导联呈qR形；QRS波时间正常或稍增宽。

左束支传导阻滞：心电图特点：QRS波时间延长，≥0.12秒；V_5和V_6导联呈宽大粗钝的单向R波，q波消失，ST段压低，T波倒置；V_1和V_2导联呈宽大的QS形或rS形，ST段抬高，T波直立。若QRS波时间<0.12秒，称为不完全性左束支传导阻滞。

双分支传导阻滞：是潜在的严重心律失常。常见的类型有右束支传导阻滞合并有左前分支传导阻滞或合并有左后分支传导阻滞。

三分支传导阻滞：三分支传导阻滞是潜在的严重心律失常。常见的类型包括：①完全性房室传导阻滞伴QRS波增宽；②右束支传导阻滞伴有交替性左前分支和左后分支传导阻滞；③右束支传导阻滞合并有左前或左后分支传导阻滞，同时有Ⅰ度或Ⅱ度房室传导阻滞；④交替性左右束支传导阻滞。

（7）预激综合征：在正常的房室传导通道外，存在附加传导束（房室旁道）。旁道的特点是传导速度快，心房激动经旁道提前激动部分心室肌，因此预激综合征的心电图特点是P-R间期缩短。预激综合征有两大类型，即WPW综合征和LGL综合征。

1）WPW综合征（经典预激综合征）：异常房-室旁道是WPW综合征的解剖生理基础，以往称之为“Kent”束。具有3大心电图特点：①P-R间期缩短；②QRS波增宽；③QRS波前有δ波。

2）LGL综合征（短P-R综合征）：以往的观点是James束是LGL综合征的解剖生理基础，属于结内的旁道。目前对其解剖生理基础尚有不同的观点。具有两大心电图特点：①P-R间期缩短；②QRS波正常。

3）变异型预激综合征：以往的观点是Mahaim束是变异型预激综合征的解剖生理基础。目前的观点是解剖生理基础是慢传导特性的房-束旁道和结-束旁道。具有3大心电图特点：①P-R间期正常或延长；②QRS波增宽；③QRS波前有δ波。

旁道存在的意义之一是参与折返性心动过速的形成。另一意义是将心室以上的快速型心律失常传导至心室，如房颤时，旁道的传导性能使心室率极快，易导致室颤。

4. 电解质紊乱与心电图　由电解质紊乱引起的心电图异常，常见的是血钾浓度的改变。

（1）血钾过低：主要的改变是U波明显，U波与T波融合，Q-T或Q-U间期延长。严重的低钾血症可以诱发严重的室性心律失常，甚至是室颤。

（2）血钾过高：血钾轻度增高，心电图改变是T波增高。根据血钾增高的程度，分别可出现：①P波增宽，振幅降低，甚至P波消失，形成窦室传导；②QRS波增宽，形成心室内传导阻滞；③窦性心律消失，由交接性或室性逸搏心律来代替，或全心停顿。

（三）动态心电图

患者出现心前区不适或疼痛等症状时都应做心电图检查，但常规心电图只能记录静息状态短暂，仅数十次心动周期的波形，因此偶发期前收缩等一过性心律失常往往难以“抓住”，而动态心电图于24小时内可连续记录多达10万次左右的心电信号。该技术于1947年由Holter首先运用于临床研究，所以又称Holter心电图。它是一种可以长时间连续记录并编集分析心脏在活动和安静状态下心电图变化的方法，可提高对非持续性异位心律，尤其是一过性心律失常及短暂的心肌缺血发作的检出率，因此扩大了心电图临床运用的范围，并且出现时间可与患者的活动与症状相对应。

动态心电图检查将24小时心电图记录下来，然后将记录的信息回放于特定设计电脑软件中，在电脑屏幕上观察分析判断。检查范围有：①各种心律失常和心肌缺血的定性、定量诊断；②能捕捉到早期（发作时间短，间隔时间长）冠心病、心绞痛的异常心电图变化；③对药物治疗评价并监测药物对心肌毒性反应；④晕厥、眩晕的病因鉴别诊断；⑤对埋藏式起搏器功能状态的鉴别；⑥日常活动心律与心率反应及其他。

做动态心电图检查注意事项：①检查不影响受检者日常生活、工作，不要有恐惧感；②一定注意胸前电极片和记录盒不能沾水，小心不要碰撞和随便按记录盒上的开关，不要拉扯导联线，不要去有磁场的地方，睡觉前检查记录盒导联线的位置，最好固定在胸前；③检查结果仅作参考，和其他检查方法一样，动态心电图也不是万能的，因为它仅是在检查的24小时内体表记录心脏的电活动，心律失常发作有偶然性，动态心电图正常不一定都能排除心律失常。另外，左、右心室增大时，由于相反方向的两股电流可以相互抵消，这时记录到的心电图反而可能是“正常”的。所以，心电图是帮助医生诊断疾病的一种行之有效的辅助手段，其结果还应结合临床症状及其他检查综合分析，才能最后得出明确的诊断。

三、心脏影像学检查

（一）心血管放射学检查

X线检查也占有很重要的地位。X线检查可发现心脏是否增大，如用心导管进行造影则精确性更高。心脏的X线检查包括以下几种方法：①透视：心脏透视简单而经济，可大致地观察心脏是否普遍性扩大或局限性扩大，观察大血管和心脏搏动情况；②心脏X光片：分正位（或后前位）、左或右前斜位。主要用于观察心脏各房室大小，主动脉情况；③记波摄影：可观察心脏和大血管的搏动，对心脏和大血管病变诊断有帮助；④放大摄影：将受检部位影像放大；⑤体层摄影：可清楚地观察肺门的血管结构，显示心脏或大血管是否有钙化的阴影；造影检查：通过导管将造影剂（不容易透X光的物质，如碘油）注入，显示解剖结构和循环功能，用来解决复杂和疑难心血管疾病的诊断。按导管插入和造影剂注入部位，分为静脉心血管造影、右心室造影、左心室造影、胸主动脉造影、腹主动脉造影及冠状动脉造影等。

本节主要介绍临床最常用的透视与摄片两种检查。

1. 透视　X线透视是利用荧光屏显影的方法。透视时将被检查的部位置于X线球管与荧光屏之间，通过X线透视显影心脏，从而了解心脏大血管的解剖形态和病理改变，并且可以了解心脏大血管的波动情况。该方法有以下优点：①简便、经济；②可以随意转动患者体位，从各个角度来了解心脏大血管的外形、大小改变及搏动情况，从搏动方式、搏动幅度、节律快慢等找出病理性改变的细节；③透视可利用胸廓、横膈等的呼吸运动来纠正摄片时呼吸不当造成心脏位置不正引起的形态失真；④改变体位，利用重力影响，鉴别心包积液与扩张性心肌病心脏外形的不同。该方法也存在以下缺点：①影像清晰度较差；②时间短，无法作长时间分析；③不能留下客观记录来复查对照；④检查结果受检查者个人经验影响较大。

2. 心脏X线摄片　X线摄片记录了心脏的影像，可以为讨论、研究、比较患者的病情提供直接、客观的证据。另外，摄片采取不同的体位，可以更好地观察各个心房、心室的病理性改变，为准确诊断疾病提供更加可靠、特异性强的证据。现在最常采用的体位是后前位、左侧位、左前斜位及右前斜位。

后前位：心脏的正位像，又称心脏远达片。患者直立，面向胶片，X线由患者背后投射。为了减少心影放大，采用远距离摄片，球管到胶片距离为200cm。一般应在平静吸气后屏气拍摄，应避免深吸气（肥胖体型或横膈高位者例外）或呼气状态下拍摄。

患者可能不自觉地形成Valsalva氏效果，减少回心血流，心影缩小；后者使得心脏趋于横位，肺野透明度减低不利于肺部血管纹理的分析。曝光时间宜短，一般在0.1s左右使得心影轮廓清晰，成像不受心搏影响。

左侧位：对观察心、胸的前后径，胸廓畸形，主动脉瘤与纵隔肿瘤的鉴别定位是较适宜的体位。吞钡剂可显示食管左心房段的压迹，较右前斜体位更易于发现左心房压迹，常以左侧体位来代替右前斜体位。

右前斜位：患者右前胸贴近胶片，旋转45°左右，主要观察右室漏斗部的形象及左心房大小，需要吞钡剂来显示食管。

左前斜位：患者左前胸部贴近胶片，旋转60°～70°，此位置可显示各房室及主动脉升、弓及降部的全貌，主要用于观察右心房、右心室、左心室及主动脉的形态。

（二）超声心动图

1. 常规超声心动图　包括M型超声心动图、二维超声心动图、频谱多普勒超声心动图和彩色多普勒血流显像图四类。

（1）M型超声心动图：是最早应用的心脏超声检查技术，目前仍有重要价值。M型超声主要观察取样线（声束）所通过的一条线上的心脏结构，而对心脏各结构的空间方位及周邻关系的认识判断较为困难。

（2）二维超声心动图：是心脏超声诊断技术最重要的组成部分。检查时将探头置于胸骨旁、心尖、剑突下或胸骨上凹，采用相控阵或机械扇扫系统对心脏某一薄层进行快速扫描，然后将从多条声束线上返回的大量回声信号进行重构处理，按其空间位置排列成扇形的实时动态二维（平面）图像。

（3）频谱多普勒超声心动图：频谱多普勒有脉冲波和连续波两种，它利用多普勒效应，即声源（超声探头）与目标（心脏和血管内流动着的红细胞）之间相对运动可导致声波频率发生改变的现象，测定心脏大血管内血流的部位、方向、速度、时相、持续时间和其他特征。

（4）彩色多普勒血流显像图：采用二维脉冲波多普勒技术，它在二维显像的每一条扫描线上，用脉冲波多普勒进行多门选通，从而记录到大量血流信息。CDFI主要用于：①快速检出异常血流；②动态观察异常血流；③定性或半定量估计瓣膜反流或狭窄的程度；④检查先天性心脏病；⑤评价血流变化与心动周期的关系；⑥指导脉冲波式和连续波式多普勒检查时的血流部位取样，从而缩短多普勒检查所需时间；⑦指导频谱多普勒检查血流时的角度校正。

2. 经食管超声心动图　采用类似胃镜检查的技术插入超声探头，经食管及胃底部观察心脏的结构和血流。这一技术采用高频超声探头，且避开了胸壁组织（如胸骨、肋骨）和肺部气体的影响，故在绝大多数患者中能够获得心脏和大血管的清晰图像。

适用于：①常规经胸壁超声检查显像困难时，如肥胖、肺气肿、胸廓畸形或近期胸部手术后的患者；②经胸壁超声检查难以显示的部位，如左心耳、上腔静脉、左右肺静脉及胸主动脉；③经胸壁超声检查所获信息可能有限的病种，如急性主动脉夹层、人工瓣膜功能不全、感染性心内膜炎、房间隔病变、肺静脉异常、复杂先天性心脏病、左房血栓或肿瘤等；④手术过程中监测心功能，心脏手术的术前、术中及术后即时诊断和评价等。但是，经食管检查有一定的危险性，会给患者带来明显的不舒适感，因此只有在临床确实需要的情况下才考虑采用。

（三）心脏 CT 检查

心脏 CT 是一种用于显示心脏结构和评估心脏功能的检查方法。近年来，由于心血管影像技术及其应用的进展和心血管病治疗方法的不断涌现，心血管成像的临床应用逐年增多。同时，随着新型对比剂、分子放射性核素显像、灌注超声心动图、冠状动脉及其钙化积分定量 CT 及心肌结构和心肌存活 MRI 领域的创新，医用无创诊断设备已广泛应用于临床。

冠状动脉 CT 血管造影（CCTA）是目前评估冠状动脉狭窄及其程度的最有效的无创性方法。它的应用能使很大一部分患者避免有创性冠状动脉造影的风险，同时降低了检查费用。其阴性预测值高，因此 CCTA 检查无异常者，基本可除外冠心病。但 CCTA 仍存在局限性，如果主动脉钙化、运动伪影等因素影响较大，尤其在冠状动脉管壁钙化时，CCTA 无法对相应部位冠状动脉管腔狭窄程度进行准确评价，其阳性预测值不理想，对于阳性患者，必要时仍需实施冠状动脉造影以明确诊断。此外，由于 CCTA 仍具有较大的辐射剂量，故不能在人群普查中实施。现有的 CT 扫描设备时间分辨率较低，基本上无法在一个心动周期内完成覆盖全心的扫描，因此要获得良好的 CCTA 图像，理想的条件是患者心率慢、心律齐，能配合屏气。检查前大部分患者需要给予 β 受体阻滞药以获得理想的心率和心律。舌下含服硝酸甘油可在成像时增加冠状动脉管径。屏气练习可增加患者依从性，减少运动伪影。

（四）心脏磁共振检查（MRI）

就心脏大血管疾患来说，MRI 具有很多优点：①由于血流的低信号或无信号，所以心内血液和心脏结构之间形成良好对比；②由于 MRI 对软组织分辨率高，可清晰地分辨心肌、心内膜、心包和心包外脂肪垫；③用心电门控可动态观察处于心动周期不同时相的心肌状态；④无损伤，不需造影剂，检查非常安全；⑤可获得任意角度断层图像，无须改变患者体位。因此，MRI 可观察心脏的解剖、生理和组织特性。心脏磁共振电影与磁共振血管成像（MRA）在临床上的应用，已能对心脏大血管的运动状态进行观察，对心脏功能作出定量分析。超快速 MRI 技术如平面回波成像（EPI）的应用和进展，更为心功能和心肌灌注功能的快速准确判断提供了可能。

1. 常用 MRI 技术

（1）自旋回波技术（SE）：应用血液流空效应，心脏大血管腔内快速流动血液出现无信号区，同管壁形成鲜明对比，称“黑血”技术。在舒张期由于血流变慢，腔内可以出现缓流信号，缓流信号的出现主要取决于流入效应和自旋相位两种情况，而且与血流的速度、方向，是否存在漏流、磁场强度大小、血细胞比容等有关。

（2）电影磁共振成像（cine MRI）技术：采用梯度回波技术，应用较小的偏转角和重复时间（TR），因而成像时间较 SE 明显减少。由于反复的部分饱和效应导致心脏大血管壁等静态组织信号减低，因血流反复的流入效应而呈高信号，因此也称为“白血”技术。

（3）磁共振血管成像（MRA）技术：分为时间飞逝（TOF）和相位对比法（PC）两种，前者是利用流动相关增强效应，后者是利用血液流动引起的相位偏移来区分静态组织和流动血液，两种方法均可有二维和三维显示模式。

（4）心肌组织标记技术：通过跟踪其运动和变形客观评价心脏收缩和舒张时的室壁运动异常；还可客观显示局部心肌机械动力学有无畸形；可鉴别血栓和缓流血液；可观察药物治疗对局部心肌功能的影响。

（5）心肌灌注 MR 功能成像：目前心肌灌注 MR 功能成像主要采用造影剂团注首次通过法。

（6）冠状动脉 MRA：可检测冠状动脉狭窄段。

2. 常见疾病的 MRI 或 MRA 表现

（1）先天性心脏疾患

1）房间隔缺损：房缺 MRI 检查技术包括常规 SE 序列和 cine MRI。MRI 主要表现为房间隔连续性中断，同时可显示右房、右室的增大。MRI 轴面扫描显示房间隔不连续，因此能做出房间隔缺损的定位诊断。Cine MRI 亦可明确诊断，在拟诊房缺的层面，行 cine MRI，以横断位尤佳，可显示血流分流情况，表现为收缩期心房内高信号，血池内见低信号血流束，而舒张期见缺损处为高信号连接于左右心房。

2）室间隔缺损：根据缺损部位通常分为：①流入隔 VSD；②小梁隔 VSD；③流出隔 VSD；④膜部 VSD。约占 VSD 的 80%。采用垂直于室间隔的左室长轴像及四腔位显示 VSD 较准确。在 cine MRI 上缺损边缘区见低信号影，缺损区中央仍呈高信号。

（2）后天性心脏病

1）二尖瓣狭窄：SE 序列上可见左心房增大，左心房内血流缓慢、淤滞，呈高信号，左心室不大，右心室不同程度增大。以 cine MRI 左室流入道长轴切面两腔位显示最佳，可显示二尖瓣口狭窄的形态和严重程度，左心房舒张期血流经狭窄的瓣口喷入左心室，血流呈条状低信号，同时二尖瓣呈圆顶状凸出。

2）冠心病：MRI 对冠心病的评估价值为：①明确心肌梗死的部位和范围；②证实心肌梗死的并发症；③显示急慢性心肌梗死的特征表现；④了解病变区心肌功能和灌注情况。心肌缺血在常规 SET1WI 和 T2WI 通常无异常发现。快速动态增强 MRI 显示缺血心肌信号增高不明显，而正常心肌显著强化。此外，可显示缺血区室壁节段运动异常。心肌梗死后，急性期，T2WI 上呈显著高信号，注射 Gd-DTPA 后，造影剂在梗死心肌内积聚，排泄延迟，T1WI 上呈高信号，可持续 20 分钟左右。另外 MRI 尚可显示心肌的形态和功能异常变化。较常见的并发症为室壁瘤，其发生率为 12%～15%。MRI 上表现为心室肌壁显著变薄，并局限性向外膨出，心肌收缩与舒张运动呈反向运动或无运动。在 cine MRI 上附壁血栓呈低信号，缓慢血流呈高信号。MRA 可显示左右冠状动脉及其主要属支的管腔大小及是否存在狭窄。

3）心包病变：心包积液在 T1WI 和 T2WI 上均可见液体信号影环绕心脏，T1WI 上为低信号，而 T2WI 上为高信号。缩窄性心包炎，心包不规则增厚，一般认为心包增厚超过 4mm 方可确诊。同时 MRI 可显示下腔静脉增粗、心脏变形缩小及心脏功能严重损伤的表现。

4）心脏肿瘤：原发性心脏肿瘤十分罕见，原发性肿瘤中以良性居多，且约半数以上来源于心内膜，其中以黏液瘤最常见。黏液瘤多为窄基底，以蒂附着于房间隔。在 SET1WI 上，与心肌相比，肿瘤呈不均匀等信号或高信号。典型者于 T2WI 上呈高信号。当肿瘤内继发出血等病理改变时，信号将随之改变而趋于复杂。注射 Gd-DTPA 增强后 SET1WI 显示黏液瘤不均匀强化或均匀强化。

（3）大血管疾患

1）真性主动脉瘤：是主动脉管腔的局部异常扩张膨大，动脉瘤壁包括血管壁的内、中和外三层结构。胸主动脉局部管腔直径超过 4cm，腹主动脉局部管腔超过 3cm；或与邻近正常主动脉管径比较，管径超过正常 1/3 者，均可诊断为主动脉瘤。MRI 可清晰显示动脉瘤管腔的内径、动脉瘤的长度，以及对属支的影响；SE 序列上，陈旧性附壁血栓于 T2WI 和 cine MRI 上为低信号，而慢血流为高信号。

2）主动脉夹层：①内膜片的显示具有诊断价值。以横断位为基本扫描平面。在 SE 序列上，内膜片显示为低信号流空的主动脉管腔内见一线样或弧线形中等信号结构。在 cine MRI 上则为高信号主动脉腔内的低信号线形影。②真假腔的显示同样重要，一般而言，在 SE 序列上真腔为流空低信号，假腔为慢流血液而呈稍高信号。在 cine MRI 上，真腔为高信号，而假腔信号略低。Cine MRI 能较好地显示内膜破口及再破口。此外，MRI 可清晰显示主动脉夹层的范围及其累及属支的情况。

四、心导管检查术和心血管造影术

近年来，对部分先天性心脏病的诊断，如常见的室间隔缺损、房间隔缺、动脉导管未闭等，利用超声心动图检查已取代了心导管检查术和心血管造影术。但在诊断某些先天性心脏病或复杂性先天性心脏病时，要求医生的诊断更为精确，以便为外科手术提供依据，此时必须做心导管检查和心脏及大血管造影检查。另外，对于肺血管疾病，如肺动脉高压、肺动脉栓塞等，同样需要进行心导管检查。而对于外周血管疾病，如主动脉夹层、动脉瘤、颈动脉狭窄、肾动脉狭窄、上肢和下肢血管闭塞等疾病，大血管造影检查已经成为诊断和治疗的主要手段。

1. 心导管检查　心导管检查分为右心及左心导管检查两种。右心导管检查术是经皮穿刺股静脉后，将心导管经下腔静脉送至右心房、右心室及肺动脉。左心导管检查术则是经皮穿刺股动脉，导管经降主动脉逆行至左心室。心导管检查术的作用在于，右心导管检查能了解右侧心脏、血管有无异常通道及其压力等心脏血流动力学改变但不能直接反映左心病变。同样左心导管检查术主要了解左心房、左心室及主动脉压力等病理生理改变情况。心导管检查有助于明确先天性心脏病的诊断，并能准确提供血流动力学资料。对病情严重而复杂的小儿先天性心脏病患者，需进行有创伤性的心导管检查，才能做出精确的诊断，进而决定手术根治的策略，使患儿重新获得健康。

对于肺血管疾病，右心导管检查可以准确测定肺动脉压，并指导肺动脉高压的病因诊断。如果通过常规无创检查未发现引起肺动脉高压的原发疾病及相关的线索，并且右心导管检查发现肺毛细血管嵌压＜20mmHg，即可作出特发性肺动脉高压（PAH）的诊断。进而，根据静息状态下平均肺动脉压（MPAP）水平可分为轻度肺动脉高压（26～35mmHg）、中度肺动脉高压（36～45mmHg）和重度肺动脉高压（＞45mmHg）。

现在，通过心导管检查还可进行心内膜心肌活体组织检查，安装心脏临时或永久性起搏器等，并开展了某些先天性心脏病的介入疗法，为众多心脏疾病的诊断及治疗开辟了新途径。

2. 心脏和大血管造影　此项检查是借助于心导管（一般在心导管检查后再换造影导管）将造影剂直接快速注入选定的心脏某一部位或大血管，同时进行电影摄片，可清楚显示心脏房室、大血管、瓣膜及心脏内部结构有无异常，心脏与大血管间是否有异常通道；还可反映心脏的功能状态等。

对于外周血管疾病，特别是主动脉夹层、动脉瘤、颈动脉狭窄、肾动脉狭窄等，大血管造影检查不仅可以完成明确诊断，更重要的是可以同时进行介入治疗，这种手术已经成为以上这些疾病的主要治疗手段，使众多患者避免了外科手术的巨大创伤和风险而得以尽早恢复健康。

3. 冠状动脉血管造影检查　冠状动脉血管造影是将特殊的导管经大腿处股动脉

或上肢桡动脉处穿刺后插至冠状动脉开口，选择性地将造影剂注入冠状动脉，记录显影过程，用以判断冠状动脉有无病变。其在局麻下进行，而血管及心脏内均无感觉神经，患者只在局麻时感到轻微疼痛，其余过程无明显不适。术后需平卧18～24小时，某些患者可能会感觉腰背酸痛不适，起床活动后症状即可消失。任何手术均有发生并发症的可能，因此术前要求患者履行签字手续。

支架手术往往是在冠状动脉血管造影后进行，如果病变部位和狭窄程度达到放支架指征就可以马上植入，术后4小时拔除动脉鞘管，其后和冠状动脉血管造影相同。

冠状动脉血管造影术是经外周动脉穿刺，插入动脉鞘管，并送入造影导管前端至左、右冠状动脉开口处，适量注入造影剂，经多体位投照，准确了解冠状动脉病变的部位、狭窄程度和远段的冠状动脉血流通畅情况，并测定左心室功能，是诊断冠心病的“金标准”。

第三节　四诊合参

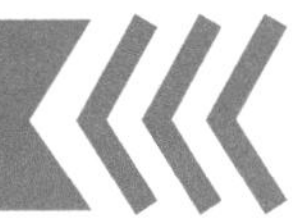

中医学在几千年来的临床实践中积累了丰富的诊病方法，可以归纳为望、闻、问、切四大方面。通过四诊获得症与征，问而得者谓之症，望闻切而得谓之征，辨证应当症、征合参，结合三因辨证（因人、因地、因时）方可贴切，取得较好的临床疗效。下面就有关望、闻、问、切四诊及辨证方法在心血管疾病临床中的应用做简要介绍。

一、望诊

望诊是医生运用视觉，对患者全身和局部的一切情况及排泄物等进行有目的的观察，以了解疾病状况。中医学的长期临床实践证明：人体外部和五脏六腑有着密切的关系，特别是面部、舌部和脏腑的关系更为密切。因此通过对外部的观察，可以了解整体的病变，诚如《灵枢·本脏》所说：“视其外应，以知其内脏，则知所病矣。”

望诊的主要内容是观察人体的神、色、形、态，以推断体内的生理病理变化。

（一）望神态

神是人体生命活动的总称。它通过机体生命活动而体现，形健则神旺，形衰则神惫，形神合一。神来源于先天之精，又靠后天水谷之精气的滋养。故精能生神，神能御精，精足则形健，形健则神旺；反之，精衰则体弱，体弱则神疲。气是生命的动力，气能养神，神能御气。精、气、神为人生三宝，精充、气足、神旺是健康的保证，而精亏、气虚、神耗是衰老的原因。望神可以了解精气的盈亏、五脏之盛衰。

1. 得神　两眼灵活，语言清晰，面色荣润，表情自然，表示心的精气充足，或虽有心痛而正气未伤，预后良好。

2. 神疲　两目少神，精神萎靡，倦怠乏力，表示心气已伤，常为心痛病重或为心阳欲脱的先兆。

3. 无神　面色晦暗，目无光彩，表情衰败，属心阳暴脱的危证。

4. 神志异常　心痛发作时常见表情痛苦，烦躁不安。若精神萎靡，心烦意乱，难以自控，常为病情加重。应注意转为真心痛的可能。

5. 假神　假神是垂危患者出现精神暂时好转的假象，是临终前的预兆。古人比喻做“回光返照”，是阴阳即将离绝的危候。

望神的重点在于目光、表情和动态。眼睛是心灵之窗，首先注意观察患者的目光神态，再观其面色、体态、言谈举止，面部表情是否奕奕有神、盎然外见；同时，结合闻其声息是否平稳，切其脉象是否从容和缓，从而预测其五脏的盛衰，以决预后的吉凶。

（二）望面色

望面色，是医生观察患者面部颜色与光泽。颜色是指色调变化，光泽是指明度变化。古人把颜色分为五种，即青、赤、黄、白、黑，称为五色诊。《四诊抉微》说：“夫气由脏发，色随气华。”《灵枢·邪气脏腑病形》说：“十二经脉，三百六十五络，其血气皆上于面而走空（孔）窍。”说明面色与内脏具有内在联系，色泽是脏腑气血之外荣。望面色可测五脏气血盛衰及其疾病的轻重顺逆。

1. 面部常色　常色指人在正常生理状态时面部的色泽。我国正常人面色应是红黄隐隐，明润含蓄。表示人体精神气血津液的充盈与脏腑功能的正常。这就是有胃气、有神气的常色。

（1）主色：人群中，每人的面色是不一致的，属于个体特征，其面色、肤色一生不变者，即为主色。《医宗金鉴·四诊心法要诀》说：“五脏之色，随五行之人而见百岁不变，故为主色也。”按五行理论，木行之人青，土行之人黄，火行之人赤，金行之人白，水行之人黑，这是禀赋独胜的缘故。

（2）客色：人与自然是相应的，由于生活条件的变动，人的面色、肤色也相应变化就叫作客色。按五行理论，春应稍青，夏应稍红，长夏应黄，秋应稍白，冬应稍黑，四季皆黄。这些变化不十分明显，要细心观察，才能发现和领会。

主色和客色都是生理正常的现象。

2. 面部病色　病色是指人体在疾病状态时的面部色泽，凡异于常色的色泽都属病色。病色的出现，不论何色，或灰黯枯槁，或鲜明暴露，或虽明润含蓄，但不应时应位，或某色独见，皆为病色。

（1）赤色：主热证，多为痰火或瘀热犯心，若心阴或肝肾阴虚火旺，多见午后两颧潮红。

（2）黄色：主虚证、湿证。黄色乃脾虚湿蕴之征象，脾失健运，则水湿内停，气血不充，故面色发黄。

（3）白色：主虚证、寒证，多为心气不足或寒凝血脉。若突然面色苍白，冷汗淋漓，为心阳暴脱引发真心痛。

（4）青紫色：主寒证、痛证，多为寒凝血瘀，不通则痛。如心阳不振，血运不畅，心血瘀阻，剧烈心痛，则可见面色青灰，重则口唇青紫。

（5）黑色：主虚证、寒证、痛证，多为心阳不振的重证或兼脾肾阳虚的心痛日久。

（三）望形态

1. 常见特征性病态

（1）颈静脉怒张：取 30°～45°的半卧位，颈静脉充盈度超过锁骨上缘至下颌角距离的下 2/3 以上者称颈静脉怒张，见于右心力衰竭、缩窄性心包炎、心包积液等心血管疾病。

（2）颈动脉搏动：在安静状态下出现颈动脉的明显搏动，多见于主动脉瓣关闭不全、高血压等心血管疾病。

（3）心前区隆起：系指胸骨下段和胸骨左缘第 3～5 肋骨及肋间隙的局部隆起，多见于伴右室肥大的先天性心脏病，如法洛四联症、肺动脉瓣狭窄，以及儿童期起病的风湿性心瓣膜病，如二尖瓣狭窄。此外，大量心包积液可有心前区饱满。

（4）心尖搏动的移位：临床多见于心脏增大时，如左室肥大时，心尖向左向下移位，心尖搏动常位于第 6 肋间左锁骨中线外侧；右室肥大时，心尖搏动只向左移位而不向下移，有时心尖可上翘，心尖搏动常位于第 4 或第 5 肋间左锁骨中线外；单纯先天性右位心时，心尖搏动可位于右第 5 肋间右锁骨中线内侧。

（5）心尖搏动增强和范围扩大，病理情况下见于各种原因导致的左室肥大；心尖搏动减弱和范围缩小，病理情况下见于心肌炎、扩张型或限制型心肌病、心包积液、缩窄性心包炎等，心尖搏动可减弱甚至消失。

（6）心脏其他部位的异常搏动：右室肥大时，在胸骨体下段及左 3、4 肋间可见收缩期强有力的抬举性搏动；前间壁心肌梗死并室壁瘤形成时，心尖区内上方或心尖区与胸骨左缘之间有持久性收缩期异常搏动，可与心尖区正常搏动构成双重搏动；肺气肿并右室肥大者可见剑突下或上腹部搏动；胸骨右缘第 2 肋间或胸骨上窝有收缩期搏动或隆起，常提示有升主动脉或主动脉弓动脉瘤。

2. 望诊意态，辨虚实寒热　患者畏缩多衣，必是恶寒，非表寒即里寒；常欲揭衣被，则知其恶热，非表热即里热；阳证多欲得凉，欲得见人；阴证则欲得温，欲闭户独处，恶闻人声。坐而喜伏，多为心肺气虚；但坐不能平卧，平卧则胸憋气逆，多为心气虚损，饮瘀壅肺；神疲喜卧，多为气血俱虚；卧而喜向外，身轻能自转侧，多为阳证、热证、实证；卧而喜向里，身重不能转侧，多为阴证、寒证、虚证；若重病至此，多是气血衰败已极，预后不良。蜷卧成团者，多为阳虚畏寒，或有剧痛；仰面伸足而卧，则为阳证热盛而恶热。

（四）望舌

舌象是反映体内变化的标尺，舌象的变化能客观地反映正气盛衰、病邪深浅、邪气性质、病情进退，可以判断疾病转归和预后，可以指导处方遣药。①判断正气盛衰：舌质红润，为气血旺盛；舌质淡白，为气血虚衰；薄白而润是胃气旺盛；舌光无苔，为胃气衰败，或胃阴枯竭。②分辨病位深浅：薄多为疾病初期，邪入尚浅，病位在表；苔厚则为病邪入里，病位较深；舌质绛则为热入营血，病位更深，病情危重。③区别病邪性质：不同性质的邪气，在舌象上都有所反映。黄苔多主热邪，白滑苔则主寒邪；腐腻苔多是食积痰浊，黄厚腻则是湿热；舌偏歪多为风邪，舌有瘀斑瘀点则是瘀血。④推断病情进退：苔色与苔质，往往随正邪消长和病情的进退呈相应的动态变化。如舌苔由白转黄，又进一步变灰黑，说明病邪由表入里，由轻变重，由寒化热；舌苔由润转燥，多是热渐盛而津渐伤；若由厚变薄，由燥转润，往往是病邪渐退，津液复生。

1. 辨舌质

（1）淡白舌：舌色浅淡，主虚证、寒证，或气血两亏。胸痹心痛患者心气不足，心阳不振时多见。若淡白湿润而舌体胖嫩，多为阳虚寒凝，心脉痹阻。

（2）红舌：呈鲜红色，主热证。舌红苔黄厚属痰火实热，犯心阻络；舌红少苔或无苔属心阴亏损，虚火上炎。

（3）紫舌：如为淡紫或青紫湿润者，属寒凝阻心；舌有紫色瘀斑，多为血瘀心痛之证。

2. 舌体

（1）老嫩：舌坚敛苍老者，多属实证、热证，如痰火内阻；舌质胖嫩，多属虚证、寒证，如心阳不振。

（2）胖瘦：舌体胖大色淡，多因阳虚寒凝；舌体瘦薄，主气阴两虚或阴虚火旺。

（3）齿痕：舌体边缘齿痕，皆属虚证。常见于胸痹心痛患者心阳不振或兼脾肾阳虚。

（4）裂纹：舌质鲜红有裂纹者多属热盛，或阴虚内热；舌质淡白而有裂纹者多属心气不足或气阴两虚。

3. 辨舌苔

（1）厚薄：苔薄主病之在初，邪轻；苔厚，表示邪已入里，病位较深或痰浊闭塞。

（2）润燥：润示津液未伤；燥示津液已耗。

（3）剥落：舌苔有一块或数块剥落之处，多示气阴两亏之象。

（4）偏全：舌苔不满，偏布于前的病在上中焦，如心阴不足，脾胃虚弱，痰浊内壅；偏布于后的病在中下焦，如肝肾阴亏。

（5）白苔：主寒证。薄白多为心阳不振，心血亏损或寒凝气滞；厚白多见痰浊闭塞。

（6）黄苔：主热证。多见于痰瘀化热或气阴两虚。

（7）灰黑苔：灰黑而干燥，属热炽津伤阴虚火旺；灰黑而滑润，属寒凝痰浊或阳衰欲脱。

二、闻诊

闻诊的内容包括听声音和嗅气味两个方面。医生诊察患者时会听到患者的声音和嗅到患者的气味，这些声音和气味都是患者脏腑的生理活动和病理变化产生的，所以它能反映患者脏腑的生理状态和病理变异。医生用听觉诊察患者的声音、语言、呼吸、咳嗽、呃逆等各种声响。运用嗅觉诊察患者的口气、鼻气及病体分泌物、排泄物的各种气味，综合分析、判断相应脏腑的病变。

1. 发声　声高有力，音声连续，前轻后重者，多属实证、热证；声低细微，音声断续，前重后轻者，多属虚证、寒证。呻吟而扪心者多是心痛发作之症。

2. 语言　疲倦懒言多属心气不足、心阳不振之证。言语轻迟低微，欲言不能复言为“夺气”，警惕真心痛、心阳暴脱。

3. 呼吸　心痛轻者多见呼吸平稳。呼吸气粗面红为热证、实证；呼气微而慢，属虚证、寒证；呼吸气急而短，为心气不足，左心衰竭；呼吸微弱困难，气来短促，不足以息，为阳气暴脱，阴阳离决之危证。

4. 气味　气味酸腐臭秽者，多属实热证；无臭或略有腥气者，多属虚寒证。

三、问诊

问诊是医生通过询问患者或家属，以了解疾病的发生、发展、治疗经过、现在症状和其他与疾病有关的情况，并进行诊察疾病的方法。

1. 问诊的一般内容

（1）一般情况：包括患者的姓名、性别、年龄、婚否、民族职业、籍贯、现住址等。①年龄：胸痹心痛发病多在40岁以上，但也有年龄前移者。②职业：静坐少动、神情集中紧张职业易发胸痹心痛。

（2）生活史：包括患者的生活经历、饮食嗜好、劳逸起居等。①起居：久坐久卧、好逸恶劳易发胸痹心痛。过劳者也常可诱发。②饮食：嗜好肥甘、饮食过量或嗜酒者易发胸痹心痛。③情志：性格急躁、易冲动者常可七情内伤，发生本病。④寒冷外邪：居处寒冷地带，或在寒冷的冬春季节易外受寒邪诱发本病。

（3）既往病史和家族病史：包括患者既往健康状况，曾患过何种疾病，与本次发病有何因果关系；患者的直系亲属曾患过何种疾病，与患者本次发病有何关系。例如，患者父亲患高血压病，患者本次以头痛、头晕就诊，应考虑到高血压病的遗传性，患者有患高血压病的可能，提示应检测血压进行确诊。又例如，患者居住克山病高发地区，本次以心慌、气喘、体力活动则症状加重之主诉就诊，查心电图提示广泛性心肌损伤频发室性期前收缩，应考虑患克山病的可能，提示应进一步全面检查以确定诊断。

2. 问现在症状　询问患者的现在症状，是问诊的主要内容，是辨证的重要依据。询问患者最感痛苦的症状，即主诉症状。围绕主诉询问主症的部位、病痛的性状、发病的时间及伴随出现的其他症状，进而分析推测出主症的病位、性质、病程，以及兼症发生的脏腑，与主症的病理关系。

（1）疼痛部位：胸痹心痛特点是胸膺、膻中处猝然而生闷痛、隐痛、刺痛或绞痛，多历时数分钟，时作时休，反复发作。痛可窜及肩背前臂，常兼心悸。

（2）诱因：情绪波动、气候变化、饮食不节、劳累过度为诱发因素。

（3）心痛性质：起病急骤，痛势剧烈，多为实证、热证；起病缓慢，痛势绵绵，多为虚证、寒证。①闷痛：心痛憋闷为特点，气滞、痰浊、心气不足可见。②灼痛：痛中有热为特点，多为热证，痰热、阴虚内热者可见。③刺痛：痛如针刺刀割、固定不移为特点，多为瘀血阻滞血脉而致。④绞痛：痛如刀绞、遇寒即发为特点，多为寒证，寒凝血脉或阳虚阴寒内盛可见。

3. 全身兼证

（1）寒热：①寒象：感寒而发者，为寒凝血脉；胸憋闷而肢欠温者为心阳不振；痛甚而四肢厥冷者为阳衰欲脱、真心痛。②热象：心中灼痛痞满而苔黄脉数者为痰火热结；灼痛而五心烦热、舌红少苔、脉细数者为心阴虚证。③汗出：自汗为心阳虚，盗汗为心阴虚，冷汗淋漓常为阳脱。④头身：头晕耳鸣属气阴两虚或气血亏损，兼腰膝酸软者为肾精亏虚；头晕而胸闷呕恶者属痰浊内阻；周身肿胀常为心阳不振；周身麻木为瘀血阻络；困倦为心气不足。

（2）胸腹：①胸部：两乳之中（膻中）至鸠尾部谓胸膺，此处疼痛为胸痹心痛之痛位。②胁部：一侧或双侧疼痛常兼有肝郁气滞。③胃脘部：胃脘痛应注意与真心痛的发生相鉴别。

四、切诊

切诊包括脉诊与按诊两部分。医生用手触摸，或按压患者的某些特定部位，了解局部的异常变化，并以此推测疾病的部位、性质和病情轻重等情况的一种诊病方法。

（一）脉诊

心主血脉，心脏搏动把血液泵入血管形成脉搏。脉搏的形成还依赖于各脏器的协调配合：肺朝百脉，主治节；胃为气血生化之源，主统血；肝藏血，主疏泄；肾藏精，精化气，为人体阳气的根本、动力的源泉。所以，脉象能反映五脏、六腑生理活动的功能盛衰与病理变化的情况。诊察脉象能够推测疾病的病位性质和邪正盛衰。如脉象浮，病位多在表；脉象沉，病位多在里；脉象迟，多主寒证，脉象数，多主热证；脉虚弱无力，是正气不足的虚证；脉实有力，是邪气亢盛的实证。诊察脉象还能推断疾病的进退预后。如久病脉见缓和，是胃气渐复，病退初愈之兆；久病气虚，虚劳，或失血，久泄而见洪脉，则多属邪盛正衰危候。

本节介绍与胸痹心痛有关的12种脉象及临床意义。

1. 主要病脉

（1）浮脉：轻取即得，主表证，但久痛体虚者也可见浮脉，多浮大无力。

（2）沉脉：重按方应，主里证。有力为里实，常是气滞、血瘀、寒凝、痰浊的主脉；无力为里虚，常是心阳不振、心血亏损的主脉。

（3）迟脉：一息不足四至，主寒证。有力为寒积，如寒凝血脉无力为虚寒，如阳虚阴寒。

（4）数脉：一息五至以上，主热证。有力为实热，如痰热犯心；无力为虚热，如阴虚内热。

（5）微脉：脉来极细极软，按之欲绝，主阳气暴脱，为危重证候。

（6）细脉：脉细如线，但应指明显，主虚证，如气阴两虚，心阳不振或心血亏损。

（7）滑脉：脉来流畅有力如珠，主痰浊。

（8）弦脉：脉来有力如按弓弦，主诸痛、气滞。

（9）涩脉：脉来涩滞不畅，主瘀血。

（10）促脉：脉来数而时一止，止无定数，主病重、实热或虚脱之象。

（11）结脉：脉来缓而时一止，止无定数，主阴盛气滞、寒凝血脉。

（12）代脉：脉来一止，止有定数，主病脏气衰微。

2. 临床意义

（1）判断心痛的病位、性质和邪正盛衰：如脉浮病位在表，脉沉病位在里，迟脉主寒证，数脉主热证。

（2）推断心痛的进退和预后：久病脉见和缓，为病退自愈之兆；新病脉见沉细、微弱，说明正气已衰；久病脉见弦细而数，则为正衰而邪不退，属逆证。

（3）迟、数、结、代、促脉常见于冠心病并发心律失常者。

（二）按诊

按诊在心血管疾病的检查中，医生用右手，以全掌、手掌尺侧（小鱼际）或食指中指和无名指并拢以指腹触按手足、胸部、腹部，从而推测疾病的部位、性质和病情轻重等情况。

1. 触按手足　一般手足俱凉是阳虚阴盛，属寒；手足俱热多为阳盛，或阴虚内热，属热。但也要注意内热壅盛，阳气闭郁于里不能外达而出现四肢冷的，但舌质红苔黄厚的属内热实证。皮肤干燥松弛的，多为津液不足；双小腿内侧、足内踝下侧、后侧软组织皮肤按压之凹陷的为水肿，在排除低蛋白血症、慢性肝病后，多考虑心功能不全之征。

2. 触按胸部　触按胸骨右缘第二肋间隙出现收缩期震颤的，示为主动脉瓣狭窄；胸骨左缘第二肋间隙出现收缩期震颤，示为肺动脉瓣狭窄；胸骨左缘第 3～4 肋间隙出现收缩期震颤的，示为室间隔缺损。触按心尖部（虚里部位），有舒张期震颤的，为尖瓣狭窄；心尖搏动有力，呈抬举样，为二尖瓣关闭不全；胸骨左缘第 2 肋间隙，有连续性震颤的，为主动脉导管未闭。触按心前区，有摩擦振动感的，以胸骨左缘第 4 肋间隙为明显，为心包炎。

3. 触按腹部

（1）肝触诊：主要了解肝下缘的位置和肝的质地、表面边缘等。触诊时，患者仰卧，两膝关节屈曲，使腹壁放松，并做较深的腹式呼吸以使肝脏上下移动；医生立于患者右侧，将右手中间三指并拢，掌指关节伸直，与右侧肋缘大致平行地放在右上腹部肝下缘的下方，随患者呼气时，手指压向腹深部，再次吸气时，手指向前上迎触下移的肝缘，如此反复进行，手指逐渐向肋缘移动，直到触及肝缘或肋缘为止。在右锁骨中线上及前正中线上分别测定触及的肝缘与肋缘或剑突根部的距离，以厘米表示。在触诊中，用右手食指的桡侧指腹感觉肝脏质地，若质韧如触鼻尖，在排除慢性肝炎肝硬化或肝脏下移的情况下，要考虑肝瘀血肿大，提示充血性心力衰竭Ⅲ度。

（2）触液波震颤：检查时，患者平卧，医生以一手掌面贴于患者一侧腹壁，另一手四指并拢屈曲，用指端叩击对侧腹壁，若贴于腹壁的手掌有被液体波动冲击的感觉即波动感。它提示腹内有大量液体，在排除慢性肝炎、肝硬化腹水、腹腔肿瘤、低蛋白血症等其他能够引起腹水的疾病外，需要考虑慢性充血性心力衰竭所致的可能。

第四节　中医辨证

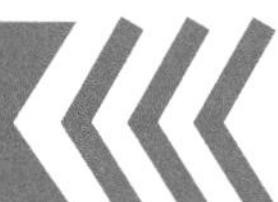

辨证论治是中医学两大基本特点之一，所谓辨证，就是在望、闻、问、切四诊所得及临床资料（症状、体征）的基础上，进行诊断及鉴别诊断的辨证思维过程，它是在整体观、天人相应、变动观等理论指导下，把四诊所得资料进行分析和综合，辨别疾病的本质，从而判断其证候名称及疾病名称。

症与证是辨证论治的基本依据，辨证并结合因时、因地、因人等因素，得到具体患者的证，因证施治，法随证立，方从法出，方可取得良好的临床疗效，其中方证对应是关键。证是有层次的，其确定性是相对的，以血瘀证为例，血瘀证应属最一般抽象的证类，根据部位不同可分为心血瘀阻、肝脾血瘀的不同，根据病因病理特点可分为寒瘀、热瘀，结合具体的个体，还应区分是气滞血瘀、气虚血瘀，还是血虚血瘀。在辨证中，将证辨得越明确，越有利于选方用药，从而达到方证对应，取得良效。仅依据疼痛与舌质紫暗虽可诊断为血瘀证，于临床立法、选方、用药似仍不足。气虚、阳虚亦是如此。从现代数学来说，就是通过增加证的诊断依据、升高证的维数，从而增加确定性。

一般地说，凡出现心悸、胸痛、气短、胸闷、眩晕、水肿、昏厥、脉结代等，提示为心血管疾病，这些症状与征象均构成心血管疾病辨证的主证。临床应用的辨证方法众多，常用的有八纲辨证、六经辨证、气血津液辨证、卫气营血辨证、三焦辨证、脏腑辨证、病因辨证、经络辨证等。

一、八纲辨证

八纲辨证是中医辨证的总纲，是对证候进行定性诊断的重要辨证方法，但仅有八纲辨证结论，仍无从立法处方遣药进行治疗。

1. 阴阳辨证　从阴阳对证候的属性进行分类，是最高层次的证，是对证候的高度概括与归纳，有象征意义，可在各种具体的证候中部分地反映其一般属性。

（1）阳证：凡符合“阳”的一般属性的病证为阳证，以功能亢奋、性质火热、邪气在表、邪气壅实为特征，如表证、热证、实证均属阳证。

（2）阴证：凡符合“阴”的一般属性的病证为阴证，以功能的低下、性质寒冷、邪气在里、正气虚衰而邪不甚为特征，如里证、寒证、虚证均属为阴证。

2. 表里辨证　通过对邪气深浅、病位内外的判断，对证候病位作出的概括性归纳，是仅次于阴阳的一类证候概念。

（1）表证：邪气在表证候。如风寒表证、风热表证、风湿在表等均是表证的范畴，以脉浮为特征，但脉浮并不是表证的充分必要条件。

（2）里证：是指邪气深入，病位在里，深入脏腑、筋骨、骨髓的一类证候。如湿热中阻、心血瘀阻、寒邪直中等均是里证，以脉沉为特征。

3. 寒热辨证　寒热是疾病基本性质之一，反映机体阴阳因内外因所导致的偏盛偏衰的变化，是仅次于阴阳，与表里、虚实辨证并列的一类证候概念。

（1）寒证：是感受寒邪，或阴盛阳虚所表现出的证候，多因感受寒邪，或内伤久病、阳气耗伤，或过服生冷寒凉、阴寒内盛所致。表现为自觉与他觉的机体偏寒、排出液的清稀，如便稀溏、吐稀涎等，舌质淡胖、苔白润，脉迟或紧。

（2）热证：是由于感受热邪，或阳盛阴虚，人体功能活动亢进的证候。或感受火热之邪，或寒邪化热入里，七情过极，郁而化热，或饮食不节，积蓄为热；或房室劳伤，劫夺阴精，阴虚阳亢所致，表现为自觉发热或体温升高，肌肤红赤，舌质红，苔黄，脉数。

4. 虚实辨证　虚实是疾病的基本属性之一，是反映邪正盛衰的总纲，实指邪气实，虚指正气虚，是仅次于阴阳，与表里、寒热并列的一类证候概念。

（1）虚证：是指人体正气虚弱、功能低下的各类证候。临床以功能低下为特征，如气的温煦不足则寒，升举无力则内脏下垂，固摄无权则自汗、失血等。脉多为虚、细、弱、迟、缓等。

（2）实证：是指以感受外邪或体内病理产物蓄积而产生的一类证候。临床以功能亢奋为特征。

二、气血津液辨证

气血津液辨证，是运用脏腑学说有关气血津液的理论，分析气、血、津液的病变并辨别其不同的证候。气血津液是脏腑功能活动的物质基础，而气血津液的生成及运行有赖于脏腑的功能活动，因而气血津液的病变与脏腑密切相关。心主血脉，血有赖心之化赤，并依心气推动而运行全身，周而复始，气血津液相互化生，相互为用，故而气血津液的辨证在心血管疾病的诊疗中有重要意义。

1. 气病辨证　《素问·举痛论》说："百病生于气也。"气有卫气、营气、宗气及脏腑功能之气等，气的病证常见气虚、气陷、气滞、气逆四种。以气虚为例，气虚者乃脏腑组织器官功能低下之表现，多因久病体虚、劳累过度、年老体弱等所致，饮食失调、后天失养也是其重要原因之一。气虚脏腑组织器官功能减退，又不能温养，鼓动和固护，故临床上常见头晕目眩，少气懒言，神疲乏力，自汗，活动诸症加重，舌淡苔白，脉虚无力等症。

2. 血病辨证　血赖心赤化水谷精气而成，血行脉中，周流全身，养脏腑组织器官，其运行有赖于心气的推动，脾气固护。临床血病常见证候有血虚、血瘀、血热、血寒等。

3. 气血同病辨证　气血相互依存，相互滋生，相互为用，气血为病则相互影响。气血同病以气滞血瘀、气虚血瘀、气血两虚等最为常见。

4. 津液辨证　津液滋养脏腑，润滑关节、濡养肌肤，乃人体正常水液的总称。血和津液相互化生，心主血脉，故在心血管疾病中应用津液辨证亦不少见。津液病变或其化生不足则成津液不足证，或代谢障碍，津液不能正常输布全身及排泄出体外，则成水液停聚证。

三、六经辨证

六经辨证首先在张仲景的《伤寒论》中得到阐述，主要用于外感热病的辨证，然而在仲景六经辨证中已经包括了病理性质、病理部位、发展转归的概念，因此仍可用于心血管疾病的辨证论治。

1. 太阳病　恶寒或恶风、头痛、脉浮为主症。

2. 阳明病　身大热，大汗出，不恶寒反恶热，烦躁，口渴引饮；或潮热，腹胀坚满，硬痛拒按，便秘，利下臭秽，谵语。

3. 少阳病　寒热往来，胸胁苦满，口苦咽干，脉弦。

4. 太阴病　腹满时痛，呕吐，食欲不振，腹泻，口不渴，舌淡，苔白，脉迟。

5. 少阴病　恶寒，倦卧，肢冷，脉微细，下利清谷；或心烦，不眠，口干咽燥，脉细数。

6. 厥阴病　口渴不止，气上冲心，心中疼热，厥逆吐蛔等。

四、脏腑辨证

脏腑辨证重点要抓住脏腑病症的主证，确定何种主证辨为在心、在肝、在脾、在肾，何证示为在胃、大肠、小肠、膀胱、三焦与胆。至于脏腑辨证的具体应用，则可参照有关教材。

1. 心　症见惊悸、怔忡、心痛、心烦、失眠、健忘。

2. 肺　症见咳嗽、喘鸣、胸痛、咯血。

3. 脾　症见腹胀、腹痛、泄泻、浮肿、出血。

4. 肝　症见胸胁少腹胀痛、游走不定、烦躁易怒、头晕胀痛、肢体震颤、手足抽搐、目疾、月经不调、睾丸胀痛。

5. 肾　症见腰膝酸软、耳鸣耳聋、齿牙动摇、阳痿遗精、精少不育、经少经闭、水肿、小便清长，或淋漓不尽。

6. 胆　症见口苦、发黄、惊悸、失眠。

7. 胃　症见胃脘疼痛、呕吐、嗳气、呃逆。

8. 大肠　症见便秘或泄泻。

9. 小肠　表现为小便的异常，及口舌生疮诸症。

10. 膀胱　症见尿频、尿急、尿痛，小便不通，遗溺，小便失禁。

11. 三焦　症见津液代谢失调如水肿、尿少、胸闷如窒等。

12. 心包　症见神昏、谵语、癫狂。

五、病因辨证

作为心血管疾病的病因，最重要的是内生六淫及痰饮与瘀血辨证，兹结合心血管疾病的特点，分述如下。

（一）火热辨证

热为阳邪，火为热之极，其性炎热，火性炎上，消烁津液，易生风动血。火

（热）有内生与外感之分。一般而言，在心血管疾病中，内生火热居多，而外感占少数。而内火有心火、肝火与相火之别。

1. 外感火热　表现为发热或高热、恶热、心烦、口渴、汗出、便秘，神昏谵语、四肢抽搐、角弓反张、舌绛、苔起芒刺、脉数有力，以及吐血、衄血、尿血、斑疹诸症。多因为外感火邪，火为热极，且耗津液，扰乱心神。

其火邪为病的特点为：①热极之象：如高热；②动风之象：如抽搐、角弓反张；③动血：吐血、便血、斑疹、衄血；④扰乱心神：心烦、神昏、谵语；⑤起病急骤。多见于病毒性心肌炎、感染性心内膜炎等。

2. 内生火热

（1）心火旺：心火为君火，心火旺又称为心火上炎。多因情志失调、过食辛辣、嗜好烟酒等所致。其症见舌尖红，舌尖生疮，失眠，多饮，小便短赤，脉弦细数。多见于心痛、心悸、郁证。

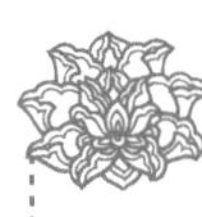

（2）肝火旺：多因情志失调，肝气不舒，郁而化火，或因暴怒伤肝，肝阴不足，阴虚火旺。症见面红胁痛，口苦咽干，目赤肿痛，头痛，烦躁易怒，大便秘结，舌红苔黄，脉弦数。多见于眩晕、头痛、中风、厥证。

（3）相火旺：多为肾阴不足，水不制火，相火妄动所致。症见五心烦热，腰酸膝软，失眠梦遗，头晕耳鸣，潮热盗汗，舌质红，苔薄黄，脉沉细数。在眩晕、中风后期、心悸、不寐、郁证等证中多见。

（4）胃火旺：多因饮食失节，肥甘太过，嗜好烟酒，久坐少动或卧床，导致肠胃积热化火，腑气不通，糟粕不行，内蕴化热化火所致。症见口干、口苦、便秘、腹胀、面红、自汗、舌苔淡黄、脉滑数。见于饮酒、吸烟及真心痛初病卧床少动者。

（二）风邪辨证

风为百病之长，善行而数变，在外感心血管疾病之初，可见风邪外袭之症，如恶风、恶寒、微热、头痛，然而持续时间往往不长，内生风邪在心血管疾病中多见。

1. 外感风邪　症见发热恶风，汗出，头痛鼻塞，关节疼痛，游走不定，皮肤瘙痒，或起风团，咳嗽咽痒，脉浮。风夹湿邪侵袭，使太阳经气不利则头重，或使痹证复发或加重。风夹疫毒之邪侵袭，损伤心营，则为惊悸、怔忡诸证。

2. 内生诸风

（1）肝阳化风：平素情志失调，烦躁易怒，发则见头晕目眩、振振欲仆地，恶心呕吐；项背强直，肢体痉挛；或为口眼歪斜、半身不遂、肢体麻木、舌强不语；甚或神志不清，谵语妄动，舌红苔黄，脉弦滑。

（2）痰浊生风：多见于痰湿之体或嗜好烟酒，饮食肥甘之人。发则突然眩晕欲仆，恶心呕吐，目不欲睁，纳呆，舌苔腻，脉滑实；或为昏厥；或为突发胃脘当心而痛，恶心呕吐，脉弦滑。

（3）瘀血化风：发作性胸痛，放射至左肩臂，不因劳累饮食而作，来势凶猛，并于短期内缓解；痛甚则面青、汗出，舌质青紫，脉弦紧。

（三）寒邪辨证

寒为冬季主气，故冬季为病多寒。寒为阴邪，易伤阳气，寒主收引，主痛。寒邪为病的特点是：①可出现全身或局部寒冷；②排泄物澄澈清冷；③多有疼痛；④外感寒邪有伤寒与中寒。内伤寒邪多为脏阳不足、阴盛阳衰所致。

1. 寒邪客表　以恶寒发热、无汗、头身疼痛、骨节酸楚为主症，舌淡苔薄白，脉浮紧。可见于心血管疾病兼感外邪者。

2. 寒邪直中　以脾胃阳伤为主，症见脘腹冷痛、肠鸣、腹泻、恶寒、舌淡白、脉沉紧或沉迟。

3. 内生寒邪　可因于阳虚失温或邪阻气机阳气不能外达，前者为虚寒，后者为假寒。阳虚者心、肝、脾、肺、肾的不同而表现各异。

（四）瘀血辨证

血瘀证是由于各种原因导致气机失调，血液不循常道，或阻于脉中、或停于脉外，阻滞经络所引起的一类病证，不循常道之血称为瘀血。根据病因、部位、性质不同，血瘀证有多种分类。以寒热分为寒瘀证与热瘀证，以虚实分为虚瘀证与实瘀证，以部位分为心血瘀阻、血府血瘀、膈下血瘀、少腹血瘀、经络血瘀等，以病因分为外感血瘀、内伤血瘀、外伤金刃血瘀证，宜详加辨识，对症用药。

1. 心血瘀阻　凡具有胸闷心痛、夜间尤甚、心悸气短，脉涩或结代等证者可诊断为心血瘀阻。可见于胸痹、心悸、眩晕等。

2. 膈下血瘀　胁腹刺痛、腹大坚满、面色黯黑、血痣赤缕、紫掌赤纹，舌质紫红、脉细涩。常见于水肿、喘证、心痹、肺胀、癥瘕等。

3. 筋脉血瘀　关节疼痛、肿大变形，屈伸不利，病程日久，舌质紫暗，脉细涩。常见于风寒湿痹、鹤膝风、痛风等后期。

4. 少腹瘀阻　少腹积块、少腹胀满、疼痛，经期腰酸腹胀，经色紫黑。见于痛经等月经诸病。

5. 血滞血瘀　头痛，胸痛、胸任重物、胸不任物，失眠、多梦，心悸，急躁，夜间发热。可见于心悸、胸痹、胃痛、郁证、虚劳诸证。

6. 络窍血瘀　见于脱发、酒渣鼻、久病耳聋、白癜风、紫印脸、面部青记、小儿疳证。

7. 热瘀　多见于热病之中、后期，症见肌肤发斑，瘀点瘀斑，面红潮热，口干不欲饮，形体消瘦，舌绛红无苔，脉细涩。

8. 寒瘀　肢体疼痛，遇寒尤甚，畏寒肢冷，肿胀不热，溃烂色黑。

9. 外伤血瘀　有跌仆损伤、金刃所伤病史，症见疼痛、肿胀、瘀斑。瘀在皮肉、经脉、筋骨。

（五）痰、饮、水、湿与内燥辨证

痰与湿均为阴邪，其性重着，胶黏难去，因而其为病迁延不已。痰饮、湿邪为病，易困阻气机，损伤阳气，痰饮可随气而流犯全身。津液化生、输布、循行、排泄异常，则形成痰、饮、湿、水、内燥诸证。

1. 痰邪辨证　痰可分为有形之痰与无形之痰，有形之痰多与肺病有关；无形之痰乃气机升降失宜所致，无形之痰的共同致病特征是舌苔腻、脉弦滑，为病奇异，经久不愈。

（1）痰扰神明：精神情志失常，或癫或狂，情绪抑郁、眩晕、失眠多梦、头痛困重。

（2）痰蕴脾胃：恶心欲吐，纳呆腹胀，身重嗜卧，倦怠乏力。

（3）痰留骨节经络：语言謇涩、半身不遂、肢体麻木，肿块不红不热，肢体漫肿。

（4）痰阻于肺：咳嗽气喘、痰鸣有声。

（5）痰郁于肝：咽中不适，似有物梗，胸胁隐痛，嗳气，易怒，情绪抑郁。

2. 饮邪辨证　稠厚者为痰、稀薄者为饮，依部位的不同分为痰饮、悬饮、溢饮、支饮四种。兹分述如下：

（1）痰饮：脘腹坚满疼痛，胃中有振水声，呕吐痰涎，口不渴或渴不欲饮，头晕目眩，肠间沥沥有声，苔白滑或黄腻，脉弦滑。

（2）悬饮：胸胁胀痛，咳嗽、转侧加重，气短息粗，苔白，脉沉弦。

（3）溢饮：肢体疼痛沉重，甚则肢体浮肿，小便不利，或见发热恶寒无汗，咳喘痰多泡沫，苔白，脉弦紧。

（4）支饮：咳喘胸满，甚则不能平卧，痰如白沫量多，久咳面目浮肿，苔白腻，脉弦紧。

3. 湿邪辨证　湿邪为病，其性黏滞胶着难解，易阻滞气机，内湿多因饮食失节、寒凉过度、脾胃运化失宜而成，有寒湿与湿热及脾虚湿阻之别。

（1）寒湿：脘腹胀满，不思饮食，泛恶欲吐，腹痛溏泄，畏寒肢冷，苔白腻，脉濡缓。

（2）湿热：脘腹痞闷，口苦口干，面目肌肤发黄，尿赤，呕恶纳呆，身热汗出，苔黄腻，脉濡数。

（3）脾虚湿阻：面色萎黄、神疲乏力，四肢困重，脘腹不舒，纳呆便溏，苔薄腻，脉濡细。

4. 水邪辨证　津液运行失常，停而为水者，多见全身或局部肿胀，按之没指，腹大如鼓，或胃中有振水声。

5. 燥邪辨证　口干咽燥、干咳无痰、大便干结、小便短少、皮肤干燥、舌干少津、脉细带数。外感燥邪，多见于秋冬季节，初起有微恶风寒、微发热、鼻痒等症。

六、经络辨证

经络乃气血运行的道路，人有十二经脉应十二脏腑，脏腑病变可在相应的经络上有所表现。

1. 手太阴经　咳喘、胸满、缺盆中痛、少气、哮鸣、肩背痛等。

2. 手阳明经　齿痛、喉痹、口干、颈肿、大指及次指痛。

3. 足阳明经　齿痛，膝膑肿痛，循乳部、气节、股、伏兔、胫外廉、足面背皆痛、足中趾不用。

4. 足太阴经　舌本强、食则呕、胃脘痛、腹胀、心下急痛、足大指不用、身体重、黄疸。

5. 手少阴经　咽干，心痛，臑臂内后廉痛厥，掌中热痛。

6. 手太阳经　嗌痛颔肿、不可以顾，颊肿、颈、颔、肩、臑、肘、臂外后廉痛。

7. 足太阳经　寒热，鼻塞，头痛，目似脱，脊痛，项如拔，腰如折，髀不可以曲，踹如裂，足小趾不用。

8. 足少阴经　饥不欲食，面如漆柴，心悬若饥状，心惕惕如人将捕之，口热，烦心心痛，脊、股内后廉痛，痿厥，嗜卧，足下热而痛。

9. 手厥阴经　手心热，臂肘挛急，心中憺憺大动，喜笑不休。

10. 手少阳经　耳聋，心胁痛，颊痛，耳后、肩、臑、肘、臂外皆痛，小指、次指不用。

11. 足少阳经　口苦，善太息，心胁痛不能转侧，胸、胁、肋、髀、膝外至胫、绝骨外踝前及诸节皆痛，足小趾、次趾不用。

12. 足厥阴经　腰痛不可以俯仰、胸满咽干、飧泄、遗溺、癃闭、妇人少腹肿。

总之，在心血管疾病的诊疗实践中，应根据临床需要，采用各种诊法，全面收集临床资料，灵活应用各种辨证方法，使辨证结论确切，并结合方证与药证，方能准确施治，体现中医个体化的诊疗特点，从而提高临床疗效。

第四章

心血管疾病的中西医防治措施

第一节　临床常用药物

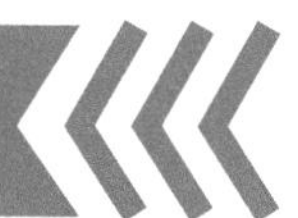

一、强心药物

1. 洋地黄类强心药　该类强心药治疗收缩性心力衰竭，能改善患者的心力衰竭症状和体征，改善患者生活质量，降低再住院率，对病死率的影响是中性的。但洋地黄不是治疗心力衰竭的必用首选药物，洋地黄的最好适应证是心力衰竭合并快速性心房颤动。在治疗慢性心衰时，地高辛不是首选药物，地高辛应在使用利尿剂、ACEI和β受体阻断剂的基础上疗效仍不满意时使用，或地高辛与利尿剂、ACEI和β受体阻断剂联合应用。慢性心衰急性加重或急性心衰时，地高辛也不作为首选药物。

在急性心肌梗死的早期，特别是开始的24小时内，禁忌使用洋地黄治疗并存的心功能不全，因为洋地黄不能改善患者的预后，反而增加患者发生不良反应事件的风险，使用洋地黄的患者更容易发生恶性心律失常事件。

洋地黄在控制快速性房颤心室率方面的地位也发生了变化，早先认为控制心房颤动患者心室率时，洋地黄、β受体阻断剂和非二氢吡啶类钙离子拮抗剂（维拉帕米或地尔硫䓬）三者地位相当，可任选其中一种；现在主张首选β受体阻断剂和非二氢吡啶类钙通道阻滞剂，次选洋地黄；但若快速性心房颤动合并心力衰竭，则应该首选洋地黄。

2. 非洋地黄类强心药　目前认为，非洋地黄类强心药只适用于外周低灌注（低血压、肾功能下降）和终末期心力衰竭的患者，其地位列于利尿剂和血管扩张剂之后。在非洋地黄类强心药物中，只有中小剂量的多巴胺可能对患者有利；而大剂量增加左室后负荷，可能对患者不利。多巴酚丁胺没有多巴胺的强外周作用，但对于正在使用β受体阻断剂的患者可能需要增加剂量。磷酸二酯酶抑制剂不受同时使用β受体激动剂的影响，可以与多巴酚丁胺合用。

β受体激动剂多巴酚丁胺、多巴胺和磷酸二酯酶抑制剂氨力农、米力农，它们只能在短时期内缓解心力衰竭症状，长期应用可增加病死率。目前主张连续使用非洋地黄类强心苷不宜超过5天。

二、利尿药物

1. 治疗心力衰竭　利尿剂是治疗心力衰竭的基石。强效利尿剂（如呋塞米）是治疗急性心衰或急性肺水肿的首选治疗药物，呋塞米可通过快速扩张静脉系统和利尿作用减轻循环血量和回心血量，迅速缓解肺淤血症状。目前认为，只要患者有心力衰竭症状和体征，就应使用利尿剂治疗。轻、中度心衰和肾功能正常的患者，可使用氢氯噻嗪类利尿剂；重度心衰和肾功能异常者，可使用呋塞米静脉滴注。

2. 治疗高血压　利尿剂是一线基础抗高血压药物。利尿剂不仅降压作用疗效可靠，而且还可以明显减低高血压病患者的并发症和病死率。噻嗪类利尿剂在减少高血压脑卒中发生率方面优于β受体阻断剂，其效果与血管紧张素转化酶抑制剂和钙通道阻滞剂相当。

使用利尿剂时，一般应将保钾和排钾利尿剂联合使用，以防止发生水、电解质平衡紊乱。噻嗪类利尿剂效果不佳或肾功能不全时，可改用呋塞米等襻利尿剂。噻嗪类利尿剂可能诱发或加重痛风发作，对糖尿病及血脂亦可产生不利影响，长期服用噻嗪类利尿剂可使胰岛素抵抗和糖尿病发病率增加。

醛固酮拮抗剂螺内酯除了利尿作用外，还有更重要的抗纤维化和防治心血管重构的作用。因此，已广泛用于中、重度心衰和急性心肌梗死后防止左室重构的治疗。

三、调血脂药物

调血脂药物可分为胆酸络合剂、他汀类、贝特类、烟酸类及其他制剂等五大类，其中最常使用的是他汀类和贝特类，这两大类药物调血脂作用可靠，疗效好，可显著减少心血管病事件和病死率；尤其是他汀类良好的临床疗效，使之备受重视。近年来研究发现，贝特类调脂药对血浆TG升高和HDL－C降低这两种类型的血脂异常疗效更好。

他汀类调血脂药物具有作用多向性效应，在心血管病的一、二级预防中起着重要作用。他汀类是一类对心血管系统具有全面保护作用、安全性好、不良反应少、疗效确切的高效调血脂药物。他汀类的多器官保护作用使之已成为心血管病防治中的基础药物之一。

四、β受体阻断剂

β受体阻断剂常用于治疗下列疾病：心功能不全；急性心肌梗死；心绞痛（变异型心绞痛除外）；快速性心律失常；扩张型心肌病；肥厚型心肌病；高血压；减少缺血心肌的再灌注损伤；心脏神经官能症；二尖瓣脱垂综合征；主动脉夹层和主动脉瘤；法洛四联症；Q-T间期延长综合征；甲状腺功能亢进；应激状态；预防各种原因所致的心源性猝死。

β受体阻断剂治疗急性心肌梗死，使梗死后1年内病死率降低约25%。β受体阻断剂不仅适用于治疗隐匿性、轻、中度心功能不全，亦可用于治疗重度心功能不全。年龄≥70岁、左心射血分数（LVEF）≤35%的老年人使用β受体阻断剂奈必洛尔治疗同样受益。糖尿病合并心衰不再是使用β受体阻断剂的禁忌证。心衰+慢性阻塞性肺气肿患者使用β受体阻断剂治疗也能获益。

目前认为，无其他合并症或并发症的高血压患者在降压治疗时，不要首选β受体阻断剂。其原因之一是，β受体阻断剂降低或防止脑卒中发生率的效果不及钙通道阻滞剂、利尿剂、ACEI和ARB；其二是β受体阻断剂增加糖尿病的发生率；第三是β受体阻断剂会影响男性的性功能。目前已将β受体阻断剂列为二类降压药物，其地位列于ARB、ACEI、CCB和利尿剂之后。

国内专家的看法是：使用β受体阻断剂治疗高血压时，应注意以下几点：①治疗无并发症的高血压患者，阿替洛尔不作为首选；②对心肌梗死后及合并冠心病、慢性充血性心衰以及交感活性增高的高血压患者应使用β受体阻断剂，如心率快、有心动过速、期前收缩，多提示交感活性增高，尤其是年轻患者；③对可能妊娠的妇女，可作为降压治疗的首选药物之一。

五、血管紧张素转化酶抑制剂

2007年欧洲心血管学会和欧洲高血压学会提出的血管紧张素转化酶抑制剂（ACEI）适应证有11个：①心功能不全；②心肌梗死史；③左室肥厚；④糖尿病；⑤肾衰竭/蛋白尿；⑥微量白蛋白尿；⑦脑卒中史；⑧无症状的动脉硬化；⑨肾功能不全；⑩代谢综合征。目前认为，除了前述11个适应证以外，高血压、冠心病、心绞痛等心血管病患者，均应常规给予ACEI，以延缓心血管重构，减少并发症，延长寿命，减少病死率。ACEI应用一段时间后，可产生醛固酮逃逸现象，因此影响其持续发挥疗效；加用螺内酯可对抗醛固酮增多所引起的不良作用。

如果患者不能耐受ACEI，可以使用血管紧张素Ⅱ受体拮抗剂来替代ACEI。

六、血管紧张素Ⅱ受体拮抗剂

血管紧张素Ⅱ受体拮抗剂（ARB）在降低高血压患者脑卒中发生率方面优于ACEI；联合使用ARB和ACEI对血压、尿蛋白及肾功能的影响更好。ARB对整个心血管事件链的各个环节都是有益的，无论是原发性、继发性高血压，还是心功能不全，抑或心肌梗死、脑卒中、短暂性脑缺血发作，以及新发糖尿病的预防、肾脏的作用等方面都有确切的疗效。此外，ARB还具有预防心房颤动复发和防治快速性心律失常的作用。ARB中的氯沙坦（科素亚）可抑制肾小管对尿酸的重吸收，增加尿酸的排泄，因此具有降低血尿酸水平的作用。

我国关于心力衰竭指南指出，如果患者不能耐受ACEI，可以使用ARB［如缬沙坦（商用名为代文）］来替代ACEI。从降压药物对人体的保护作用角度来看，不同类别降压药物对人的保护作用大小是有区别的，目前六大类降压药物对人体保护作用的排序依次是：ARB＞ACEI＞钙通道阻滞剂＞利尿剂＞β受体阻断剂＞α受体阻断剂。当然，选用哪一种降压药，还要根据患者的病情、经济状况及指导医师的建议来决定。这样，就把血管紧张素Ⅱ受体拮抗剂提升为对人体保护作用最好的首位心血管药物。

七、钙通道阻滞剂

钙离子拮抗剂（CCB）治疗高血压、心绞痛的疗效确切，还可以延缓心血管重构。但短效二氢吡啶类CCB不宜用于治疗心衰和急性心肌梗死，因为用药后病死率增加。CCB治疗高血压时，其减少心血管事件和降低病死率的作用不及β受体阻断剂、ACEI及小剂量利尿剂；但在减少脑卒中、新发糖尿病和肾脏保护方面，优于β受体阻断剂。

临床上CCB可用于治疗：①高血压；②应急状态（应用维拉帕米）；③肥厚型梗阻型心肌病（应用维拉帕米治疗）；④外周血管疾病；⑤心绞痛等。

治疗急性冠状动脉综合征患者应首选硝酸酯类药物和β受体阻断剂，若此两种药物无效或禁忌的，再选用CCB，选用CCB时宜首选用地尔硫䓬和长效二氢吡啶类CCB，次选维拉帕米，因维拉帕米对心功能有不利影响；这种患者不宜选用短效二氢吡啶类CCB。若选用二氢吡啶类CCB，最好与β受体阻断剂合用，以对抗CCB的兴奋交感神经作用。

CCB治疗收缩性心衰患者未能证实有益，甚或有害，因此不主张应用于收缩性心衰患者；长效二氢吡啶类CCB氨氯地平和非洛地平对心衰患者病死率的影响为中性，只适用于心衰合并高血压的治疗。

八、溶栓药物

目前常用的溶栓药物有：尿激酶（UK）、链激酶（SK）或重组链激酶（rSK）、重组组织纤溶酶原激活剂（rt-PA）、单链尿激酶型纤溶酶原激活剂、乙酰化纤溶酶原链激酶激活物复合物、替特普酶、蕲蛇酶、去纤酶、东菱克栓酶、蚓激酶等。新开发的溶栓药物有 TNK-t-PA、n-PA、葡萄球菌激酶（葡激酶）、重组葡萄糖球菌激酶（r-Sak）、重组单链尿激酶型纤溶酶原激活剂等。溶栓药物主要用于治疗血栓性疾病。溶栓治疗应严格掌握适应证、禁忌证、溶栓窗口、溶栓方法和用药剂量。溶栓治疗的临床适应证有 ST 段抬高型急性心肌梗死、急性大面积肺栓塞、外周动脉血栓性闭塞性疾病、脑血栓形成、脑栓塞、深部静脉血栓形成、人工瓣膜血栓形成、纤维蛋白渗出性心包炎等。

溶栓治疗已不作为 ST 段抬高型急性心肌梗死（STEMI）患者的首选最佳治疗方法。如果 STEMI 患者被运送到具有冠脉 PCI 条件的医院，从进入急诊室至接受 PCI 的时间应该在 90 分钟之内进行；如果 STEMI 患者被运送到不具有冠脉 PCI 条件的医院，同时，不具有在 90 分钟之内转送到具有冠脉 PCI 条件的医院和接受直接 PCI 治疗，除非存在静脉溶栓治疗的禁忌证，否则，应该在患者到达医院后的 30 分钟之内开始溶栓治疗。如果出现下列情况，推荐进行 PCI 治疗或急诊 CABG 治疗：①年龄小于 70 岁，适合接受血运重建的心源性休克者；②严重的充血性心衰，和/或肺水肿（Killip 分级Ⅲ级）；③室性心律失常导致血流动力学不稳定等。

九、抗凝血和抗血小板药物

目前临床上常用抗凝血药物有：普通肝素、低分子肝素、华法林、阿司匹林、氯吡格雷、GPⅡb/Ⅲa 拮抗剂（如阿昔单抗、依替非特、替罗非班）等。需要抗凝或抗血小板治疗的疾病见表 4-1。

表 4-1　需要抗凝血或抗血小板治疗的疾病

1. 心房纤颤	17. 二尖瓣狭窄
（1）慢性心房纤颤	18. 主动脉瓣病变（一般不必长期抗凝治疗）
（2）阵发性心房纤颤	19. 二尖瓣脱垂
（3）心房纤颤复律前后	20. 瓣膜手术

（续表）

2. 急性冠状动脉综合征	21. 静脉血栓形成
（1）心绞痛	22. 冠状动脉介入治疗
（2）非 ST 段抬高心肌梗死	23. 心脏肿瘤
（3）ST 段抬高心肌梗死	24. 二尖瓣黏液样变
3. 稳定型心绞痛	25. 动静脉炎症
4. 心功能不全	26. 各种类型的心肌病
5. 心脏扩大	27. 肺栓塞
6. 肺动脉高压	28. 肾小球病变
7. 冠脉旁路手术后	29. 房间隔缺损
8. 糖尿病血管病变	30. 室间隔缺损
9. 缺血性脑血管病	31. 卵圆孔未闭
10. 长期血液透析	32. 肺动静脉瘘
11. 钙化性主动脉瓣狭窄	33. 房间隔动脉瘤
12. 二尖瓣环钙化	34. 心导管检查
13. 感染性心内膜炎	35. 冠脉介入治疗后
14. 非细菌性心内膜炎	36. 骨科、普外及泌尿外科手术后
15. 病窦综合征	37. 视网膜血管阻塞性病变
16. 高血压病（血压控制达标后）	38. 高凝状态或血栓前状态

抗凝治疗可根据具体病情选用普通肝素、低分子肝素、华法林、阿司匹林、氯吡格雷及 GPⅡb/Ⅲa 受体阻断剂等。冠心病患者抗凝治疗首选阿司匹林（75～150mg/d），阿司匹林不能耐受或疗效不佳可用氯吡格雷（75mg/d）替代，阿司匹林与氯吡格雷合用于 PCI 术后及急性冠状动脉综合征的患者。普通肝素和低分子肝素常用于溶栓治疗外科手术、PCI 及紧急行房颤转复前后。华法林最常用于具有高危因素的房颤和心脏机械瓣置换术后的患者，使 INR 维持在 2.0～3.0。

美国心脏病协会（AHA）对阿司匹林用于一级预防作出了具体的指导建议：阿司匹林应考虑用于 10 年心脑血管事件危险≥10％的健康男性和女性。

我国有关指南建议下列高危人群应用阿司匹林（75～150mg）进行一级预防。

1. 患有高血压但血压控制满意（＜150/90mmHg），同时有下列情况之一者　①年龄在 50 岁以上；②具有靶器官损害，包括血浆肌酐中度增高；③糖尿病。

2. 患有 2 型糖尿病，40 岁以上，同时有心血管危险因素者　①有早发冠心病家族史；②吸烟；③高血压；④超重与肥胖，尤其是腹型肥胖；⑤白蛋白尿；⑥血脂异常。

3. 10 年缺血性心血管病风险≥10％的人群或合并下述三项及以上危险因素者　①血脂紊乱；②吸烟；③肥胖；④≥50 岁；⑤早发心血管疾病家族史（男＜55 岁、女＜65 岁发病史）。

十、抗心律失常药物

在抗心律失常药物中，长期使用、药效比较肯定且减少急性心血管事件和病死率的药物是β受体阻断剂。胺碘酮是治疗恶性室性心律失常（除外尖端扭转型室速）或心室颤动的首选药物，但胺碘酮在减少猝死发生率方面的疗效不及β受体阻断剂。在预防“电风暴”和减少猝死发生率时，建议联合使用β受体阻断剂和胺碘酮。

1. 奎尼丁　主要用于房颤或房扑的复律、复律后窦性心律的维持和危及生命的室性心律失常的治疗。

2. 普鲁卡因胺　用于室上性和室性心律失常的治疗，也用于预激综合征合并房颤或宽QRS心动过速的治疗。但长期用于治疗期前收缩和预防心动过速发作可诱发狼疮样反应。

3. 利多卡因　主要用于急性心肌梗死后的室性心律失常，对急性心肌梗死患者不主张预防性用药。

4. 美西律　用于室性心律失常。

5. 莫雷西嗪　主要用于室性心律失常，包括室性期前收缩及室性心动过速，但目前仅用于控制致命性室性心律失常，如持续性室性心动过速。

6. 普罗帕酮　用于室上性和室性心律失常的治疗；但合并心肌缺血、心功能不全、室内传导障碍、心肌肥厚者相对禁忌或慎用，急性心肌梗死患者禁用。

7. 艾司洛尔　主要用于房颤或房扑时紧急控制心室率。连续静脉滴注不能超过48小时，注意血压不能过低。

8. β受体阻断剂　用于控制房颤和房扑的心室率，也可减少房性期前收缩和室性期前收缩，减少室性心动过速的复发，急性心肌梗死后，患者使用β受体阻断剂，可以降低病死率。

9. 胺碘酮　适用于室上性和室性快速性心律失常和转复房颤治疗的常用药物，用于器质性心脏病心功能不全者的快速性心律失常治疗，促心律失常反应少；但禁用于尖端扭转型室速的治疗；也不建议用于无器质性心脏病的快速性心律失常的治疗。

10. 索他洛尔　用于室上性和室性心律失常的治疗，但不宜用于合并心衰者。

11. 伊布利特　用于转复近期发生的房颤。肝肾功能不全不必调整剂量。

12. 多非利特　用于转复房颤及维持窦性心律，不增加合并心衰患者的病死率，故可用于左室功能重度障碍者；但可致QT延长。

13. 溴苄铵　主要用于其他药物治疗无效的严重室性心律失常，目前已不是治疗室颤的首选药物。

14. 维拉帕米　控制房颤或房扑时的心室率，减慢窦性心动过速时的心率。静脉注射用于终止阵发性室上性心动过速和某些特殊类型的室性心动过速（如特发性室性心动过速）。禁用于预激综合征、心肌梗死或心衰患者合并的快速性心律失常。

15. 地尔硫䓬　用于控制房颤或房扑时的心室率，减慢窦性心动过速时的心率。禁用于预激综合征、心肌梗死或心衰患者合并的快速性心律失常。

16. 腺苷　对于房室结参与折返的阵发性室上性心动过速非常有效，可作为治疗的首选药。

17. 洋地黄　用于终止室上性心动过速或控制心功能不全合并快速性房颤的心室率。必要时可与β受体阻断剂或钙离子拮抗剂（维拉帕米或地尔硫䓬）合用。

十一、硝酸酯类药物

硝酸酯类药物的药理作用是：①扩张冠状动脉；②降低心脏前后负荷；③使血液流向心内膜的易损区；④可用于高血压危象的治疗；⑤用于成人呼吸窘迫综合征；⑥改善心室重构；⑦抑制血小板聚集；⑧抑制白细胞黏附于血管内皮；⑨保护血管内皮防止过氧化；⑩抑制低密度脂蛋白过氧化。

由于硝酸酯类药物可以扩张冠状动脉，缓解心肌缺血，减轻心脏负荷，增加侧支循环并且还具有抗血小板作用，故临床上常用于治疗心绞痛、心肌梗死、急性心衰、有症状的二尖瓣返流患者。不建议使用硝酸酯类药物治疗慢性心衰、无症状的二尖瓣返流患者，硝酸酯类药物与肼苯达嗪合用不适用于我国心衰患者的治疗。无症状主动脉瓣关闭不全患者，若已有左室扩大而收缩功能正常，可长期应用，以延长其代偿期。

此外，硝酸酯类药物还有降低先天性心脏病所致的肺动脉高压，冠状动脉内注射可治疗冠状动脉无复流现象。但长期应用硝酸酯类药物后，易产生耐受性；改变常规服药方法，采用偏心给药法，是克服耐药性的有效方法。

十二、四种药物联合应用

ACEI（或 ARB）、β受体阻断剂、阿司匹林和他汀类已广泛用于各种心血管病的防治，并认为这 4 种药物是各种心血管疾病的基础治疗。与对症治疗不同，基础治疗可以延缓心血管重构，防止或减少心血管事件的发生率和病死率。因此，对有适应证的患者，如冠心病、糖尿病、心功能不全以及有应用β受体阻断剂适应证的高血压病患者等，要常规给予这 4 种基础治疗药物。治疗心衰时，ACEI 与β受体阻断剂合用不必达到目标剂量或最大耐受剂量，这是因为中等剂量的 ACEI 加β受体阻断剂就能对心衰的治疗显示出与采用大剂量（目标剂量或靶剂量）用药同样有益的作用，并且能减少不良反应的发生率。

对于稳定型心绞痛，认真执行指南，实现理想的循证医学结论性用药，优化和规范使用阿司匹林、他汀类、ACEI、β受体阻断剂和硝酸酯类药物，加上指导患者改善生活方式（戒烟、运动、减肥、限酒、控制血糖）是最基本的治疗，治疗效果和预后与采用PCI+规范药物治疗的效果相似。这一研究结果向我们说明，对稳定型心绞痛患者要严格掌握好PCI的适应证，不能为了追求PCI的数量而去做PCI；即便是严重但病情稳定的心绞痛患者，PCI也不应作为其二级预防的主要手段。

根据世界卫生组织的建议，联合应用阿司匹林、β受体阻断剂、ACEI（ARB）和他汀类药物，可以使高危患者的病死率减少一半。如果患者10年的心血管事件危险性大于5%，那么联合使用这四种药物，可将心血管事件减少50%。

第二节　常用中医治法

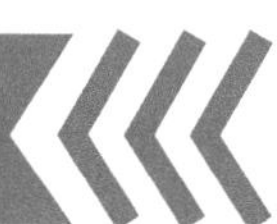

一、心血管疾病中医治疗原则

治疗原则是在辨证论治精神指导下制定的，对疾病治疗的立法、处方、用药等具有指导意义。治疗方法则从属于治疗原则，包括在治疗原则指导下制定的对某一疾病的治疗大法和对某一证候的具体治法。

1. 治病宜早　《素问·八正神明论》指出："上工救其萌芽……下工救其已成，救其已败。"说明应早期治疗，轻病防重，以防止病情发展。治病应把握疾病传变规律，用动态的观点，采取预防性治疗措施，防止疾病的扩大和传变，把病变控制在较小的范围内，以利于病变的最终治愈。

2. 标本缓急　标本，是指疾病的主次本末和病情轻重缓急的情况。标是疾病表现于临床的症状和体征，本是疾病发生的机理，即疾病的本质。在病情变化过程中，一般是按照"急则治其标，缓则治其本"和"间者并行，甚者独行"的原则进行治疗。急则治其标，是指在疾病发展过程中，如果出现了紧急危重的证候，影响到患者的安危时，就必须先行解决危重证候，而后再治疗其本的原则；缓则治其本，是指病情变化比较平稳，或慢性疾病应先治其本的治疗原则；标本兼治，是指标本俱急的情况下，必须标本同治，以及标急则治标、本急则治本的原则。

3. 扶正祛邪　扶正即补法，用于虚证；祛邪即泻法，用于实证。疾病的过程是正气与邪气相争的过程，邪胜于正则病进，正胜于邪则病退。因此，扶正祛邪就是改变邪正双方的力量，使之有利于疾病向痊愈转化。

扶正多用补益法，如益气、养血、滋阴、助阳等；祛邪多用泻法，如攻下、渗湿、利水、消导、化瘀等。扶正有助于抗御病邪，而祛邪有利于保护和恢复正气。

临证中，应根据正邪消长的具体趋势，辨清是正虚为主，还是邪实为主；若正虚而邪不盛者，可扶正为主，兼顾祛邪；若邪实而正虚不甚者，可祛邪为主，兼顾扶正；若正气衰微，不耐攻伐，应先扶正，待正气恢复，尔后祛邪；若邪气盛实，正虚不甚扶正有碍祛邪，则应急祛其邪，待邪气去，尔后扶正；若邪实正盛者，应急祛其邪，邪去乃护正也。

4. 整体论治　心与其他各脏在生理功能上密切关联，在病理上相互影响。心主血、肺主气，气以帅血，血以载气；心病及肺可影响肺气的输布与宣降，肺病及心可影响心脉的气血运行，临床可表现出呼吸气息异常，或血运循环障碍。心主血，脾生血、统血，心与脾为母子关系；心病及脾，可影响脾的生血与统血功能，而致心脾两虚；脾病及心，而致心血亏虚；临床表现出心悸、乏力、不寐、纳呆等症状。心与肝属子母关系，肝病及心，临床多见气滞血瘀，或心阴耗伤，临床多见胸闷胸痛、心悸气短、心烦不寐、头晕胁胀。心与肾，水火既济，肾病及心，临床多表现出心火独亢，心肾不交的病证，或见心肾阳虚，心阳衰微的病证；心病及肾，临床多见心肾阳虚、寒饮凌心或心肾不交的病证。所以，治疗心血管病不能孤立地治心，必须辨明心脏与各脏腑的生理关系和病理影响，从整体观念着眼进行辨证治疗。临证中，可应用脏腑生克表里关系，制定补泻原则。可概括为虚则补其母，实则泻其子；壮水制阳，益火消阴；泻表安里，开里通表，清里润表三个方面。

5. 异法方宜　指治疗疾病应因人、因时、因地制宜的治疗原则，是具体问题具体分析，原则性与灵活性相结合的治疗原则。因人制宜，是根据患者的性别、年龄体质等不同特点，考虑治疗用药的原则；因时制宜，是根据不同季节的时令特点，考虑用药的原则；因地制宜，是根据不同地域的地理环境特点，考虑用药的原则。

二、心血管疾病常用中医治法

1. 补益心气法

适用范围：适用于心气虚的病证，如心悸怔忡、胸闷气短、神疲乏力、自汗、面白无华、舌质淡红、苔薄白、脉虚或结代。

应用体会：①心火亢盛者不宜用。②心气虚与心阳虚，两者病理相关，心气虚治疗不及时，随着病程的发展，临床逐渐出现阳虚征象，如畏寒怯冷、手足不温、气短自汗、动则加甚。故心气虚单纯补气而不愈者，宜在补益心气剂中加入小量温阳之品，《博爱心鉴》的保元汤就是例证。③心与脾有母子相生之关系，由于脾气虚损，出现心气不足者，临床多见心悸、气短、乏力、纳呆者，治当心脾同补，每获捷效，《济生方》中的归脾汤就是代表方。

2. 温补心阳法

适用范围：适用于心阳虚的病证，如心悸怔忡、心胸憋闷或心胸憋痛、畏寒肢冷、气短自汗、面白无华、唇甲淡紫、舌质淡紫、苔白滑、脉沉迟无力或结代。

应用体会：①心火上炎或痰热阻痹心络者忌用。②心阳虚者多伴有心气不足，故温补心阳剂中应加入补益心气之药，收效甚捷，如《正体类要》中的参附汤、《伤寒论》中的四逆加人参汤就是例证。③肾为五脏之本，内寓真阴真阳，人体五脏之阴都由肾阴来滋助，五脏之阳都赖肾阳以温养，故心阳虚甚者，应在温补心阳剂中加入温补肾阳之品，以增温补心阳之力。

3. 回阳救逆法

适用范围：适用于心阳暴脱证，如胸痛暴作、心悸气短、冷汗淋漓、呼吸微弱、面唇青灰、甚或神志模糊、昏迷不醒、舌质淡紫、苔白润滑、脉微欲绝。

应用体会：心阳暴脱证多见于心肌梗死的急性期心源性休克，或充血性心力衰竭并发心源性休克，属急重危症，应采取中西医结合抢救治疗。在西医抗休克、纠正心力衰竭综合治疗的同时，急用中医回阳救逆、益气固脱治疗，用参附注射液、四逆注射液静脉注射或静脉滴注。临床研究显示，中西医结合治疗较单纯用西药治疗取效更捷。

4. 补养心血法

适用范围：适用于心血虚证，如心悸怔忡、失眠多梦、健忘、眩晕、面色淡白或萎黄、唇甲色淡、脉细弱。

应用体会：①补养心血法，是治疗心血虚证的方法，常用药物如地黄、白芍、当归、阿胶等，代表方为《太平惠民和剂局方》之四物汤。②血之生成，来源于气化，前人谓有形之血不能自生，生于无形之气，故补血剂中常应配人参、黄芪益气生血，代表方如《内外伤辨惑论》之当归补血汤。③胃为后天之本，气血化生之源，故心血虚损者，若脾胃虚弱，纳运不健，则应补脾健胃以生血养心，获效显著。代表方如《济生方》之归脾汤。

5. 滋补心阴法

适用范围：适用于心阴虚证，如心悸怔忡、心烦不寐、手足心热、潮热盗汗、颧红、咽干、舌红少苔、脉细数。

应用体会：肾为五脏之本，内寓真阴真阳，五脏之阴非此不能生，五脏之阳非此不能发。心阴虚损，需滋补心阴，常用生地、玄参、麦冬、丹参等，代表方如《摄生秘剖》之天王补心丹；心阴虚损重者，应在滋补心阴剂中加入滋肾之品，如熟地、山茱萸、枸杞子、龟板等，代表方如《景岳全书》中的左归饮，以增滋补心阴之功效。

6. 清泻心火，涤痰宣痹法

适用范围：适用于心火亢盛，痰阻心脉证，如心烦胸闷、或胸痛阵作、心悸不宁、脘痞纳呆、舌尖溃痛、失眠多梦、小便黄赤、大便秘结、舌质红尖溃烂、苔黄厚腻、脉滑数有力。

应用体会：心火亢盛扰神，痰热壅阻心脉，故烦闷胸痛、心悸不宁、舌溃失眠、溲赤便秘。一派心火痰热，壅闭心脉之实证，故用清心泻火，涤痰宣痹以祛实邪，宜用《金匮要略》的泻心汤合《伤寒论》的小陷胸汤治之。

7. 温振心阳，化饮宣痹法

适用范围：适用于心阳不振，饮阻心脉证，如心胸憋痛、或心悸怦、气短喘促肥胖肢沉、畏寒肢冷、面白无华、唇甲淡紫、舌质淡紫、苔白浊腻、脉微或结代。

应用体会：①痰饮内聚，胸阳失展；饮阻心脉，血运不通。故治宜温振心阳，用桂枝甘草汤；化饮宣痹用瓜蒌薤白半夏汤。②“病痰饮者，当以温药和之”，故应加入苓桂术甘汤，温脾健运，化饮祛痰；又因痰饮壅阻，血运缓滞而生瘀，还应加入活血化瘀药如桃仁、三七而获全功。

8. 行气活血，化瘀通脉法

适用范围：适用于气滞血瘀，心脉痹阻证，如胸骨后或心前区压榨样剧痛、固定不移、入夜更甚、心悸不宁、唇甲青紫、舌质紫黯、苔白，脉沉弦涩。

应用体会：治疗瘀阻心脉证，首当辨清致瘀的原因，再当察明寒热虚实。气滞致瘀一般多见，因气为血帅，气行则血行，气滞则血瘀，故属气血瘀者，首当理气散滞，化瘀通脉；偏寒者宜加入辛温散寒之品，如桂枝等；偏热者宜加入凉血散滞之品，如丹皮、丹参之类；气虚运行无力者，在化药中加人参、芪类益气药收效更捷。

三、心血管疾病常用中医外治法

在心血管疾病的防治中，外治法起到了免疫调节、对神经体液及内分泌的调整作用，特别是对血液循环系统的调节作用。

1. 洗足法

（1）钩藤浸液：药物组成：钩藤 20g，冰片少许。用法：将钩藤剪碎，布包冰片。于每日晨起和晚睡前放入盆内并加温水洗脚，每次 30～45 分钟（可不断加热水保持水温）。10 天为 1 个疗程。适用于治疗高血压病。

（2）降压煎剂：药物组成：磁石、石决明、党参、黄芪、当归、桑枝、枳壳、乌药、蔓荆子、白藻葵、白芍、炒杜仲、牛膝各 6g，独活 18g。用法：水煎，取汁浸泡双脚，每日 1 次。适用于治疗高血压。

（3）牛膝钩藤方：药物组成：牛膝、钩藤各 30g。用法：上药水煎药液半脸盆，每日晨起和晚睡前浴足，每次 30～40 分钟，药液可不断加温。适用于治疗高血压病。

（4）茺蔚桑枝叶方：药物组成：茺蔚子、桑树枝、桑树叶各 10～15g。用法：上药煎汤约 1500ml，倒入脚盆，待药液不烫脚时，把双脚放入盆内浸泡约半小时后上床休息。适用于治疗高血压。

2. 敷足心法

（1）马钱二丑鸡胆膏：药物组成：马钱子 12g（去壳取仁），白丑、黑丑各 2g，鲜鸡苦胆（鲜用）12g。用法：将前 3 味药混合捣碎，然后加入鲜鸡苦胆共捣成膏状，装入棕色瓶中备用。用药前先用温水将脚洗净，擦干。再换淡温盐水（每 2000ml 中有食盐 50g）浸洗 10 分钟后将脚擦干。取配好的药膏敷于足心涌泉穴上，用纱布包敷，胶布固定，静卧 10～15 小时，隔日 1 次，4 次为 1 个疗程。用于治疗高血压病。

（2）蔡氏经验方：药物组成：桃仁、杏仁各 12g，栀子 3g，胡椒 7 粒，糯米 14

粒。用法：上药共捣烂，加入鸡蛋清1个调成糊状，分3次用。于每晚睡前贴敷于涌泉穴，晨起除去，每日敷1足，两足交替敷贴，6次为1个疗程。用于治疗高血压病。

3. 敷脐法

（1）高血压敷脐膏：药物组成：附子、川芎、三棱等。用法：将前药制膏，取神阙穴，常规消毒后敷本药膏，以桑皮纸和橡皮膏固定，每周敷贴2次，10次为1个疗程。用于治疗高血压病。

（2）脐疗粉：药物组成：吴茱萸、川芎各等份。用法：上药共研细末，取5～10g，放入消毒后的神阙穴内，外用麝香止痛膏固定，3天换药1次，1个月为1个疗程。用于治疗高血压病、冠心病。

（3）脐压散：药物组成：胆汁制吴茱萸500g，龙胆草醇提取物6g，硫黄50g，醋制白矾100g，朱砂50g，环戊甲嗪175mg。用法：将上药混合研极细粉末。每次用药粉200mg左右，放入肚脐窝内，覆盖棉球，外用胶布固定，每周更换1次，1个月为1个疗程。用于治疗高血压病。

4. 敷胸法

（1）心病Ⅰ号膏：药物组成：细辛、檀香、毛冬青各10g，冰片5g。用法：上药研为细末，用食醋或米酒调药粉5g成膏状，敷于胸部痛处，痛点不定者则敷心前区，后用周林频谱照射药膏20分钟，再加酒或醋调湿，然后留膏24小时换1次。每日1次，5日为1个疗程。用于治疗冠心病心绞痛。

（2）心痛膏：药物组成：川芎、细辛、良姜、檀香、荜茇、元胡、附子、草乌、川乌等药组成。用法：用蒸馏法提取挥发油后加硬脂酸基质配制成白色霜膏，装入空白牙膏筒中。同时挤出10ml涂于面积9cm×10cm塑料薄膜上，贴于胸前，周围以不过敏胶布固定以免挥发，每日1次。用于治疗冠心病心绞痛。

（3）苏硝膏：药物组成：苏合香丸、2%硝酸甘油软膏各等量。用法：将冠心苏合丸用白开水研成软膏状，与硝酸甘油软膏调和均匀即成。用时取9cm×10cm的薄塑料一块，3cm×4cm的薄塑料两块，分别涂上适量的苏硝膏，大块者贴于心前区，两小块者贴于两臂内关穴处，四周用不过敏胶布固定，以防挥发，每日1次。2周为1个疗程，共观察4个疗程。用于治疗冠心病心绞痛。

（4）桃仁栀子糊剂：药物组成：桃仁、栀子各12g，炼蜜30g。用法：上2药碾末，加炼蜜调成糊状，摊敷在心前区处，摊敷的面积约7cm×15cm，然后纱布覆盖，胶布固定。初用时，每3天换药1次；2次后，7天换1次，6次为1个疗程。用于治疗冠心病。

（5）葶苈丹参散：药物组成：葶苈子100g，丹参200g，乳香100g，肉桂100g，白芥子100g。用法：上药共研细末，装瓶密封备用。用时取药末100～200g，加等量麦面粉用温水调成糊状，涂在棉布或数层纱布上，厚度3cm，贴敷在心胸部位（局部皮肤涂以麻油以免损伤皮肤），外面再用干布或毛巾包好，待患者胸闷、胸痛、咳嗽有所好转去掉（大约2小时），用湿纱布擦拭敷药处，盖被卧床休息。每日1次，3次为1个疗程，一般不超过3个疗程。用于治疗冠心病。

（6）冠心苏合丸：治疗方法：取冠心苏合丸10丸，研成细末，均匀撒于麝香虎骨膏贴面上，然后将膏药贴于心前区部位，12 小时换药 1 次，敷贴后一般 10 分钟起效。用于治疗心绞痛。

（7）心绞痛膏：药物组成：丹参、红花。用法：上药依法制成流浸膏，涂于布面上即可。心绞痛发作时，将药膏贴敷于患者心前区，每 24 小时更换 1 次，2 周为 1 个疗程。用于治疗冠心病心绞痛。

（8）化瘀膏：药物组成：丹参、黄芪、川芎、红花等。用法：上药辅以促渗剂制成化瘀膏。敷贴于心前区，剂量为 5g，12 小时换 1 次，疗程为 2 周。用于治疗缺血性心肌病，心绞痛发作可暂服硝酸甘油。

5. 药枕疗法

（1）李时珍药枕：药物组成：野菊花、淡竹叶、冬桑叶、生石膏、白芍、川芎、磁石、蔓荆子、青木香、晚蚕沙、薄荷。用法：取上药适量装入枕芯内，每昼夜使用不少于 6 小时，3 个月为 1 个疗程。用于治疗高血压病。

（2）维康保药枕：药物组成：野菊花、灯芯草、夏枯草、石菖蒲、晚蚕砂等。用法：将上药制成药枕当一般睡枕使用。使用时注意使药枕对着风池、风府大椎穴位。用于治疗头痛、头胀、眩晕、胸闷、肢体麻木等肝火亢盛类高血压病。

（3）王氏降压药枕：药物组成：菊花 1000g，川芎 400g，丹皮、白芷各 200g。用法：将上药制成药枕，供睡眠时使用。每袋药 1 次可连续使用半年。用于治疗高血压病。

（4）秦氏降压药枕：药物组成：桑寄生、夏枯草、钩藤、菊花、罗布麻叶、生槐花、灯芯草、绿豆衣、薄荷、龙脑等（秦亮甫方）。用法：将上药制成药枕，枕风池、风府、大椎穴，用毕将本品密封，每包用 1～2 个月。用于肝阳上亢类高血压病。

6. 贴穴法

（1）冠心止痛膏：药物组成：丹参、当归、川芎、乳香、没药、公丁香、降香、樟脑、冰片、二甲苯麝香、苯海拉明、橡胶、羊毛脂等。用法：先将前 7 味药研为粗末，以 95%酒精浸制成流浸膏，加入余药捣制成硬膏，并涂于布面即可。同时外贴于内关、膻中或心俞，间隔 6～12 小时后行第 2 次贴膏。换药时，先用热毛巾轻擦局部皮肤，1～2 小时后再贴药。1 周为 1 个疗程。用于治疗心绞痛。

（2）曾氏冠心膏：药物组成：薤白、瓜蒌仁、法半夏、陈皮、桂枝、檀香、丹参、川芎、当归、石菖蒲、乳香、没药、丁香、冰片各等量。用法：上药按传统方法用麻油熬成膏剂。每次选贴内关、神门、通里、三阴交、膻中等穴中之 2～3 穴，48 小时后去掉，休息 24 小时再贴。治疗 2 个月。配服汤剂：丹参 25g，生蒲黄 20g（包），川芎 5g，生山楂 15g，郁金、法半夏、薤白各 10g，瓜蒌仁 12g，枳壳 6g，琥珀、桔梗各 4g。每日 1 剂。用于治疗冠心病心绞痛。

（3）心痛散：药物组成：红花、川芎、元胡、血竭各 10g，冰片 2g。用法：上药共研细末，过 120 目筛备用。治疗时取 0.5g，用橡皮膏外敷于心俞、膻中及阿是穴，每日换药 1 次。1 周为 1 个疗程。停用其他药。用于治疗冠心病心绞痛。

（4）丁郁四神散：药物组成：丁香、郁金各 15g，山楂 30g，川芎 20g，人参 10g。上药研细末装胶囊，每粒 1g，共 80 粒。治疗时取 3 粒药末，米酒调糊，置于

3cm×3cm 见方胶布或伤湿膏上分别外敷双涌泉穴，每日 2 次，14 天为 1 个疗程。配服本药 3 粒，每日 3 次。用于治疗冠心病心绞痛。

（5）冠心膏：药物组成：丹参、川芎、冰片、红花等。功能活血化瘀，行气止痛。用法：贴于膻中、心俞、虚里穴，隔 24 小时更换，2 周为 1 个疗程。用于冠心病心绞痛的治疗和预防。

7. 雾化吸入法

（1）宽胸气雾剂：药物组成：细辛、良姜、荜茇、檀香、冰片。剂量比例为 0.5∶1.5∶3.0∶1.5∶0.8。用法：上药提取挥发油制成气雾剂。心绞痛发作时，按气雾剂雾化法操作常规，立即将药液喷至咽腔，若 10 分钟不缓解，可重复使用，至心绞痛缓解止。用于治疗心绞痛。

（2）心痛舒喷雾剂：药物组成：丹皮、川芎、冰片。功能：活血化瘀，凉血止痛。用法：喷雾，1 次舌下按 3 下（每瓶 4ml），心绞痛发作时用。或每日 3 次，1 周为 1 个疗程。用于冠心病心绞痛属偏热型心血瘀阻证类。功效：即时缓解心绞痛、缩短心绞痛时间、改善症状，疗效确切、迅速，对缺血心电图也有一定的改善，无头痛、头胀等不良反应，无禁忌证和耐药性。连续喷药能使患者心电图 ST 段压低程度减轻，ST 段压低的回升时间缩短，改善患者心脏的收缩功能和舒张功能。

（3）复方丹参气雾剂：药物组成：三七、丹参、冰片等。功能：活血化瘀，理气止痛。用法：喷雾，1 次喷 3～5 下（每瓶 14.2g），每日 3 次，4 周为 1 个疗程。用于胸中憋闷，心绞痛。

第三节　中西医结合预防

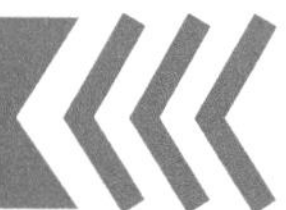

一、未病先防（一级预防）

张景岳说："预防之道，治于未形，故用力少而成功多"（《类经·摄生类》），未病先防可取得事半功倍的效果，也与卫生经济学要求提高投入/效益比的思想不谋而合。所谓未病先防，其实质在于预防疾病的发生，就是现代医学意义上的一级预防。即已有危险因素存在，而疾病尚未发生或疾病处于亚临床阶段即采取预防措施，而这正是古人所说"上医治未病"。《素问·上古天真论》说"上古之人，其知道者，法于阴阳，和于术数，食饮有节，起居有常，不妄作劳，故能形与神俱，而尽终其天年，度百岁乃去"，强调了顺应自然及饮食、起居、情志调养对疾病预防的作用。

1. 法于阴阳，和于术数　“法于阴阳，和于术数”，指效法天地阴阳自然变化之规律和特点，恰当地应用各种养生的方法。要顺应自然“春生、夏长、秋收、冬藏”的变化规律，采取相应的养生方法。内经中所提出的四季养生：春天“夜卧早起，广步于庭，被发缓形，以使志生，生而勿杀，予而勿夺，赏而勿罚”；夏季“夜卧早起，无厌于日，使志无怒，使华英成秀，使气得泄，若所爱在外”；秋季“早卧早起，与鸡俱兴，使志安宁，以缓秋刑，收敛神气，使秋气平，无外其志，使肺气清”；冬季“早卧晚起，必待日光，使志若伏若匿，若有私意，若已有得，去寒就温，无泄皮肤，使气亟夺”。强调“夫四时阴阳者，万物之根本也，所以圣人春夏养阳，秋冬养阴，以从其根，故与万物沉浮于生长之门。逆其根，则伐其本，坏其真矣。故阴阳四时者，万物之终始也，死生之本也，逆之则灾害生，从之则苛疾不起”“从阴阳则生，逆之则死；从之则治，逆之则乱，反顺为逆，是谓内格”。顺从自然界四时阴阳变化规律，采取相应的养生方法，就能使人体阴阳平衡，气血顺畅，脏腑功能活动正常，健康无疾；违背了自然界阴阳四时的变化规律，则阴阳失衡，气血逆乱或瘀滞，脏腑功能活动紊乱，导致疾病的发生和发展。这是包括心血管疾病在内的所有疾病发生发展的根本原因。“法于阴阳，和于术数”，也可说是养生防病的总纲，包括饮食起居、劳逸、精神调养等，都应顺应这一原则。

2. 食饮有节，起居有常　饮食起居是人们生活的基本内容与方式，饮食起居失常可导致疾病的发生。“脾胃为后天之本，气血生化之源”。盖饮食自口而入，经过脾胃熟腐消化、运化转输，进而化生为精微气血津液，敷布营养全身。如果饮食起居失常，就会导致疾病的发生发展。如饮食不足，则气血津液精微生化无源，无以营养全身，轻则抗病力弱易受邪袭，即“邪之所凑，其气必虚”，重则虚劳诸疾旋即发生。心血管疾病如贫血性心脏病即部分与此有关。而风湿性心脏病又往往由于营养不良，复加居处潮湿，起居不慎，“风寒湿三气杂至，合而为痹”，继而“脉痹不已，复感于邪，内舍于心”所致。这些年来，随着人们生活水平的提高，营养过剩、体力活动的减少，起居失常所致的心血管病如血脂异常、高血压、糖尿病、冠心病、脑卒中、心力衰竭等发病率越来越高。“以酒为浆，以妄为常，醉以入房，以欲竭其精，以耗散其真，不知持满，不时御神，务快其心，逆于生乐，起居无节，故半百而衰也”。

3. 不妄作劳　劳，包括劳力、劳心和房劳。当代社会，竞争激烈，人们面临着非常大的精神和心理压力，又有巨大的物质诱惑，故熬夜、劳心、房劳过度者有相当大的人群，导致心血、肾精暗耗，阴虚则阳亢，君火旺盛，相火妄动，肝阳上亢，诱发心血管疾病特别是心脑血管突发事件的不断发生。劳逸适度，以合于四时阴阳变化规律，保持人体形神俱旺，气血流通，对心血管病的防治将有极大的作用。

4. 恬淡虚无，真气从之　在社会发展日新月异、竞争日趋激烈、物质日益丰富的时代，恬淡虚无，终非易事。思虑劳心，嗜欲无度，七情易伤，“怒则气上，喜则气缓，悲则气消，恐则气下，惊则气乱，思则气结”。气为血帅，气机逆乱，必致血行瘀滞，导致心病发生，尤其是高血压、冠心病及心血管突发事件与情绪变化关系尤为密切。故“志闲而少欲，心安而不惧”“嗜欲不能劳其目，淫邪不能惑其心，愚智贤不肖，不惧于物”，才能合于养生之道。近几十年来，现代医学也逐渐认识到情志对心血管疾病发病的影响巨大。诸如A型性格、负性情绪作为心血管疾病危险因素的临床意义的研究，印证了中医传统养生强调调摄情志，倡导恬淡虚无的养生理论。情志失调，暴怒伤肝，肝郁气滞，气滞则血瘀，心脉瘀阻，流行不畅，则为心痛胸痹，气滞痰凝，痰浊瘀血，因饮食或肝气引发内伏之瘀血痰浊流窜经络，痹阻心脉，则发为真心痛；气滞化火，火伤阴血，心神失养则为心悸怔忡，失眠健忘。肝火上炎，甚则引肝阳上亢则为眩晕之属。通过适当的医疗体育训练、行为疗法、情志疗法，可以减轻情绪反应，进而防止心血管疾病的发生。

5. 虚邪贼风，避之有时　反常的气候变化及寒暖交替之时，往往是心血管突发事件的高发期。气候异常或剧烈变化可导致人体气血逆乱，阴阳失调，进而发病。而对于心血管病患者而言，烟酒也当为“虚邪贼风”，可耗伤体内的阴精阳气，影响脾胃的运纳功能，导致痰浊内生，气血瘀滞，进而发生一系列生理病理变化，特别是影响血压血脂，最终导致冠心病、脑卒中的发生和发展。故慎起居，避外邪，适应四时寒暖变化，戒烟限酒，是预防心血管疾病的重要措施。

二、既病防变（二级预防）

1. 调血　心血管疾病的发生、发展，与血液的生成、输布、运行失常有关，因此一旦发生心血管疾病，要防止其发展恶化，重点应在调血，养心重在理血。理血之法对心血管疾病的二级预防尤为适宜。补心血药有当归、酸枣仁、夜交藤等。活血化瘀药有丹参、赤芍、川芎、红花、桃仁、乳香、郁金、地龙、水蛭等。如心悸者，多因心气、心血不足，心神失养，通过养心血，使心血充足，心悸失眠之症自可减少发作。对心血瘀阻之胸痹，若间断给予活血化瘀或与益气补肾，亦能起到稳定病情、巩固疗效的作用。有文献报道，对冠心病的随访观察证实，活血化瘀等中医药治疗对冠心病二级预防的价值很大，血府逐瘀汤对PTCA术后再狭窄有一定的预防作用。也有不少实验研究发现，活血化瘀法可以改善血管内皮功能、抑制平滑肌细胞增殖，改善血流与微循环，从而对心血管疾病起到预防与治疗作用。

2. 调气　朱丹溪认为，百病皆生于气，情志因素在心血管疾病的发生与发展中起到很大的作用。心理学研究证实，负性生活事件是心血管疾病发病的危险因素，A型性格与冠心病有关。情志失调常可引起中风、眩晕、胸痹发作或加重；而心血管疾病发生后，常会使患者产生情绪抑郁、心烦易怒等情绪变化。肝主疏泄与调畅气机，因此调理气机的重点又是调肝。《西溪书屋夜话录》有治肝三十法，分肝气、肝风、肝火论治，并认为三者同出而异名，源于一而变化多端。因此对于心血管疾病如眩晕、心悸、胸痹等适时进行随症调理，可使发作危险性降低。调肝诸药如乌梅、防己等有钙通道阻滞剂样作用，滋养肝阴，平肝潜阳，可防治肝阳上亢之眩晕等症的发作与加重。疏肝理气之四逆散用于胸痹等症的防治亦取得疗效。

3. 健脾补肾，巩固先、后天　健脾可以助水谷化生精微以滋养气血，使心气、肝血得以化生，肾精得气血滋养而不衰，并杜绝痰浊化生之源。常用药有山药、荷叶、山楂、茯苓、砂仁等。许多健脾药能改善与调节血脂代谢紊乱，有利于防止动脉粥样硬化的进展。因肺主气，司呼吸，外主皮毛，补脾可以实后天，并可起到培土生金之效，使肺气足而腠理密，不易发生外感六淫之病，对预防因反复链球菌感染而引起风湿活动及反复上呼吸道病毒感染引起心肌炎加重有积极的意义。

肾为先天之本，阴阳之根。通过对中老年高血压患者的临床证候调查发现，中老年男性高血压患者常有肾虚，并兼有心肝两虚。而冠心病、高血压等病多见于中老年男性，由此可见，肾气不足在其中发挥着作用。补肾之法不在滋补，而宜于清补，滋补之法，用于心血管疾病缓解期，常有生湿化痰之嫌。故补肾培元，常选山萸肉、菟丝子、枸杞子、二至丸、五子衍宗丸等。给予稳定期的冠心病患者服用补肾之品如五子衍宗丸，可增强患者体质，减少心绞痛发作。对慢性充血性心力衰竭者，应用补肾培元纳气，以巩固其疗效。

作为心血管疾病未病先防的措施，同样适用于既病防变，因为这些因素不仅是心血管疾病发生的危险因素，同样是心血管疾病发作与加重的诱因。停止吸烟与酗酒，在医生的指导下对自己的A型行为特征进行改造，改变不良生活方式如缺乏体力活动等都是既病防变的必要措施。对心血管疾病患者来说，加强对病情的监测，早期发现病情变化，及时采取措施进行干预是二级预防的必要措施。

第四节　心脏康复的管理与指导

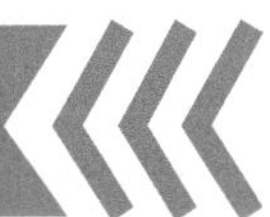

一、概述

心脏康复是通过综合的康复医疗，包括采用主动积极的身体、心理、行为和社会活动的训练与再训练，改善心血管功能，在生理、心理、社会、职业和娱乐等方面达到较佳功能状态，使患者在身体、精神、职业和社会活动等方面恢复正常和接近正常。同时强调积极干预心脏病危险因素，阻止或延缓疾病的发展过程，减轻残疾和减少再次发作的危险。

心脏康复曾经是以离床和预防心血管去适应为主要目的的疗法。随着急性期再灌注治疗和冠状动脉疾病重症监护室（CCU）的普及和冠状动脉搭桥技术的进步，早期离床和早期出院得以实现。因此，心脏康复的目的转化为通过纠正危险因素来实现二级预防（预防病情复发）。日本心脏康复学会对心脏康复定义如下：“所谓心脏康复，是以改善心血管疾病患者的身体、心理、社会、职业状态，抑制或延缓早期动脉粥样硬化及心力衰竭病情发展，减少疾病复发、再次住院及死亡，实现舒适积极生活为目的，由多专业医务人员共同参与，针对每个患者实施的，包括医学评估、基于运动处方的运动治疗，纠正冠心病危险因素、患者教育及心理咨询、最优化的药物治疗等在内的多方面综合性的医疗措施”。

比如，人们对冠心病的认识不断加深，发现该病是多重危险因素综合作用的结果，既包括不可改变的因素（如年龄和性别），也包括可改变的因素（如血脂异常、高血压、糖尿病和吸烟等）。冠心病造成的损害不仅仅局限于心脏部位，同时也包括肺功能下降、全身骨骼肌功能损害、活动能力下降、心理精神障碍等。综合的心脏康复治疗可减轻患者的症状，提高参与体力活动和社会活动的能力，改善整体的生活质量。因此，冠心病的治疗不能仅仅局限于急性期的药物、手术或介入治疗，而应在冠心病的急性期和稳定期开展一系列综合的心脏康复治疗。

现代心脏康复是一种综合的医疗手段，应该包括常规心血管药物治疗、运动疗法、饮食疗法、心理治疗、物理因子治疗、传统中医治疗、社会和职业治疗等各个方面，并不同于我们平常所说的“理疗”或“医疗体育运动”。确切地说，运动治疗仅是综合心脏康复的重要组成部分，心脏康复强调引导健康的生活方式和积极的生活态度，从而促进提高生活质量，最终回归正常的社会生活。因此，心脏康复需要医务人员的团队合作。指导患者自律需要长期的干预，因此心脏康复的系统构建不应仅限于急性期或恢复期，还应扩展到维持期。

心脏康复治疗是近年来的新兴交叉学科，采用的是团队协作的工作模式，需要心理、运动康复、营养、理疗、相关临床学科及社会学等多学科人员的合作，形成康复团队对心血管病患者全程医疗关爱。为了能让心脏康复团队合作顺利，要求有心脏康复相关知识的专业之间做到信息共享，统一心脏康复相关的认知、知识和专业术语，并定期举办沟通会议。随着治疗手段的进步，高龄患者及重症心力衰竭患者得以生存。因此，专门针对心力衰竭的康复变得尤其重要。可以预测，今后高龄心力衰竭患者或合并心力衰竭的患者会日趋增加。针对上述患者，心脏康复的目的不仅是帮助患者回归工作，恢复日常生活能力，更重要的是通过减轻症状改善患者身体功能，使患者消除焦虑重新获得自信，提高生活质量能够自主日常活动，并通过疾病管理来预防疾病恶化及再次住院。

二、心脏康复的目标和目的

1. 心脏康复教育的目标

（1）了解相关疾病知识，正确认识心血管疾病。

（2）理解心脏康复对患者的益处。

（3）了解心脏康复的基本程序、内容和实施方法。

（4）改善自我健康的行为模式。

(5) 鼓励适当的体能运动。

(6) 改善患者的生活质量。

(7) 提升患者应对心血管急性事件和慢性稳定期的能力。

(8) 减少住院时间，降低再住院率，减少不必要的再次介入手术，控制医疗费用。

(9) 改善营养及心理状况。

2. 患者应从心脏康复教育中获取

(1) 日常生活的自我管理能力。

(2) 有关心血管系统疾病、危险因素、症状识别和自我管理的知识和能力。

(3) 了解运动的作用和有关合适的运动模式的知识。

(4) 关于正确和合理使用心血管常用药物的知识。

(5) 自我情绪和睡眠管理技巧。

(6) 了解营养的重要性，并保持良好营养状况。

三、心脏康复的临床管理与指导策略

（一）心脏康复过程中预防运动损伤的策略

心脏康复的核心内容是运动锻炼。由于大多数心血管疾病患者为中老年人，同时可能并发很多其他方面的退行性疾病，如慢性肺部疾病及慢性代谢性疾病（包括代谢综合征），加之老年人是跌倒的高危人群，因此心血管疾病患者除重视心脏问题外，对其他的运动损伤问题也须予以重视。如果患者在康复过程中经常发生运动不适或损伤，不仅影响康复的效果，而且会造成不良心理影响。因此，在心脏康复过程中，患者对运动损伤的预防比治疗更重要。要预防运动损伤的发生，运动时的主动与被动保护就非常重要。

1. 心血管疾病患者应首先选择适合自己的运动项目和健身方式　每项运动都有自身的技术特点，每位患者的身体条件也各不相同。要根据自身的年龄、性别、肌肉力量、关节灵活程度及伤病情况选择正确的活动方式。这部分内容可根据评估结果调整。

2. 心血管疾病患者在运动前应进行充分准备活动　每次运动前，充分活动关节、肌肉，使各个关节最大限度地活动，增加关节的柔韧性和灵活度。天气越冷，热身的时间需要越长。只有经过充分准备活动才能使肌肉和关节以最佳状态投入运动中，减少运动损伤。

3. 遵循科学运动方法

(1) 运动康复时，应循序渐进，先易后难，运动量应先小后大，逐渐加量。

(2) 运动康复时要注重身体基本素质锻炼。要适当进行肌肉力量练习，加强肌肉力量，增加肌肉感受性，可更好地保持关节稳定性，延长运动时间。

（3）加强运动安全教育，克服麻痹思想，增强预防意识。

4. 心脏康复过程中应该防止过度疲劳和劳损　身体某一部分组织进行长期的、单调的练习，而不注意调整，容易损伤。这种损伤多见于关节、肌腱、肌腱附着部和负重的骨组织。防止积累性损伤，单纯地依靠医学治疗往往难以收到理想效果。

5. 心脏康复过程中注意运动细节　如着轻便、舒适的运动鞋和运动服，以避免关节因运动受限而引起肌肉损伤。

6. 心脏康复过程中加强保护与帮助，特别要提高自我保护能力　如摔倒时，立即屈肘低头，团身滚动，切不可直臂或肘部撑地。由高处跳下时，要用前足掌着地，注意屈膝、弯腰，双臂自然张开，以利于缓冲和保持身体平衡。

（二）心血管疾病患者精神心理问题的处理策略

心血管疾病患者精神心理问题的治疗策略是必须在治疗患者器质性心脏病变基础上，治疗患者的精神心理障碍，即同步双心治疗。焦虑、抑郁、躯体化症状与存在躯体疾病有关，应尽快控制躯体疾病，如积极控制冠心病、心绞痛、心力衰竭、高血压等。心血管疾病患者精神心理问题的治疗措施也应心身一体，即心理治疗和躯体治疗并用，主要策略如下：

1. 诊断原则　不给予患者抑郁症、焦虑症的诊断，而是给予抑郁状态、焦虑状态的诊断，便于对患者及时进行治疗。如患者需要疾病学的诊断，建议患者转诊精神专科，由精神科医生予以疾病学诊断。

2. 治疗前的沟通　在给予治疗前，必须与患者和家属沟通诊断和治疗，包括可能的治疗方法，药物治疗的起效时间，疗效特点（2 周左右起效，早期会出现不良反应，多在第 2 周左右开始缓解等），疗程（治疗需要持续的时间一般在 3 个月以上），可能的不良反应（如恶心、便秘等）和处理方法，不仅能增加患者治疗的依从性，而且可以减少医疗纠纷。

3. 精神科转诊的指征　需要出具疾病学诊断证明者；抗抑郁药物治疗无效或疗效不佳者；严重的自杀企图或既往有自杀未遂病史者；有幻觉、妄想等精神病性症状。

4. 个体化治疗　由于心内科患者年龄较大、常合并应用多种药物，因此选择治疗药物时需考虑药物的相互作用，且从低剂量开始应用。对于睡眠问题严重者，早期合并镇静催眠药物。对焦虑严重患者早期合并劳拉西泮缓解焦虑，治疗早期对有睡眠和焦虑问题的患者会增加对不良反应的耐受性，提高患者的依从性。

5. 新型抗抑郁药物　一般治疗在 2 周左右开始起效，用于治疗焦虑时，需联合应用苯二氮䓬类药物或氟哌噻吨美利曲辛 2 周左右，避免焦虑加重。如足量治疗 6～8 周无效，应重新评估病情（咨询精神科），考虑更换作用机制不同的药物。

6. 治疗持续时间　一般在 3 个月以上。心内科患者存在的焦虑抑郁一般为轻中度，具体疗程目前缺乏研究证据，可以根据患者症状缓解程度决定治疗时间，症状完全缓解 1 个月时，可以考虑逐渐减量停药。减量方法：从每日一次 1 片，减为每日一次半片，持续半个月，再减为半片，隔日一次半片，持续半个月停用。还可以再减为隔两日半片，持续半个月停用。

(三) 心血管疾病患者的睡眠管理

心血管疾病各种症状所致失眠、冠状动脉缺血导致心脑综合征、心血管疾病治疗药物所致失眠、心血管手术后不适症状所致失眠、因疾病发生焦虑和抑郁导致失眠、睡眠呼吸暂停以及原发性失眠。常见的失眠类型包括难以入睡、睡眠不深、多梦、醒后不易再睡、早醒、周期性肢体运动、多动腿综合征。

1. 治疗策略　积极治疗原发病，纠正导致失眠的疾病症状，缓解精神心理障碍，缓解失眠及其伴随症状。对于因症状、疾病导致的失眠，建立良好的医患关系，取得患者信任和主动合作很重要，着重消除当前疼痛、失眠、焦虑、恐惧，惊恐发作等症状。不少患者对心肌缺血及治疗怀有恐惧心理，常担忧 PCI 或 CABG 治疗的后果。在治疗前应详细说明治疗的必要性、效果及可能发生的反应，使患者有充分心理准备。应尽早开始心理治疗，以减少应激反应。

2. 治疗方案

(1) 积极治疗原发病：老年人、合并多种疾病、住在心脏监护室的患者易发生谵妄、睡眠障碍，应积极治疗原发疾病和诱发因素，如心肌缺血、呼吸困难、低血压、电解质紊乱、焦虑等，同时给予对症治疗，如氯丙嗪（25mg）肌内注射、奥氮平（剂量 2.5～10mg）口服、奋乃静（1～2mg）口服，从低剂量开始治疗。应强调的是，避免给予苯二氮䓬类药物加重意识障碍。

(2) 指导患者学会记录睡眠日记：了解患者的睡眠行为，纠正患者不正确的失眠认知和睡眠习惯。在冠心病的康复阶段常可遇到各种应激，可对预后有明显影响，因此要注意指导患者及家属做好心理、家庭、社会等方面的再适应。

(3) 使用镇静催眠药物：患者在发生失眠的急性期要尽早使用镇静催眠药物，要短程、足量、足疗程。药物包括苯二氮䓬类、非苯二氮䓬类或 5 -羟色胺再摄取抑制剂。苯二氮䓬类药物连续使用不超过 4 周。应注意苯二氮䓬类药物半衰期较短者比半衰期较长者撤药反应更快、更重、故停服半衰期短的药物（如劳拉西泮），需逐步减药直至停药。用药不可同时饮酒、喝茶、饮用咖啡等，否则会增加药物成瘾的危险性。一种抗镇静催眠药疗效不佳时，可并用另外两种镇静催眠药物。每种药物都尽量用最低有效剂量。鼓励采用新型抗抑郁药（如 5 -羟色胺再摄取抑制剂）、氟哌噻吨美利曲辛，因其副作用较少且成瘾性很低。

在使用镇静催眠药物的过程中有以下几点注意事项。①注意药物相互作用：抗焦虑/抑郁药物对肝细胞色素 P3A4、P2D6 酶有抑制作用，可能升高硝苯地平、维拉帕米、普萘洛尔、酒石酸美托洛尔、华法林、氨茶碱等药物浓度。应尽量选择药物相互作用少的药物，如黛力新、舍曲林及西酞普兰；②注意药物对 QT 间期的影响：三环类抗抑郁药物可延长 QT 间期，导致恶性心律失常，冠心病患者应避免应用；③注意药物导致直立性低血压：作用于去甲肾上腺素受体的应药物（如曲唑酮、米氮平和文拉法辛）可导致直立性低血压，用时要慎重，其实剂量减半，夜间睡前服用较合适；④注意利尿药的应用时间：注意不要在夜间应用，以免因夜尿过多影响睡眠；⑤长期频繁使用苯二氮䓬类药物可能干扰降压药物的疗效，故建议低剂量使用；⑥丙咪嗪、阿米替林等三环类抗抑郁药物可引起血压升高，不建议应用；⑦利尿药、血管紧张素转换酶抑制剂、血管紧张素受体拮抗药、β受体阻断药、钙拮抗药均可导致失眠，失眠严重时应适当调整降压药物种类；⑧个性化治疗：根据患者年龄、既往治疗效果、患者的药物治疗意愿和对治疗药物的选择、耐受性及治疗费用等因素，选择合适药物进行治疗；⑨所有准备接受镇静催眠药、抗焦虑/抑郁药治疗的患者，开始治疗前，要了解药物的起效、疗程、可能的不良反应，需要遵医嘱服药。

综上所述，睡眠对健康人具有解除疲劳及恢复体力的作用，但若睡眠时间过短或过长以及质量不好均是心血管事件的重要危险因素。而对于心血管疾病患者来说，在睡眠中也可能发生呼吸障碍、心肌缺血、心律失常甚至死亡的风险。虽然睡眠医学现在仅是一门边缘学科，但近几十年来越来越多的人都在重视睡眠。目前研究表明，睡眠与高血压、冠心病、心力衰竭等有着较强的关联性。随着现代都市的生活节奏加快，越来越多的人出现精神紧张、过度疲劳及睡眠不好，这些都是心血管疾病急性发病的诱因。因此，预防和治疗心血管疾病的同时应重视睡眠的影响和作用。鉴于目前睡眠时间紊乱的流行趋势，我们应对睡眠质量欠佳的人群做好宣教，并同时增强医护人员的意识。我们应重视心血管疾病的一级预防，增强大众的健康睡眠意识，降低睡眠障碍相关的心血管事件风险。

（四）心血管疾病患者的营养及饮食指导

1. 总热量　热量摄入过多或消耗减少可造成热量过剩，这样超过机体需要的部分可通过三酰甘油的形式储存于脂肪细胞之中，由此而引起肥胖。流行病学调查表明，肥胖者的冠心病发病率明显高于体重正常者。许多证据说明，肥胖是冠心病的危险因素之一，肥胖患者还因常合并有高脂血症、高血压和糖尿病等冠心病危险因素。由于肥胖者的 HDL－C 尤其是抗动脉粥样硬化较强的 HDL_2 含量，较体重正常的人显著降低，而易发冠心病。

2. 碳水化合物　碳水化合物在冠心病发生上所起的作用已日益受到重视。碳水化合物摄入量的增加可引起内源性三酰甘油升高，但糖致高三酰甘油血症与糖的种类有关。复杂的碳水化合物对血脂影响不大，简单的碳水化合物，主要是果糖和蔗糖则使血三酰甘油升高。但葡萄糖则无影响。由于 1 个分子的蔗糖水解之后产生 1 分子果糖和 1 分子葡萄糖，故致高三酰甘油血症的主要是果糖。同时，不同个体对碳水化合物的反应不同。一般而言，老年人、肥胖心血管疾病患者、高三酰甘油血症者较敏感，尤其是后者，常称为糖诱发的高三酰甘油血症，与冠心病关系密切。

3. 蛋白质　流行病学调查表明，动物性蛋白质摄入量与血清胆固醇含量和冠心病之间呈显著正相关，其程度不亚于膳食脂肪的作用。而植物性蛋白则维持血清胆

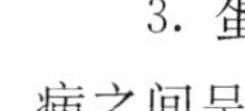

固醇在正常水平。有研究者报告，Ⅰ型高脂蛋白血症患者在用低脂、高 P/S 比例的大豆蛋白质代替动物性蛋白时，其血清胆固醇大大降低了。美国人每人每日平均摄入 100g 的蛋白质，其中 70%为动物性蛋白；而发展中国家则为每人每日 50g，仅 10%为动物性蛋白。近年来，临床和动物试验进一步证明了植物性蛋白尤其是大豆蛋白具有显著降血脂的作用。

4. 纤维素　凡是居民膳食中纤维素含量高的国家和地区冠心病发病率显著低于摄入量低的地区。食物中的粗纤维具有降低血清胆固醇的作用，食物纤维素并无营养，却有十分重要的作用。其中某些如木质素、果胶等具有很强的结合胆固醇的能力，因而具有显著的降胆固醇作用。除了降脂作用外，某些藻类多糖还具有抗凝血功能。食物纤维素对改善糖代谢、预防肥胖等方面有良好的作用。

5. 维生素　维生素 B_6 对保护血管壁的完整性、改善脂质代谢和预防动脉粥样硬化方面有良好的作用，而维生素 E 与脂质代谢也存在密切的关系。用缺乏维生素 E 的食物喂养豚鼠及兔 7 个月可发生大动脉中层的坏死、钙化和纤维化，而补充之则抑制动脉内膜的上述变化。维生素 E 还可以抑制血中游离或脂型胆固醇和三酰甘油及磷脂参加大动脉的脂肪沉着，防止动脉粥期无机盐和微量元素摄入。过多的钠盐同发生高血压的关系已是众所周知，钠盐摄入过多造成的水钠潴留、心脏容量负荷过重可以加重或引起心力衰竭。而钾盐则有对抗钠盐的作用，食物中高的钾盐/钠盐比例有利于高血压的防治。有关硬水、软水对冠心病、高血压的影响目前还没有结论，而微量元素同心血管疾病的关系则越来越被重视。微量元素在生物学中的效应主要是参与酶的激活，对身体的激素分泌、新陈代谢调节起着相当重要的调节作用。

(五) 心血管疾病患者的生活指导

1. 生活指导要点

(1) 生活指导的要点有以下 3 点

1) 为帮助患者面对发病、残留心功能、其他并发症和生活变化（生活习惯重建及改正）而提供的支持。

2) 针对心功能受损的患者，对其及家属能够获得适当的社会支持而提供帮助。

3) 为预防复发、维持及提高 QOL 获得生活习惯而提供的支持。

(2) 对患者家属的指导要点

1) 对患者病情（病况）、治疗内容的一并理解：患者知晓为前提，主治医师开具知情同意书、营养指导、饮食指导等场合，患者家属与患者一起接受指导。家属需要知道患者的医疗机构、诊疗科室、主治医师（包含夜班、休息日的联络人）、内服药存放处等。

2) 与患者一同生活：生活习惯的改正是贯穿一辈子的，要做到并非易事。少盐、戒烟，这些习惯需要家属和患者一同努力。

3) 贴心守护患者的每一分努力。

4) 尤其是老年人，需要有家属一起陪同就诊并确认患者的服药情况。

5）突发意外准备、发病应急、掌握心肺复苏的知识和技术。

2. 具体生活指导内容

（1）普通事项：确认患者接受并理解主治医师对心血管疾病的病情、伴随症状、体征、精神变化、预后等内容的介绍。患者有不清楚的地方时，尽量安排机会让主治医师再给患者做次说明。

（2）症状监测和管理

1）胸痛发作、心力衰竭恶化时的症状：缺血时，除了胸痛，还有背痛、肩痛等。慢性心力衰竭时，有气喘、平时能应对的劳动应对不了，或是必须休息等症状；及下肢浮肿、体重增加（3 日内体重增加 2kg 以上）等。要根据患者的病况（残留心功能）分别进行说明。

2）自我监测：自我测量体重（每日相同条件下测量），自我测量血压（每日、必要的时候、早、晚）并进行记录。就诊时须带上自我监测的记录给医师，让医师了解病情经过，这对确立治疗方针很有意义。建议心力衰竭患者除记录之外还对症状进行自我监测。每日监测并记录体重、血压、症状等，对自我护理度的确认有助于患者切身意识到身体状况变化，尽早发现病情恶化并接受合适的诊断，也能成为患者一医务人员之间的交流工具。

3）胸部症状发作、症状恶化时的应对：症状恶化、事态紧急时迅速与医师联系并进行诊断。平日里，要在冰箱门上等家属一眼就能看到的地方贴上标签，记录“经常看诊医师及诊疗科室电话、挂号证编码等这些呼叫救护车时必须告知的内容（自家住址等）”。建议家属也参加心肺复苏培训。

（3）定期接受诊断：即使感觉身体状况良好，也要定期来门诊接受医师诊断。必要时，要进行冠心病危险因素筛查、心功能评估、血液及尿液检测、胸部 X 线、心电图、心脏超声、心肺运动负荷试验等。患者心功能状况不同，接受评估的频率也不同。

就诊时，患者要带上心脏康复联络手册（自我监测记录）和服药手册，有不清楚的地方、有疑问的地方都在看医师前事先整理并记录下来，以便就诊时能清楚地向主治医师或其他医务人员说明自己的疑问。

（4）药物疗法：为了让患者能够做到按照医师的处方切实服药，医务人员有必要对药物疗法的必要性，内容（药物性质、药量、不良反应），服用方法，忘记服药时的应对措施等进行指导。特别强调的是，服用抗血小板药物、抗凝药物时容易出血，因此在接受拔牙、内镜、手术或出现外伤时必须与主治医师商量。指导患者不要自我决定中止或恢复药物使用。需要服用药物种类或药量较多时，可以做成单片复方药物（相同服用时间的不同药物制成包），或混合剂、贴敷药等形式，保证患者能够切实服药。门诊医师需对患者的剩药情况等进行确认，确认患者是否有忘记服药。

另外，有的药物价格昂贵，医师还需考虑患者的经济负担。老年人患者在用药管理上可能自身会有诸多困难，因此对患者家属的指导也是有必要的。

（5）饮食疗法：包括盐分控制、维持适当体重、卡路里限制、必要时限制水的摄入量。这些限制也应告知患者家属，尤其是做饭的人。注意饮食八分饱。

（6）活动和运动

1）运动疗法：以每个患者的病情、心功能、心肺运动负荷试验结果为基础，对患者的日常生活行为和运动进行指导。适度运动有助于提高运动耐量并改善 QOL。另外，为了避免同社会隔离，运动疗法也能为患者适应社会性活动、家务、工作等提供帮助。

2）关于外出：外出时，尽量不要让第 2 日还有疲劳感，累了就休息，行李之类要轻便少拿，为了避免冷暖温差，要尽量控制外出。

3）关于洗澡：有以下注意点：将浴室和换衣服处的室温调节成和起居室差不多，在脱衣前先确认洗澡水的温度；洗澡水温度设定在 40℃左右；饭后、饮酒后洗澡容易造成血压降低，请避免；洗澡时探身等动作会对心脏造成负担，因此洗澡时可坐在椅子上，使用喷头淋浴；泡澡时为了避免水压造成血压上升，请不要泡到脖子处。洗澡前后都要补充水分。

4）避免双重负荷：吃饭、运动、洗澡、排便这些动作行为都会加重心脏负担。每进行一个这样的动作后，休息 30 分钟至 1 小时再开始下一个动作。

5）关于开车：开车时病情发作容易导致危险。需指导易忧虑、易焦躁的患者尽量避免开车。循环系统药物中有很多药都标注着需避免开车。告诉 ICD 置入患者，以往有过晕厥或心脏、大血管术后的患者，开车前一定咨询医师。

6）关于旅行：旅行是转换心情的好机会。但是在旅行地往往容易过量饮食、摄入盐分过多、吃饭时间和服药时间不规律等。另外，相比平时，活动量也会增加，可能没意识到会给心脏造成负担。需告知患者，行程安排不要太紧凑，准备适应气候、气温变化的衣物，根据旅行天数稍多带些药物。在旅行地感觉身体不适时，看病时要把能说明自己病情和服药情况的用药手册带上，可以把上述的心脏康复联络手册（自我监测记录）也带上。如果是去远方或国外旅行，事先与医师商量非常重要。

7）关于性生活：性行为会引起血压上升、心率加快、心肌收缩增强等，这些和运动产生的负荷没什么不同。

一般来说，夫妇间性行为相当于运动负荷的 5～6 METS。对于心肺运动负荷试验能够达到 7 METS 以上运动强度的人来说，可以有性生活，不需担心。但是要避免夫妻以外的性生活或过于兴奋的场合。避免过度饮酒后和压力时进行性行为。需要向患者说明要适度且需要伴侣的配合。另外，勃起功能障碍的治疗药物（伟哥、艾力达）和硝酸甘油并用会使血压降低，因此需要对服用硝酸类药物的患者说明不要服用类似药物。

（7）关于戒烟：为预防复发必须戒烟。家属里有吸烟的请不要在患者面前吸烟（划分禁烟和吸烟区）。强烈建议家属及患者一道戒烟。详细内容请参考戒烟指导。

（8）冠心病危险因素的纠正：对吸烟、肥胖患者的体重、高血压、糖尿病、脂质异常的管理很重要。详细内容请参考肥胖管理、戒烟指导及冠心病危险因素管理。

（9）感染预防：感染会引起代谢亢进、发热、心动过速，这些会增加心脏负荷。指导患者洗手、漱口等基本的感染预防方法。尤其是心力衰竭时，感冒或流感会引发心力衰竭或病情恶化，因此积极的感染预防很重要。老年人还有必要探讨肺炎球菌疫苗的接种问题。

（10）保护心脏的日常生活方式：注意放松心情，睡眠充足、生活规律。按照每日固定的节奏生活，使自主神经功能、食欲、睡眠、排泄等身体基本活动好转。另一方面，过分在意时间或预定计划带来压力，需告诉患者保持适合自己的生活节奏，不要勉强，不要太过努力。

（11）其他科室就诊时的注意事项：告诉患者在循环系统疾病以外的诊室（含牙科）就诊时，必须把自己有心脏病和心脏病治疗情况（服药）告诉医师。带上用药手册、心脏康复联络手册（自我监测记录）进行说明会比较清楚。根据治疗和医疗处理的具体情况，可能会有必要调整用药。

第五章

心血管疾病的中西医结合诊疗

第一节 心律失常

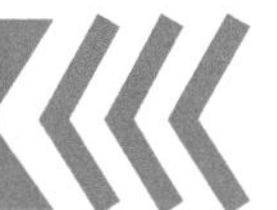

一、概述

心脏在正常情况下冲动起源于窦房结，以一定范围内的频率发生有规律的搏动并传布于心房与心室，引起收缩。

心律失常是指心律起源部位、心搏频率与节律以及冲动传导等任何一项或多项异常。心律失常有多种类型，主要分为快速性心律失常与缓慢性心律失常两大类。

心律失常是临床心脏病学中最为常见的病症之一，不仅见于器质性心脏病的病人，也见于无器质性心脏病的病人。轻者，尤其是无器质性心脏病的病人，预后良好，可以作追踪观察，未必需作即时处理；严重者，尤其是有器质性心脏疾病基础的，可造成严重血流动力学障碍、心功能不全、心源性休克；恶性心律失常如室性心动过速、心室扑动、Ⅲ度房室传导阻滞、病窦综合征等，还可造成猝死，美国每年因恶性心律失常而猝死者达 40 万人次。因此，提高对心律失常的认识水平和防治能力，对于临床工作者是非常必要的。

心律失常依据其证候特点属于中医的“心悸”病范畴。对于本病基本特征，早在《内经》就有所论述，如《素问·至真要大论》说的“心大动”，《灵枢·本神》讲的“心怵惕”等均为类似于心悸的描述。汉代张仲景在《金匮要略》和《伤寒论》两部书中正式提出了“悸”与“惊悸”的病名，并且对它的发病原因，审因求证作了专门的论述。之后，历代医家在此基本上作了进一步的发展，唐代孙思邈在《千金要方》一书中，正式定名为“心悸”的病名；宋代严用和《济生方》不仅对惊悸有进一步的论述，还提出了“怔忡”的病名和发病原因，“夫怔忡者，此心血不足也”；“真血虚耗心帝失辅，渐成怔忡”；另外，“冒风寒暑湿，闭塞诸经”“五饮停蓄，湮塞中脘”，亦能令人怔忡。《丹溪心法》则提出了“责之虚与痰”的理论，《医林改错》指出了瘀血内阻亦能导致心悸、怔忡。随着科学技术的发展，近代医家对本病的病因、病机有了更深入的发展，对本病的名称亦取得共识，将惊悸、怔忡合二为一，统一称为“心悸”病。

二、分类

心律失常的分类方法较多，根据其发生机制，分为激动形成异常和激动传导异常两大类。

（一）激动形成异常

1. 窦性心律失常　①窦性心动过速；②窦性心动过缓；③窦性心律不齐；④窦性停搏；⑤病态窦房结综合征。

2. 异位心律

（1）被动性异位心律：①逸搏（房性、房室交界区性、室性）；②逸搏心律（房性、房室交界区性、室性）。

（2）主动性异位心律：①期前收缩（房性、房室交界区性、室性）；②阵发性心动过速（房性、房室交界区性、房室折返性、室性）；③心房扑动、心房颤动；④心室扑动、心室颤动。

（二）激动传导异常

1. 生理性传导异常　生理性传导异常干扰、干扰性房室分离、差异性传导。

2. 病理性阻滞

（1）窦房传导阻滞：一度、二度、三度窦房传导阻滞，二度窦房传导阻滞还可以分为Ⅰ型和Ⅱ型。

（2）房内传导阻滞。

（3）房室传导阻滞：一度房室传导阻滞；二度房室传导阻滞：分为Ⅰ型、Ⅱ型；三度房室传导阻滞。

（4）束支传导阻滞：右束支传导阻滞；左动支传导阻滞；左前分支传导阻滞；左后分支传导阻滞。

3. 传导途径的异常　预激综合征。

三、病因及发病机制

（一）西医病因及发病机制

1. 病因

（1）器质性心脏病：各种器质性心脏病是引起心律失常的常见病因，炎症、缺血、缺氧、损伤、坏死和瘢痕形成等均可导致心肌细胞的电生理异常，从而产生心律失常。其中冠心病、心肌梗死、心力衰竭和心源性休克等容易引起严重的心律失常/血流动力学障碍，甚至死亡。

（2）电解质紊乱，酸碱平衡失调：各种原因引起的低钾血症、高钾血症等电解质紊乱以及酸碱平衡失调均可引起细胞膜电位异常，而导致心律失常。

（3）理化因素与毒物：中暑、电击等物理因素，某些工业毒剂、农药、动植物毒物以及某些对心脏有毒的药物均可引起心律失常，严重者可造成死亡。

药物引起心律失常是一类常见而又特殊的致心律失常的原因，如某些杀虫药（酒石酸锑钾等）、抗肿瘤药（阿霉素等）、强心药（洋地黄等）以及抗心律失常药，本身约13％也可引起心律失常，其中以Ⅰa、Ⅰc类药引起者较为常见。中药乌头类、蟾酥制剂以及类洋地黄样作用中药用之不当，也多引起中毒、心律失常的损害。此外，心血管病介入性的诊疗操作，急性心肌梗死的溶栓疗法等也可促发心律失常的发生。

（4）非心源性疾病：心脏以外的疾病例如慢性阻塞性肺病、急性脑血管病、急性胰腺炎、妊娠高血压综合征等严重疾病均可引起心律失常。

（5）某些生理情况，健康人在某些情况下，突然受惊吓、精神情绪剧烈波动，饮浓茶、咖啡、烈酒以及剧烈运动等情况亦有可能引起心律失常。此类心律失常多数为窦性心律失常或偶然的期前收缩，持续时间较短暂，一般也不会引起明显的血流动力学改变，危害性不大。

2. 发生机制

（1）心脏激动起源异常

1）窦性激动异常：窦房结是心脏的最高节律点，正常安静状态下，它有规律地发出60～100次/分激动，称之为窦性心律。当窦房结自律性异常增高、降低或不规则时，则分别产生窦性心动过速、窦性心动过缓以及窦性心律不齐等心律失常。

2）异位激动异常：正常心脏在窦房结控制下维持正常的心律，窦房结以下的起搏细胞功能不会表达出来，但当窦房结发生病变（起搏、传导功能低下或丧失）时，则低位的潜在起搏细胞就会起而代之，产生逸搏或逸搏性心律；或者窦房结功能虽然正常，但窦房结以下部位的起搏细胞或病变的工作心肌细胞具备了起搏功能，当这些异位起搏细胞的自律性超过窦房结时，即可发出异位激动，产生异位心律控制心脏活动，表现为期前收缩、异位性心动过速、扑动、颤动等。

3）触发激动异常：是指发生在正常心肌动作电位的复极过程中（动作电位2相或3相）或复极完成之后（动作电位4相）的值位，受到一个刺激，即可触发一次或连续除极，分别称为早期后除极（EAD）和延迟后除极（DAD）。EAD发生在不同原因所致心肌细胞复极过程显著延长时，如细胞外钾离子浓度增高、普鲁卡因胺、高浓度儿茶酚胺药物作用以及浦肯野纤维结构损伤或牵拉性损伤等；而DAD则与洋地黄毒性作用或其他原因所致的细胞内钙离子增多有关。触发激动可引起快速房性或室性心律失常。

（2）心脏激动传导异常：正常心动周期的心电激动从窦房结开始，按一定程序和速度传导，使所有心肌先后除极，而后复极，呈现正常的心律，如果传导的程序和速度发生异常，则发生相应的心律失常。

1）折返激动：当激动从某处循一条径路传出后，又从另一条路径返回原处，继而从该处再次发生激动的现象称为折返。形成折返激动有三个基本条件：①激动传导路径中，存在一单向阻滞区。该阻滞区因该处心肌发生病变或心肌复极有差异所致。②传导路径存在一条环路，使激动能返回原处。③循折返环路激动的波长（传导速度与不应期的乘积）必须短于环路的长度，使激动波前面的径路组织有足够的时间脱离不应期、恢复传导性能。

2）传导阻滞：当激动向下传导到达某一部位，假若该处心肌仍处于绝对不应期或有效不应期，此时激动无法通过该处，即发生完全性的传导阻滞。假若该处处于相对不应期，此时激动在该处传导速度延缓，即发生不完全性的传导阻滞。

（二）中医病因病机

本病的病因很多，主要有外邪侵袭、七情刺激、饮食不节、体质虚弱等原因所致，其病位在心，但与其他脏腑密切相关。心失所养、心脉瘀阻、脏腑功能失调是其基本病变，心悸、怔忡、脉律失常是其共同表现。现将其常见病因病机概述如下：

1. 外邪侵袭　外邪之中以热毒之邪以及风寒湿热之邪最易犯心。温邪上受，首先犯肺，病邪可以顺传由卫入气，由气入营血，热传心脉，心脉受邪而致病；温邪上受亦可以逆传直犯于心或者由于热邪羁留不去，耗伤气阴，内损于心而成本病。

风寒湿热之邪亦可合而为痹，痹阻于经脉、肌肉、关节的病邪，在一定条件下也可内犯于心，正如《素问·痹论》指出："脉痹不已，复感于邪，内舍于心。"

2. 七情刺激　七情太过可以致病，可以伤心。除过喜可以直接损伤于心之外；过于忧愁思虑可以损伤脾胃，脾胃虚弱则聚湿成痰；郁怒伤肝，木盛化火，火热灼津，炼津为痰。肝郁脾困或肝郁脾虚，亦会引起湿聚痰生。痰阻气机，血脉不畅，心失所养而发病。

3. 饮食不节　饮食不节，过食膏粱厚味、醇酒乳酪，损伤脾胃，脾胃失健，痰湿由生，痰浊上扰心肺或阻碍气机，痹阻脉道，发为本病。

4. 体质虚弱　体质虚弱的原因有因心的先天禀赋不足，也有因年老体弱，心脉不通，或因病体虚。此外也有因服药不当，损害于心而发病。

上述病因均可直接或间接损伤于心，全身之气血、阴阳亏虚，或全身之血脉痹阻，心失濡养而发生心悸、怔忡、脉律失常。

本病的临床表现很多，但不外虚实两端，虚证之中通常有心气不足、心血不足、气阴两虚、心阳不足、心阳虚脱、心神不宁等；实证之中通常有扰心脉、心脉瘀阻等。证型可以变化发展，心气不足，帅血无力，可以造成心脉瘀阻；痰浊血瘀可以阻塞脉道，令心失濡养，心气不足、心血不通、气阴两虚、心阳不足，甚至心阳虚脱。

本病的基本证型可以单独出现，但更多的是混合相见。因此心气不足往往与心脉瘀阻并见，心阳不足往往与痰浊扰心共存，心阴不足往往与心火上炎相伴。

四、诊断

（一）临床表现

临床上，心律失常的症状学表现依心律失常的类型、基础心脏病变、合并疾病不同而有差异。最常见的有心悸、怔忡、眩晕以及晕厥。出现晕厥常是预后不良的表现。其他症状有出汗、疲乏、气短，严重者并有二便失禁等。症状的发生与心律失常导致心脏收缩与排血功能异常及交感神经兴奋有关。

（二）体格检查

1. 有关心律失常的体征

（1）一般体征：心动过速发作时部分患者可见到面色苍白，皮肤湿冷；持续性室性心动过速可以引起血流动力学改变而见到晕厥。

（2）脉搏：心动过速者有脉搏频率加快，期前收缩者有脉搏的规律或不规律性脱落，心房纤颤者有脉搏短绌，室颤者常不能触及脉搏等。

（3）心脏检查：心律失常者有心脏频率与心脏节律的改变。心脏频率表现为在心动过速者为心率增快；心动过缓者为心率减慢。心脏节律表现为期前收缩者表现为心搏规律性或不规律性脱落。表现在传导阻滞者可以为心律规则而频率减慢，也可以为心律与心率均异常。心房纤维性颤动者表现为心跳绝对不规则，脉搏短绌。室性纤维颤动表现为心搏消失。

2. 有关基础心脏病变的体征　由于引起心律失常的基础心脏病变不同，其体征也千差万别，以下简单介绍数种常见引起心律失常的基础心脏病变的相关体征。

（1）心脏浊音界的变化：在心肌炎、心肌病、高血压等心脏疾病并发心律失常时，有时可以有心界的扩大。心肌炎与心肌病多表现为全心扩大，高血压起初以左心扩大为主，后期全心扩大。风湿性心脏病则依不同瓣膜病变而有差异，二尖瓣关闭不全、主动脉瓣狭窄者以左心室扩大为主，二尖瓣狭窄者以左心房扩大为主，三尖瓣关闭不全、肺动脉瓣狭窄者以右心室扩大为主，以三尖瓣狭窄为主者右心房扩大。在风湿性心脏病晚期可发展为全心扩大。

（2）心音的变化：在高血压等高动力循环者表现为第一心音增强，主动脉瓣区第二心音亢进；以心肌收缩功能受抑制为主的患者表现为第一心音减弱，如各类心肌炎、心肌病等。

（3）杂音：凡心脏病变引起血流异常者均有可能出现杂音，其中以瓣膜的狭窄和关闭不全最为多见。病毒性心肌炎、心力衰竭者可有奔马律。

（4）一般体征：发热在风湿热、感染性心内膜炎、其他结缔组织病变引起的心脏病中多见。风湿热活动期多有发热伴多汗、体温与脉搏不成比例、心脏杂音；感染性心内膜炎发热可伴皮疹与心脏杂音；此外病毒性心肌炎急性期也可以有发热、多汗，多为低热。结缔组织病还有相应的系统病变的表现。

（三）心脏电学检查

心脏电学检查是诊断心律失常的主要依据，但不是唯一依据。在紧急情况下，常需根据临床情况作出推测性诊断并立即进行治疗与抢救，待病情平稳后再行相应的电生理检查，以进一步诊治。

1. 心电图　是诊断心脏疾病，特别是心律失常最简单而有效的方法。通过普通心电图检查可以对期前收缩、房扑与房颤、室性心动过速、室扑与室颤及多数折返性心动过速、传导阻滞等作出诊断。但对不在发作期的心律失常（除部分预激综合征外）则无能为力。

2. 动态心电图　通过延长记录时间、连续记录方式进行心电图监测，能比普通心电图更有效地捕捉到各类心律失常。但由于记录导联受限及人体活动等原因，在某些情况下对心律失常类型的判断存在困难。

3. 食道调搏　可以测定窦房结不应期、房室传导时间，大致判定附加旁路的位置，可以更有效地诊断病态窦房结综合征、预激综合征，确定传导阻滞的部位，确定阵发性室上性心动过速的类型等。

4. 心内电生理检查　较之其他无创检查，心内电生理检查除有食管调搏用途外，还可解决以下诊断与治疗问题：

（1）对异位起搏点、预激旁路进行标测定位。

（2）区别阵发性室上速的类型。

（3）对期前收缩、室速的发生机制进行分类。

（4）确定传导阻滞的部位。

（5）进行抗心律失常药的药物筛选。

（6）在诊断的同时进行治疗。

（四）心脏负荷试验

心律失常患者进行心电图负荷试验可以解决以下问题：

1. 评价心律失常的发生是否与高儿茶酚胺（应激状态）水平有关。

2. 评价运动的安全性。

3. 评价抗心律失常药物的疗效。

4. 评价是否合并心肌缺血。

5. 评价综合状态。

（五）其他针对基础心脏病变的检查

对心律失常者进行常规胸部X线检查是必要的。进行心脏彩色多普勒检查有利于心律失常的病因诊断。合并有心绞痛或动态心电图提示有心肌缺血者，可进行同位素心肌扫描、冠状动脉造影检查。

五、西医治疗

（一）快速心律失常的治疗

1. 室上性快速心律失常的治疗　室上性快速心律失常包括由窦房结、心房组织、交界区发出的以及由折返和旁路引发的心动过速。包括窦性心动过速、窦房结折返性心动过速、房室结折返性心动过速（AVNRT）、房室折返性心动过速（AVRT）、房性心动过速（AT）、心房扑动（AFL）和心房扑动、心房颤动（Af）。室上性心动过速相对常见，易复发，常呈持续性发作，但很少危及生命。其公共健康因素和流行病学显示，发作因年龄、性别、发病率而异。以下介绍几种常见室上性快速心律失常的治疗原则：

（1）阵发性室上性心动过速的治疗

1）发作时治疗的一般原则：①可以选择刺激迷走神经使发作终止，包括压迫颈动脉窦（有脑血管病者禁用），压迫眼球（青光眼、深或高度近视患者禁用），吸气后屏住气，用力做呼气运动，刺激咽喉引起恶心或呕吐，面部浸入冷水中和吞饮冰冷的水等。②药物疗法：常静脉用维拉帕米、普罗帕酮、三磷酸腺苷、洋地黄类药物等，但预激综合征旁路前传心室的患者应慎用或禁用洋地黄。③上述方法治疗无效时或有药物禁忌者：可应用食道或右房超速调搏或同步直流电复律终止心动过速，但洋地黄过量或低血钾者应慎重使用同步直流电复律。

2）射频消融治疗：是目前最有效、最彻底的治疗方法，可根治室上速。

3）预防发作药物治疗原则：偶然发作、症状不重且无器质性心脏病患者可不必服药治疗；发作频繁、发作持续时间长或发作时症状较重，不接受或无条件射频消融治疗者，可服用维拉帕米、普罗帕酮、β-受体阻滞剂等药物。

（2）心房扑动治疗

1）一般治疗

病因治疗：房扑患者一般多伴有各种器质性心脏病，如冠心病、高血压、心肌病、先天性心脏病和心脏外科术后等。故有效治疗原发病，可从根本上治疗心房扑动。

抗心律失常药物：Ⅰa类、Ⅰc类、Ⅲ类抗心律失常药物可转复房扑，但转复率较低。

新的抗心律失常药物伊布利特转复房扑的成功率达到60%～90%，但其主要不良反应是引起尖端扭转型室性心动过速。单纯控制心室率的药物有洋地黄类、β-受体阻滞剂、非二氢吡啶类钙通道阻滞剂，单独使用效果差，有时需要两种或三种药物联合使用，控制心室率有助于改善患者的心功能，预防心动过速性心肌病。

转复心律：房扑发作时心室率很快伴有严重的血流动力学障碍，如出现胸痛、晕厥、低血压等，应立即给予直流电复律，选择的能量一般为50J。

快速心房起搏：快速心房起搏能有效终止房扑，起搏部位一般可选择高位右心房或经食管心房刺激开始，起搏频率较心房基础频率快10～20次/分；如不能终止房扑，则在原起搏频率的再增加5～10次/分。

射频消融治疗：房扑的电生理机制的阐明使导管射频治疗房扑取得了巨大进展，心脏三维电解剖标测系统的临床应用明显提高了房扑的导管射频消融成功率。典型房扑的导管射频消融成功率为90%～95%，术后复发率一般小于5%。导管射频消融治疗典型房扑的疗效显著，成功率高，复发率低，并发症少，目前在多数电生理中心已成为治疗房扑的一线方法。

预防血栓栓塞：持续房扑、伴心功能不全或/和二尖瓣病变、心肌病者，宜长期服华法林、阿司匹林等抗凝药物预防血栓形成。

2）抗心律失常药物应用：①症状较轻甚至无症状、阵发性房扑且心室率不快者可暂不用药。②非预激综合征的器质性心脏病患者伴心室率增快或心功能不全时，须立即用药，首选毛花苷C。③长期反复发作者在去除病因后进行复律，方法有药物复律和同步直流电复律，常用药物是胺碘酮和奎尼丁可维持服药以防复发。④慢性持续房扑，宜长期服华法林、阿司匹林等抗凝药物预防血栓形成。

（3）心房颤动的治疗

1）一般治疗

病因治疗：积极寻找引起房颤的病因，进行病因治疗是首先应当考虑的。

控制心室率：允许房颤存在，仅控制心室率。药物控制在有器质性心脏病，尤其合并心功能不全者，首选洋地黄制剂。其他药物可以选用β-受体阻滞剂和非二氢吡啶类钙通道阻滞剂。

转复心律：方法有药物复律和同步直流电复律。

药物转复和维持：包括Ⅰa类、Ⅰc类和Ⅲ类抗心律失常药，如丙吡胺、普罗帕酮、胺碘酮、索他洛尔、莫雷西嗪和伊布利特等；体外直流电复律；植入型心房除颤器；预防性起搏治疗。

射频消融（线性、局灶性和肺静脉消融）：特发性房颤或药物治疗无效时可进行射频消融治疗。

外科迷宫手术和经胸腔镜环肺静脉钳夹术。

预防复发：常用β-受体阻滞剂和非二氢吡啶类钙通道阻滞剂、胺碘酮等。

预防血栓栓塞：无论节律控制法还是室率控制法均需要加强抗凝治疗，常用华

法林或阿司匹林。持续房颤，伴心功能不全和/或二尖瓣病变、心肌病者，宜长期服华法林、阿司匹林等抗凝药物预防血栓形成。目前研究认为，心室率控制与节律控制一样有效。

2）药物治疗：①症状较轻甚至无症状、阵发性房颤且心室率不快者可暂不用药。②非预激综合征的器质性心脏病患者伴心室率增快或心功能不全时，需立即用药，首选毛花苷C。③长期反复发作者：在去除病因后进行复律，方法有药物复律和同步直流电复律，常用药物是胺碘酮。④阵发性房颤发作时，可选用减慢心室率的药物，也可选用复律的药物。对发作频繁者，在其发作的间歇应使用复律药物，而不应选用减慢心室率的药物。孤立性房颤和高血压或左心室肥厚的非冠心病房颤，首选普罗帕酮或莫雷西嗪，如无效，则选索他洛尔，后选胺碘酮。冠心病和心肌梗死后房颤，不用Ⅰc类药物。如患者年轻、心功能好，可选用索他洛尔；年龄大、心功能差，选用胺碘酮；慢性充血性心力衰竭的阵发性房颤选用胺碘酮。⑤慢性持续房颤和永久性房颤：宜长期服华法林、阿司匹林等抗凝药物预防血栓形成；治疗上应选用减慢心室率的药物和抗凝药物。⑥应根据患者具体临床情况选择药物：急性心房颤动最初的治疗目标为减慢心室率，应用洋地黄、β-受体阻滞剂或维拉帕米，洋地黄可单独应用，亦可根据需要，与β-受体阻滞剂或非二氢吡啶类钙通道阻滞剂联合应用。心力衰竭与低血压者最好不用β-受体阻滞剂与维拉帕米，预激综合征合并房颤者忌用洋地黄与维拉帕米。

2. 室性快速心律失常的治疗

（1）终止急性发作。

（2）预防室性心动过速复发：特发性室速选择维拉帕米、普罗帕酮、索他洛尔；器质性心脏病室速选用β-受体阻滞剂、胺碘酮。

（3）反复单形性室性心动过速：如特发性左室室速和右室流出道室速导管消融效果较好。

（4）室扑和室颤：应紧急首选电复律或电除颤。

（5）器质性心脏病室速：首选电转复和ICD治疗。药物治疗无效的单形性、血流动力学稳定、无休止性室速以及植入ICD后的慢室率室速、先天性心脏病矫正术后、起源于右室流出道室速等可考虑导管消融。LQTS和Brugada综合征真正可靠的治疗措施为ICD。

（6）无器质性心脏病良性室性心律失常：包括单个、成对、成串的室性期前收缩、非持续性室性心动过速和特发性室性心动过速。对无心律失常直接相关的症状的室性期前收缩和非持续性室速患者，不必强调抗心律失常药物治疗，而应充分向患者说明预后良好，解除其心理紧张。如确有与心律失常直接相关的症状，也应在对患者进行心理治疗的基础上，首选β-受体阻滞剂和镇静剂。

（7）恶性室性心律失常：恶性心律失常严重威胁患者的生命，最主要的是室性心动过速和心室颤动。其药物治疗包括发作期的急救处理和非发作期的长期治疗。无血流动力学障碍的单形性室性心动过速发作期可以先试用药物转复，药物不能转复时及时电转复；有血流动力学障碍的患者应立即电转复。多形性室性心动过速常有血流动力学不稳定、易自行终止也易转变为心室颤动以及容易反复发作等特点，应及时电转复。

（8）注意针对病因选择不同的治疗：如室性心律失常合并心功能不全时选择胺碘酮较为理想。β-受体阻滞剂可降低心肌梗死后心衰并室速猝死率。特发性室速选用维拉帕米；器质性心脏病室速选用胺碘酮、利多卡因；对急性左心衰竭患者出现的各种心律失常，要控制心力衰竭并低钾、低镁、洋地黄中毒等原因；急性冠脉综合征患者，应扩冠、抗凝、改善供血，以及尽快实施溶栓、PCI等再灌注治疗；陈旧性心肌梗死患者主要使用ACEI、β-受体阻滞剂、阿司匹林等药物；对于器质性心脏病，特别是伴有严重心肌缺血，或严重心力衰竭的频发室性期前收缩或非持续性室速患者可考虑胺碘酮治疗；梗死相关血管开通时出现的室性期前收缩和加速性室性自主心律大多为一过性，一般不必使用抗心律失常药物；扩张性心肌病合并束支折返性室速可选用射频消融治疗；如室壁瘤等引起的顽固性室速可行外科手术治疗。

（二）缓慢性心律失常的治疗

缓慢性心律失常的治疗原则：①积极查找病因和诱因：急性病毒性心肌炎和急性心肌梗死常常是造成急性缓慢性心律失常的病因；②药物治疗：可选用阿托品、麻黄素或异丙基肾上腺素、糖皮质激素；③紧急情况下：可使用床旁快速临时起搏器；④药物治疗无效时：应行永久心脏起搏器植入。

1. 病窦综合征　有效的治疗为安装永久起搏器。其适应证为：

（1）Ⅰ类适应证：①经证实的症状性心动过缓伴窦房结功能障碍（包括导致临床症状的频发窦性停搏）；②有临床症状的心功能不全患者；③因必须应用药物治疗导致的症状性窦性心动过缓。

（2）Ⅱa类适应证：①自发或药物诱发窦房结功能低下，心率＜40次/分，虽有心动过缓症状但未证实与此有关；②不明原因晕厥合并窦房结功能不全。

（3）Ⅱb类适应证：为清醒时心率长期＜40次/分，症状轻微。

（4）Ⅲ类适应证：①无症状患者，包括长期应用药物所致的窦缓（心率＜40次/分）；②虽有类似心动过缓症状，但该症状并非窦缓引起；③非必须应用的药物引起的症状性心动过缓。

2. 房室阻滞的治疗原则　取决于房室阻滞发生的原因、病程、阻滞程度及伴随症状。

（1）急性房室阻滞的病因：常为急性下壁心肌梗死、急性心肌炎、药物及电解质紊乱。急性房室传导阻滞有恢复的可能；对一度及二度Ⅰ型房室阻滞可观察治疗，积极治疗原发病；二度Ⅱ型及三度房室阻滞，应考虑安装临时起搏器，氨茶碱、阿托品、异丙基肾上腺素等药物治疗并不可靠。

（2）慢性房室传导阻滞：无症状的一度及二度Ⅰ型房室传导阻滞可观察随访；慢性二度Ⅱ型及三度房室传导阻滞，主张安装永久起搏器，特别是心室率较慢，伴有症状的患者，应尽快安装永久起搏器。

3. 儿童和青少年起搏治疗指征

（1）Ⅰ类：①二至三度 AVB 合并症状性心动过缓，心功能不全或低心排血量；②窦房结功能不全表现在与年龄不相称的窦缓；③术后二至三度 AVB，持续>7～14 天，预计不能恢复；④先天性三度 AVB，合并宽 QRS 波逸搏心律、复杂室性期前收缩及心功能不全；⑤婴儿先天性三度 AVB，心室率<50～55 次/分，或合并先心病，心室率<70 次/分；⑥心动过缓相关的 VT，合并长 Q－T 间期，起搏治疗有效。

（2）Ⅱa 类：①慢-快综合征，需长期药物治疗；②先天性三度 AVB，<3 岁，心室率 50～55 次/分，或有 2～3 秒长间歇；③长 Q－T 间期综合征合并 2∶1 二度 AVB 或三度 AVB；④无症状窦缓伴复杂性器质性心脏病，休息时心率<40 次/分，或有>3 秒长间歇；⑤先心病患者，由于心动过缓和房室不同步而致血流动力学受损。

（3）Ⅱb 类：①暂时性术后三度 AVB，恢复窦律后残留室内双分支阻滞；②先天性三度 AVB 婴儿和青少年，心率可接受，窄 QRS 波，心功能正常；③青少年合并先心病，休息时心率<40 次/分，或有<3 秒长间歇，但患者无症状；④神经－肌源性疾病伴任何程度的房室阻滞。

（4）Ⅲ类：①术后 7 天能恢复的三度 AVB；②无症状的术后室内分支阻滞，伴或不伴一度 AVB，从无三度 AVB；③无症状的二度文氏阻滞；④青少年无症状的窦缓，心率>40 次/分，或长间歇<3 秒。

六、中医治疗

临床治疗虚证，当以养心安神为主，实证如因瘀血所致，当活血化瘀为法；若因痰热引发，又当清热化痰。若是久病，虚中有实，病情较为复杂者，则宜标本兼顾攻补兼施。

（一）辨证治疗

1. 心虚胆怯证

症状：心悸不安，善惊易恐。少寐多梦，坐卧不宁，面色少华，神疲倦息。舌淡红，苔薄白，脉虚数或结代。

治法：镇惊定志，养心安神。

方剂：安神定志丸加减。

加减：若易惊心虚胆怯甚者，可加炙甘草以补益心气；心阴不足者，加柏子仁、五味子、酸枣仁以养心安神，收敛心气。若心悸而烦善惊痰多，食少泛恶，舌苔黄腻，脉象滑数者，系痰热内扰、胃失和降、心神不安之故，可用温胆汤和胃降逆，清热化痰，痰热清则心自安；亦可加酸枣仁、远志等以安神养心。

2. 心脾两虚证

症状：心悸不宁，乏力气短。神疲倦怠，动则尤甚，面色无华，头晕自汗。舌淡，苔薄白，脉细弱结代。

治法：养心健脾，安神定悸。

方剂：归脾汤加减。

加减：如见心动悸而脉结代者，乃气虚血少，血不养心之故，宜用炙甘草汤益气养血滋阴复脉。若热病后期，损及心阴而致心悸者，则用生脉散益气养阴。

3. 阴虚火旺证

症状：心悸虚烦，潮热盗汗。头晕目眩，口干多梦，耳鸣腰酸。舌红质干，苔净或少，脉细数或细结代。

治法：滋阴清热，养心安神。

方剂：天王补心丹加减。

加减：若见虚烦咽燥、口干口苦等热象较著者，可用朱砂安神丸主之。如阴虚火旺而兼见五心烦热、梦遗腰酸者，乃阴虚相火妄动之故，可用知柏地黄丸化裁以滋阴降火。

4. 心阳不振证

症状：心悸胸闷，形寒肢冷。面色㿠白，遇寒加重，体倦懒言。舌体胖，苔白，脉沉迟或结代。

治法：温补心阳，安神定悸。

方剂：桂枝甘草龙骨牡蛎汤加减。

加减：如病情严重，汗出肢冷，面青紫，喘不得卧者，可加人参、附子以温阳益气，加服黑锡丹以回阳救逆。

5. 痰火扰心证

症状：心悸而烦，胸闷呕恶。口苦痰多，失眠多梦，头晕目眩，耳鸣腰酸。舌红质干，苔黄或薄腻，脉滑数或结代。

治法：清热化痰，宁心定悸。

方剂：温胆汤加黄连、山栀。

加减：若心悸不安者，加龙齿、珍珠母、百合以安神定志；若饮食停滞，胃中不和者，加神曲、焦山楂、莱菔子以消导和中、宁心定志。

6. 水饮凌心证

症状：心悸眩晕，胸闷喘咳。咳吐痰涎，肢肿尿少，不能平卧。舌苔白腻或白滑，脉沉滑结代。

治法：振奋心阳，化气行水。

方剂：苓桂术甘汤加减。

加减：如水饮上逆，恶心呕吐者，加半夏、陈皮、生姜之品以和胃散饮；如肾阳虚衰不能制水，水气凌心，心悸喘咳，不能平卧，小便不利，浮肿较甚者，宜用真武汤加减，以温阳行水。

7. 心血瘀阻证

症状：心悸不宁，胸痛时作。面晦唇青，爪甲色黯，肌肤甲错。舌质紫黯或有瘀斑，脉涩或结代。

治法：活血化瘀，理气通络。

方剂：血府逐瘀汤加减。

加减：若伴胸痛甚者，可酌加降香、郁金、延胡索以活血理气止痛。若血瘀较轻者，可改用丹参饮为治。

（二）中成药治疗

1. 气血两虚证

（1）补心气口服液：补益心气，定悸安神。每次 10mL（1 支），每日 3 次，疗程 4 周。

（2）参麦口服液：益气养阴，宁心安神。每次 10mL（1 支），每日 3 次，疗程 4 周。

2. 心阴不足证

（1）滋心阴口服液：滋养心阴，通络定悸。每次 10mL（1 支），每日 3 次，疗程 4 周。

（2）稳心颗粒：滋养心阴，安神定悸。每次 9g（1 袋），每日 3 次，疗程 4 周。

3. 心阳不振证

（1）麝香保心丸：芳香温通，益气活血。每次 45mg（2 粒），口服或舌下含服，每日 3 次，疗程 2 周。

（2）参附注射液：温阳益气，扶正固本。每次 20～40mL，稀释后静脉滴注，每日 1 次，疗程 2 周。

4. 痰火扰心证　清开灵注射液：清心泻火，化痰开窍。每次 20～40mL，稀释后静脉滴注，每日 1 次，疗程 2 周。

5. 水饮凌心证

（1）宁心宝胶囊：补虚损，益精气。每次 0.5g（2 粒），每日 3 次，疗程 4 周。

（2）金匮肾气丸：温补心肾，化气行水。每次 6g（10 粒），每日 3 次，疗程 4 周。

6. 心血瘀阻证

（1）复方丹参滴丸：活血理气，化瘀通络。每次 250mg（10 粒），口服或舌下含服，每日 3 次，疗程 4 周。

（2）地奥心血康：活血行气，宁心定悸。每次 200mg（2 粒），每日 3 次，疗程 4 周。

（3）复方丹参注射液：行气活血，化瘀通络。每次 20～40mL，稀释后静脉滴注，每日 1 次，疗程 2 周。

（三）针灸

1. 体针

（1）期前收缩：主穴取内关、神门、心俞、厥阴俞。心气虚加关元、膻中、足三里；气阴两虚加三阴交、肾俞；血脉瘀阻加膻中、膈俞。手法平补平泻，留针10～20分钟。

（2）室上速、房颤：内关透外关、合谷、阴俞，强刺激不留针。

（3）缓慢性心律失常：针刺双侧内关、太渊二穴，捻针20分钟；或取人中、膻中、心俞穴，人中穴向鼻中隔斜刺0.5寸，雀啄手法，另两穴用捻转补泻法，每日施针1～2次。

2. 耳针　选心、皮质下、交感、神门。每次2～3穴，捻转轻刺激，留针15分钟。

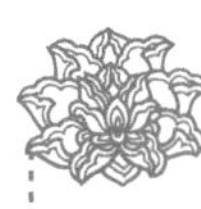

3. 三棱针

（1）阵发性室上速：首选心俞、神门，配穴足三里、三阴交，电刺出血少量，隔日1次。

（2）缓慢性心律失常：用三棱针刺人中、涌泉穴，配合毫针刺内关穴，艾条灸百会、足三里穴，隔日1次。

4. 穴位注射　主穴取内关、心俞、厥阴俞、足三里。心动过速配间使，心动过缓配通里。每次选2～3穴，用当归注射液1ml注射，隔日1次。

七、病案

验案1

张某，女，60岁。2024年1月28日初诊。

主诉： 心悸10年余，加重1个月。

现病史： 患者10年前劳累后出现心悸，休息后不能缓解，经检查提示房颤，心脏彩超提示左房增大。经治疗后恢复窦律，但时发房颤。2年前房颤后未能及时转律。现心悸，胸闷，活动后加重，乏力，头晕，口干，心中烦，活动易汗出，左侧肢体活动欠灵活，纳食少，二便可，夜寐差，能平卧。舌红嫩，苔少，脉沉细结代。

既往史： 高血压病史10余年，血压控制不良，时高时低，最高180/110mmHg。糖尿病史5年，空腹血糖控制在8～10mmol/L，脑梗死病史1年。

体格检查： 神志清楚，言语流利，应答切题。全身皮肤黏膜无黄染，眼睑无水肿，口唇轻度发绀。颈软无抵抗，双侧颈静脉无怒张，肝颈静脉回流征（－）。双侧胸廓对称，双肺呼吸音清，未闻及干湿啰音、胸膜摩擦音。心前区无隆起，未闻及明显心尖冲动，叩诊心界向左侧扩大，心率80～99次/分，律不齐。心前区各瓣膜听诊区均未闻及杂音、附加音，周围血管征（—）。腹平坦，无压痛及反跳痛，肝脾肋下未触及，Murphy 征（—），肾区无叩痛。四肢肌力正常，双下肢无水肿。左侧肢体感觉迟钝，生理反射正常，病理反射未引出。

辅助检查： 心电图示：心房纤颤，胸前导联 T 波低平。心脏彩超：LA 42mm，二尖瓣、三尖瓣关闭不全，左室舒张功能减低。血常规：WBC 6.31×10^9/L，PLT 122×10^9/L。肝肾功能：Glu 9.8mmol/L，Cr（E）59μmol/L，NT - proBNP 236pg/ml，余项大致正常。

西医诊断： 心律失常；房颤；高血压病 3 级（极高危）；2 型糖尿病；脑梗死。

中医诊断： 心悸（气阴两虚证）。

治法： 益气养阴，安神定悸。

处方： 定心汤加减。太子参 30g，麦冬 20g，炙甘草 10g，黄连 10g，山药 10g，山茱萸 15g，远志 10g，炒枣仁 20g，鬼箭羽 10g，黄芪 15g，寄生 15g，玉竹 10g，枳壳 10g，丹参 20g。

14 剂，水煎服，日 1 剂，分早晚两次温服。

二诊： 患者心悸、胸闷症状减轻，活动后偶有心悸，无乏力，无头晕，无口干口苦，无自汗出，左侧体肢活动欠灵活，纳可寐安，二便调。上方继服 14 剂。

按语： 此型患者气血亏虚，心主血，主藏神。心血亏虚无所主，心中悸动不安。心阴血虚，虚火扰动，则失眠、心烦，汗出。此患者除了有心悸外，还患有消渴症，并且有口干等上消症状，故以益气养阴、宁心安神为大法。定心汤中西洋参或太子参益气养阴，药理实验表明其能明显增加心肌血流量，降低冠脉阻力，对心肌缺血有明显保护作用；麦冬、玉竹以养心阴达到益气养阴、营养心肌；丹参活血化瘀，能增加心脏血流，提高心肌氧浓度，减慢心率；酸枣仁养心安神，能减慢心率，降低异位节律点的自律性，对抗心律失常；枳壳理气通脉，能明显改善心脏泵血功能；山药偏于健脾益肾生精，山茱萸、寄生偏于滋补肝肾、益阴生精；黄芪补气健脾，在诸多养阴药中加入补气之黄芪，使“阴得阳助则生化无穷”；鬼箭羽味苦，寒，归入足厥阴经，有破血、杀菌作用，现代药理研究有很好的降低血糖、尿糖及增加体重的功效；黄连清心火，交通心肾；远志宁心安神。诸药合用，共奏益气活血之功，故应用上方而获效。

验案 2

王某，女，50 岁。2024 年 1 月 9 日初诊。

主诉： 心悸气短伴乏力 3 月余，加重 1 周。

现病史： 3 个月前劳累后出现心悸气短，伴乏力，偶有头晕，未予重视，自服参松养心胶囊，症状缓解。1 周前又感风寒，自觉心悸气短、乏力较前加重，伴头晕，精神倦怠，语声低微，少气懒言，行动迟缓，纳差，寐欠安，多梦，盗汗。舌黯淡、舌体胖大、苔白腻，脉沉细弱。

既往史： 失眠病史数年，否认冠心病、高血压、糖尿病等病史。

体格检查： 神志清楚，言语流利，应答切题。全身皮肤黏膜无黄染，眼睑无水肿，口唇轻度发绀。颈软无抵抗，双侧颈静脉无怒张，肝颈静脉回流征（—）。双侧胸廓对称，双肺呼吸音清，未闻及干湿啰音、胸膜摩擦音。心前区无隆起，心率 79 次/分，律齐。心前区各瓣膜听诊区均未闻及杂音、附加音，周围血管征（—）。腹平坦，无压痛及反跳痛，肝脾肋下未触及，Murphy 征（—），肾区无叩痛。四肢肌力正常，双下肢无水肿。生理反射正常，病理反射未引出。

辅助检查： 心电图示：窦性心律，偶发室早。

中医诊断： 心悸（心脾气血两虚证）。

治法： 益气养血，健脾宁心。

处方： 归脾汤加减。黄芪 30g，人参 12g，当归 12g，茯苓 15g，白术 15g，龙眼肉 15g，远志 10g，酸枣仁 10g，柏子仁 10g，木香 10g，炙甘草 10g，生姜 10g，五味子 6g，大枣 3 枚。

14 剂，水煎服，日 1 剂，分早晚两次温服。

二诊： 患者精神状态良好，行动自如，言语交流如常，心悸、气短症状减轻，偶有头晕，无乏力，无自汗、盗汗；纳食量增多，夜寐安，二便调，原方继服用 7 剂以巩固疗效。

按语： 心悸的辨证重点是要分清虚实，辨明阴阳盛衰。特别应注意重病、久病的危逆征象。本病大多数属虚证，常在禀赋不足、久病失养、劳累过度基础上，突遇惊恐，忤犯心神，或长期忧心不解，伤及心脾而致。因此，最常见的证型为心脾两虚、心虚胆怯、心阳不振，少数为本虚标实之证。久病虚损加重可致水饮凌心。因此补益心脾，安神定志为基本治法。归脾汤为思虑过度，劳伤心脾，气血不足所致之证而设，方中以参、芪、术、草诸甘温之品补脾益气以生血，使气旺而血生；当归、龙眼肉补血养心；茯苓、酸枣仁、柏子仁、远志宁心安神；木香辛香而散，理气醒脾，与大量益气健脾药配伍，复中焦运化之功，又能防大量益气补血药而滋腻脾胃，使补而不滞，滋而不腻。故应用上方而获效。

第二节　心力衰竭

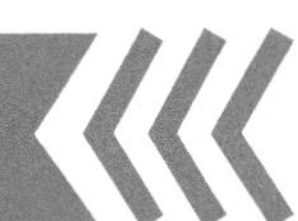

一、概述

心力衰竭（心衰）是指由于任何原因的初始心肌损伤（如心肌梗死、心肌病、血流动力学负荷过重、炎症等），引起心肌结构和功能的变化，最后导致心室泵血和/或充盈功能低下，是各种心脏病的严重阶段，主要表现是呼吸困难、无力和液体潴留。心衰是一种进行性的病变，一旦起始，即使没有新的心肌损害，临床亦处于稳定阶段，仍可由于心肌重构导致疾病不断发展。随着对心功能不全基础和临床研究的深入，心衰已不再被认为是单纯的血流动力学障碍，更重要的是由于多种神经体液因子的参与，促使心功能不全持续发展的综合征。

中医药学虽然没有“心力衰竭”一词，但与其相应的临床表现及辨证施治却广泛见于历代文献当中。如：①左心衰竭出现的呼吸困难、端坐呼吸、吐泡沫样痰、紫绀等症状，与中医学心肾阳虚、气不化水、肾不纳气、水气上逆凌心犯肺的“喘证”相似；②右心衰竭出现食欲缺乏、恶心、呕吐、腹胀、尿少、水肿等症状，与中医学心脾肾阳虚、水湿不化的“阴水症”相似。

二、分类

1. 按心力衰竭的发生部位分类

（1）左心衰竭：多见于冠心病、高血压性心脏病、风湿性心脏病等。左心室病变发生率较高，故左心衰竭最为常见，临床上以心排血量减少、肺循环淤血和肺水肿为特征。

（2）右心衰竭：常见于慢性阻塞性肺疾病、肺动脉狭窄及某些先天性心脏病等，亦可继发于左心衰竭。临床上以体循环淤血、静脉压升高，下肢甚至全身性水肿为特征。

（3）全心衰竭：指左、右心室功能同时或相继发生衰竭。可见于同时侵犯左、右心室的病变，如心肌炎、心肌病等，亦可由一侧心力衰竭波及另一侧演变而来，如左心衰竭导致肺循环阻力增加，加重右心室后负荷，久之合并右心衰竭。临床上有左、右心力衰竭的表现。

2. 按心肌收缩与舒张功能障碍分类

（1）收缩性心力衰竭：指因心肌收缩功能障碍致泵血量减少而引起的心力衰竭，

特点是左室射血分数减少，又称射血分数降低的心力衰竭（HFrEF），常见于冠心病和心肌病等。

（2）舒张性心力衰竭：指在心肌收缩功能正常的情况下，由于心室顺应性降低，使其舒张和充盈能力减弱，心排血量减少而引起的心力衰竭，又称射血分数保留的心力衰竭（HFpEF）。特点是左室射血分数正常，患者出现肺循环甚或体循环淤血的症状，常见于高血压伴左室肥厚和肥厚型心肌病等。

临床上，有部分患者左心室肥厚和（或）左心房扩大，心脏舒张功能异常，左室射血分数在40%～49%，称为射血分数中间范围的心力衰竭（HFmrEF）。

3. 按心排血量的高低分类

（1）低输出量性心力衰竭：常见于冠心病、高血压病、心瓣膜病和心肌炎等。患者心排血量低于正常人群的平均水平。

（2）高输出量性心力衰竭：主要见于严重贫血、妊娠、甲状腺功能亢进、动-静脉瘘、维生素 B_1 缺乏等高动力循环状态。患者在心功能不全代偿阶段，心排血量明显高于正常；一旦发展到心力衰竭，心排血量较代偿阶段有所降低，但仍高于或不低于正常人群的平均水平。由于组织高代谢状态、血液缺氧和动-静脉分流等原因，其心排血量仍不能满足上述患者代谢的需要。

心力衰竭还可以按照发生速度分为急性心力衰竭和慢性心力衰竭。急性心力衰竭是指突然起病或在原有慢性心力衰竭基础上急性加重的心肌收缩力降低、心脏负荷加重，造成心排血量急剧减少和组织淤血的临床综合征。临床上以急性左心衰竭最为常见。慢性心力衰竭发病缓慢，病程较长，通常伴有心肌肥大等代偿表现。

三、病因及发病机制

（一）西医病因及发病机制

心力衰竭不是一个独立的疾病，它是各种心脏病发生发展的终末阶段，其病因包括基本病因和诱因。

1. 基本病因

（1）心肌病变

1）主要引起收缩功能障碍的病因：如冠心病、心肌炎、心肌病等。

2）主要引起舒张功能障碍的病因：如高血压性心脏病、肥厚型限制型心肌病、冠心病等。

（2）心脏负荷过重

1）压力负荷（后负荷）过重：高血压、主动脉瓣狭窄、肺动脉高压、肺动脉瓣狭窄等。

2）容量负荷（前负荷）过重：心脏瓣膜关闭不全（常见为二尖瓣关闭不全、主动脉瓣关闭不全）、左右心分流性先天性心血管病（常见为房间隔缺损、室间隔缺损、动脉导管未闭）、甲状腺功能亢进症、慢性贫血等。

2. 诱因　处于代偿期的心脏或心力衰竭稳定期，一般不出现心衰的症状或症状较轻，但在一些因素作用下使代偿期的心脏发生失代偿或心衰加重，这些因素称为诱因。

（1）感染：各种心内外的感染均可增加机体的代谢率，从而提高氧耗量，加重心脏负担。最常见为呼吸道感染，其次为风湿热。在儿童风湿热则占首位。女性患者中尿路感染亦常见。亚急性感染性心内膜炎也常因损害心瓣膜和心肌而诱发心衰。

（2）心律失常：各种心律失常均可诱发或加重心衰，尤其是快速型心律失常如房性心动过速、房颤等，严重时可在原心功能正常情况下发生心衰。这是因为快速型心律失常时心肌耗氧量增加，心脏舒张期缩短，房室及两心室舒缩不协调。

（3）水电解质、酸碱平衡紊乱：钠盐摄入过多、输液速度过快，高血钾、低血钾、低血镁、低血钙、代谢性酸中毒等。

（4）劳累和情绪激动：劳累和情绪激动时心率加快，血压升高，心脏负荷增加，耗氧量增加，很容易诱发心衰。

（5）环境和气候急剧变化：温度过高或过低均可使机体处于应激状态，加重心脏负担。

（6）高动力循环：如甲状腺功能亢进、贫血、妊娠与分娩等。

（7）肺梗死：肺梗死时导致缺氧、右心负荷增重加重心衰。

（8）合并其他心脏病：高血压性心脏病合并冠心病，冠心病患者血压突然升高均可诱发心衰。

（9）出血与贫血：大量出血不但使血容量减少，回心血量和心排血量降低，且使冠状动脉灌注量减少，反射性心律增快，心肌耗氧量增加，导致心肌缺血。

（10）治疗不当：洋地黄用量不足或过量，利尿过度，长期使用对心肌有β抑制作用的药物如异博停、心律平等。

（二）中医病因病机

作为心血管疾病的终末阶段，心力衰竭的病因病机较复杂。

《素问·气交变大论》载“岁水太过，寒气流行，邪害心火……甚则腹大胫肿”，可知外感寒邪为其发病的重要诱因。《素问·生气通天论》曰“味过于咸，大骨气劳，短肌，心气抑；味过于甘，心气喘满”，提及饮食不节亦可发病。《灵枢·口问》云“心者，五脏六腑之主也……悲哀愁忧则心动，心动则五脏六腑皆摇”，明确指出情志内伤可导致本病。《素问·脏气法时论》：“肺病者，喘咳逆气，肩背痛，汗出……虚则少气不能报息；肾病者，腹大胫肿，喘咳身重”，《灵枢·经脉》：“肺手太阴之脉……是主肺所生病者，咳，上气喘喝，烦心胸满”，体现了脏腑经脉传变可致病。《灵枢·经脉》：“手少阴气绝则脉不通…脉不通则血不流”，则描述了气血失调的病理改变。《伤寒论·辨太阳病脉证并治上》“太阳病，下之后，脉促胸满”描

述了外感之后，误用下法而发病。刘纯《伤寒治例》言：“气虚停饮，阳气内弱，心下空虚，正气内动而也”，明确指出阳气亏虚为心衰病机的关键。《金匮要略·水气病脉证并治》言：“血不利则为水。”由此可见，外感六淫、饮食不节、七情内伤、气血失常、脏腑经络传变皆为心衰的发病因素。本病为虚实夹杂之证，缓解期以本虚为主，发作期以标实为主。病位主要在心，涉及肺、肾。关键病机为水停，气虚、血瘀、阳虚为本病的重要病理因素。

现代医家大多认为，气（阳）虚为本病之根本。《类经附翼》“天之大宝，只此一丸红日，人之大宝，只此一息真阳”，《素问·生气通天论》曰“阳气者，若天与日，失其所则折寿而不彰，故天运当以日光明，是故阳因而上，卫外者也”，亦指出了阳气的重要性。若人的阳气亏虚，失其温煦推动的作用，则气血津液运行不畅，形成瘀血、痰浊、水饮等病理产物，均为心衰的病理因素，将诱发、加重本病。本病多发生在高龄群体，年老体虚，易耗气伤阴；心衰的病程较长，日久阳损及阴。《素问·阴阳应象大论》言：“阴在内，阳之守也；阳在外，阴之使也。”邹旭教授以整体观为原则，认为作为母子之脏的心脾在心衰的发病过程中是相互影响的。脾胃为中焦之枢纽，气血生化之源，气血津液的化生、输布代谢均需脾胃的参与。脾胃功能失常，则气血生化乏源，聚湿成痰均可为心衰的发生发展埋下伏笔。张艳教授总结前人经验，结合现代人的生活环境，认为现代生活条件富裕，易多食肥甘厚腻之味，困遏脾胃，聚湿成痰，郁久生热；且现代人精神压力大，易形成气郁化热的病机，从而引出热毒这一病理因素。

四、诊断

当首次接诊心力衰竭患者时，病史内容主要包括心力衰竭的病因、评估疾病的进展和严重程度、评估容量状态。首先，弄清病因非常重要，病史询问应有针对性。考虑缺血性心肌病时，应询问既往有无心肌梗死、胸痛、动脉粥样硬化等危险因素；考虑心肌炎或心肌病时，应询问近期有无病毒感染或上呼吸道感染史，有无家族性心肌病史；是否存在高血压病或糖尿病等。

对于初发的或已经确诊的心力衰竭患者，明确其心功能状态和运动耐力下降非常重要。需要仔细询问患者有无端坐呼吸、夜间阵发性呼吸困难，此外，体重有无增加、下肢有无水肿等有助于了解水钠潴留状态。

（一）临床诊断

1. 左心衰竭的诊断

（1）症状：主要表现为肺循环淤血，表现为疲劳、乏力；呼吸困难（劳力性呼吸困难、夜间阵发性呼吸困难、端坐呼吸）。

（2）体征：心脏扩大，心率增快，奔马律，收缩期杂音，两肺底闻及湿啰音继

发支气管痉挛时，可闻及哮鸣音或干啰音。

(3) 实验室检查：①胸部X线：肺门动脉和静脉均有扩张，肺门阴影范围和密度均有增加；②心电图：明确有无心肌缺血和心律失常；③超声心动图：了解左心室舒张末期内径（LVEDd）增大、LVEF下降等。

2. 右心衰竭的诊断

(1) 症状：胃肠道症状（食欲不振、恶心、呕吐、腹胀、便秘及上腹疼痛），肾脏症状（夜尿增多、肾功能减退），肝区疼痛（肝脏淤血肿大、右上腹饱胀不适肝区疼痛），失眠、嗜睡、精神错乱。

(2) 体征：颈静脉怒张，肝大与压痛（肝颈静脉回流征阳性），身体低垂部位出现对称性水肿。甚至出现胸腔积液，多见右侧胸腔积液，腹水，发绀，心包积液，营养不良，消瘦，恶病质。

(3) 实验室检查：①胸部X线：以右心室和右心房增大为主；②超声：肝脏肿大明显；③静脉压升高：中心静脉压＞1.18kPa（12cmH_2O），肘静脉压＞1.37kPa（14cmH_2O）；④肝功异常：胆红素升高、GPT升高。

3. 全心衰竭诊断　如果患者左、右心功能不全的表现同时存在，称为全心衰竭，但患者或以左心功能不全的表现为主，或以右心功能不全的表现为主。

4. 舒张性心力衰竭的诊断　①有典型心力衰竭的症状和体征；②LVEF正常（＞45%），左心腔大小正常；③超声心动图有左心室舒张功能异常的证据，并可排除心瓣膜病、心包疾病、肥厚型心肌病、限制型（浸润型）心肌病等。

（二）心功能不全程度的判断

纽约心脏病协会（NYHA）分级法和ACC/AHA心力衰竭分期法对心力衰竭患者进行评估并指导治疗。

1. NYHA心功能分级

Ⅰ级：有心脏病，无明显活动受限。

Ⅱ级：一般体力活动出现心力衰竭症状。

Ⅲ级：轻微活动即出现心力衰竭症状。

Ⅳ级：静息时仍有心力衰竭症状。

2. ACC/AHA心力衰竭分期

A期：有心力衰竭危险但无结构性心脏疾病和心力衰竭症状。

B期：有结构性心脏疾病但无心力衰竭症状。

C期：有结构性心脏疾病并既往或当前有心力衰竭症状。

D期：顽固性心力衰竭需特殊治疗。

（三）BNP/NT－proBNP在心力衰竭诊断中的作用

脑钠肽（BNP）和氨基末端BNP前体（NT－proBNP）的测定在心力衰竭诊断中的地位不断提高。BNP的作用已经得到所有重要指南的推荐，用于辅助诊断、分

期、判定入院及出院治疗时机，以及判断患者发生临床事件的危险程度。

BNP 水平测定的意义如下。①高 BNP 水平提示包括死亡在内的严重心脏事件。②如果心力衰竭患者的 BNP 水平治疗后下降，患者的预后可得到改善。③存在心源性呼吸困难患者的 BNP 水平通常高于 400ng/L。④如果 BNP＜100ng/1，则不支持心力衰竭的诊断。⑤如果 BNP 水平在 100～400ng/L，医生必须考虑呼吸困难的其他原因，如慢性阻塞性肺病、肺栓塞以及心力衰竭的代偿期。

五、西医治疗

（一）病因及诱因治疗

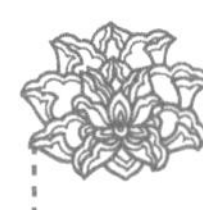

1. 原发病治疗　如控制高血压患者的血压、应用药物、介入及手术方法改善冠心病患者心肌血供、为瓣膜病患者实施换瓣手术、提高贫血患者的血细胞压积等，伴肾衰竭者积极肾透析治疗等。

2. 消除诱因　选择敏感抗生素控制感染，减慢输液速度或减少液体负荷，改善供氧，控制心律失常，纠正电解质及酸碱平衡紊乱等。

（二）急性左心衰竭的治疗

急性左心衰竭发病急，变化快，短时间内很可能因急性肺水肿或心源性休克导致死亡。因此，一旦诊断成立，必须立即给予积极救治。

在救治中应注意：①缺氧状况的尽快改善；②维持血流动力学的稳定。

1. 纠正低氧血症

（1）氧疗：根据患者低氧血症的程度，给予面罩或鼻导管吸氧、面罩无创通气，或经鼻或口气管插管呼吸机辅助通气等方法，进行治疗。

（2）镇静止痛：公认首选吗啡，0.1～0.2mg/kg，静脉注射。一方面可减轻患者精神紧张，减少氧耗；另一方面可扩张肺血管，降低肺循环阻力。

（3）利尿剂：常用呋塞米，其利尿作用迅速且强大，20～80mg，静脉注射，单次或多次应用。呋塞米效果不好时，可选用托拉塞米 20～60mg，静脉注射。

2. 改善血流动力学状态

（1）血管扩张剂的应用

硝酸甘油：为临床常用药物，起始剂量 0.2μg/（kg·min），血压无明显下降时，可以每 10 分钟增加 0.1μg/（kg·min），直到达到满意的血流动力学指标，如血流动力学改变不显著，可考虑配合其他血管扩张剂使用。

硝普钠：用法用量同硝酸甘油。其作用为均衡扩张动、静脉，直接松弛血管平滑肌，但对脏器平滑肌作用轻微，使体循环和肺循环阻力下降，减轻心脏前、后负荷，减轻肺水肿。

（2）正性肌力药物的使用

1）多巴胺：<2μg/（kg·min），可兴奋肾血管、肠系膜血管、脑血管及冠状血管等多种器官的多巴胺受体，引起血管扩张，尤其是肾脏入球小动脉的扩张，使肾血流量增多，可提高50%肾小球的滤过率，有显著利尿作用，减轻心脏的前负荷。2～5μg/（kg·min），可直接兴奋心肌的β-受体，增强心肌的收缩力，扩张冠状动脉，改善心肌运动。>5μg/（kg·min），可使α-受体兴奋，使所有的动脉及静脉收缩，虽然有明显的升压效果，但由于它同时可增加体循环和肺循环阻力，因此对急性左心衰患者不利。

2）多巴酚丁胺：与多巴胺类似，其主要作用于β_1受体，可增强心肌收缩力，增加心排出量，降低外周血管阻力，常用剂量2.5～5μg/（kg·min）。

临床上常将多巴胺、多巴酚丁胺与硝普钠或磷酸二酯酶抑制剂联合应用，可以起到协同作用，能有效地改善难治性心力衰竭、心源性休克及心脏手术后的低心排综合征患者的血流动力学状况。

3）磷酸二酯酶抑制剂：代表药物为氨力农、米力农。其机制为抑制cAMP降解，使细胞内cAMP升高，蛋白激酶活性增强，Ca^{2+}内流增加，达到正性肌力作用。特点为不增加心肌耗氧，还可降低肺循环阻力和体循环阻力。适用于常规药物治疗无效的顽固性心衰患者，特别是右心负荷过重的心衰患者，可用氨力农，负荷剂量为0.5～1mg/kg，稀释后缓慢静脉注射，然后按2～10μg/（kg·min）维持给药。米力农负荷剂量为25～75μg/kg，稀释后10～20min缓慢静脉注射，维持剂量为0.25～0.75μg/（kg·min）。应用注意：短时间静脉用药。

4）左西孟旦：钙增敏剂，促进收缩蛋白对钙的敏感性及促进平滑肌K^+通道开放，达到正性肌力和扩张血管的作用。使用方法是负荷剂量为12～24μg/kg，稀释后缓慢静脉注射（>10min）。维持剂量为0.05～0.1μg/（kg·min），每周仅用1次。

5）肾上腺素：对α_1和β_1、β_2受体有高度亲和力，使用不同剂量，具有血管扩张和收缩效应。常用量为0.02～0.2μg/（kg·min）。适用于低心排出量综合征、心源性休克。

6）洋地黄制剂：常用药物为西地兰毛花苷C、地高辛。对心肌细胞有直接选择性。地高辛口服负荷剂量为0.75～1.25mg，24小时内分3～4次给药，然后用每天口服0.0625～0.25mg维持，根据肾功能及体重进行调整，适用于各种快速心律失常诱发的急性左心衰，但是心肌梗死急性期（3天内）不宜使用。

3. 器械支持

（1）主动脉内球囊反搏技术（IABP）：通过置入在降主动脉内IABP导管前端的气囊随心动周期的变化充盈与放气，舒张期不仅使冠状动脉血流增加，同时使主动脉内压力明显升高，改善外周组织灌注，心脏收缩前球囊迅速放气，使心脏收缩时的射血阻力降低，从而使左心室舒张末压及心肌氧耗降低。适应于缺血性心脏病及急性心肌梗死导致的心源性休克或急性左心衰。

（2）体外膜式氧合生命支持治疗（ECMO）：将血液引入ECMO内，其动力源可短时间部分替代心脏做功，膜式氧合器在体外完成氧合，还可通过加用滤器对机体水及电解质进行调节，去除机体，特别是肺内多余水分。适应于体外循环后心功能衰竭、脱离体外循环困难、各种急性心功能衰竭、各种急性呼吸功能衰竭药物或呼吸机常规治疗无效者。

（三）急性右心衰竭综合征的治疗

急性右心衰竭综合征多由一些诱发因素所致，因此，在治疗上应给予特别注意，如因肺血管痉挛所致的肺高压危象所引发的急性右心衰竭，治疗上当以迅速改善氧合，解除肺血管痉挛；急性肺栓塞应考虑溶栓或抗凝治疗，必要时采用介入或外科治疗等。

有关强心及抗休克治疗详见急性左心衰药物治疗。

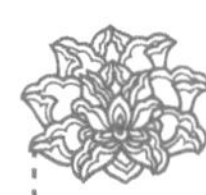

（四）慢性心力衰竭的治疗

中华医学会根据国际临床试验结果和国际上心力衰竭治疗指南制定的标准心衰治疗药物包括利尿剂、ACEI、β-受体阻滞剂、洋地黄制剂，可用于心力衰竭的其他药物有醛固酮拮抗剂、血管紧张素Ⅱ受体拮抗剂（ARB）、钙通道阻滞剂、环腺苷酸依赖性正性肌力药物。

1. 正性肌力药　临床上最常用、最主要的强心药物为洋地黄，其中地高辛是美国FDA确认为治疗慢性心力衰竭的药物（Ⅰ类C级）；还有拟交感神经药物，如多巴胺、多巴酚丁胺和磷酸二酯酶抑制剂、氨力农和米力农等。

2. β-受体阻滞剂　美国心衰治疗指南中指出，对所有慢性收缩性心力衰竭患者都应接受β-受体阻滞剂治疗，临床常用者有美托洛尔和卡维地洛等，并显示良好效果，β-受体阻滞剂禁用于支气管痉挛、有症状的心动过缓（心率＜60/min）、Ⅱ型以上传导阻滞（除非有起搏器保护）。

美托洛尔用法：初始剂量6.25～12.5mg，每日2次，如患者能耐受可逐渐加量，2～6周调整1次，每次加倍，维持静息心率在60～70/min为宜。

3. 血管紧张素转换酶抑制剂（ACEI）　作用机制是使血管紧张素Ⅱ生成减少，减缓或抑制慢性充血性心衰过程中的心肌重构，适用于所有慢性心力衰竭患者，其疗效可能在数周或数月后才出现，即使症状未改善，仍可延缓疾病进展。

副作用为咳嗽、血管神经性水肿，肾衰和妊娠妇女属绝对禁忌证。

使用方法：卡托普利12.5～25mg，每日2次；依那普利2.5mg，每日1次；或培普利2mg，每日1次，从小剂量开始，如能耐受，可逐渐增加剂量，长期应用。

对使用ACEI有不良反应和禁忌患者，可选用血管紧张素受体阻滞剂（ARB），当前常用的有缬沙坦80mg，口服，每日1次，或氯沙坦25～100mg，每日1次，口服。

4. 利尿剂　利尿剂是治疗慢性充血性心衰最常使用的药物。有良好的降低心脏前负荷，减轻水肿，改善心功能作用，常用药物有以下三种。

(1) 呋塞米：利尿作用迅速强大，增加尿钠排泄量达尿滤过负荷的20%～25%，是心衰患者最常用的利尿剂，常用剂量20mg，静脉注射。当出现利尿剂抵抗时，可追加剂量或与其他利尿剂合用。

(2) 氢氯噻嗪：为中效利尿剂，增加尿钠排泄量仅为尿滤过负荷的5%～10%。常用剂量12.5～50mg，口服，每日2次。

(3) 螺内酯：低效利尿剂，用法为20～40mg，口服，每日3次，维持血清钾4.5～5.5mmol/L，当血清钾＞5.5mmol/L时，停用螺内酯。

六、中医治疗

1. 辨证治疗　根据心力衰竭的主要临床表现，以及临床不同阶段心功能不全的不同程度，可概括为以下6种基本证型，进行辨证选方论治。

(1) 心肺气虚证

症状：神疲乏力，短气自汗，动则加剧，食少纳呆，咳嗽喘促，心悸怔忡，舌胖嫩，边有齿印，舌苔薄白，脉沉无力或兼促、涩、结代。

治法：养心补肺，健脾益气。

方剂：养心汤加减。方中人参通常可选用东北红参，例如吉林参、新开河参，也可以用高丽人参，如果兼有阴虚可改用西洋参。因人参较为贵重，为充分利用，最好采用另炖；为了减少医疗费用，可用党参或太子参20g代用。

加减：若喘促、痰多者，加紫苏子、葶苈子泻肺平喘；若面白、肢冷者，加熟附子温补阳气；若水肿、尿少者，加泽泻、猪苓利水消肿。

(2) 气阴两虚证

症状：气短疲乏，心悸怔忡，头昏目眩，口干舌燥，心烦失眠，自汗盗汗，舌红苔少，脉细数或促、涩、结代。

治法：益气养阴。

方剂：生脉散合炙甘草汤加减。人参性味甘温，有大补元气之功，若气虚不甚者，可用党参；若气阴不足，兼有内热者，则可用西洋参代之，正如张锡纯所说"西洋参，性凉而补，凡欲用人参而不受人参之温补者，皆可以此代之"(《医学衷中参西录》)；若病情急重者，全方用量亦宜加重。本方乃补敛合法，故宜于气阴两虚、纯虚无实之证。若温病气阴虽伤，但余热未清，或久咳肺虚，仍有痰热者，均非所宜。本方原为汤剂，现代又制成口服液、注射液等剂型，以方便患者久服或危急重症的抢救治疗。

加减：若兼有咳嗽、咳痰色黄者，去桂枝、阿胶，加黄芩、鱼腥草、川贝母、北杏仁等祛痰止咳；若兼有尿少水肿者，加茯苓皮、猪苓、泽泻利水消肿。

(3) 血脉瘀阻证

症状：心悸怔忡，气短动则更甚，心胸痹痛，胁下痞积，口唇发绀，两颧暗红，下肢水肿，舌质紫暗或有瘀点、瘀斑，脉涩或结代。

治法：活血化瘀，益气通脉。

方剂：血府逐瘀汤加味。活血祛瘀药，作用都比较强劲有力，但同时又易损伤正气，因此，应用活血祛瘀药时，常需配伍补气补血药，或健脾益肾药，可起到祛邪不伤正，瘀血散而新血生之效，比如补阳还五汤中配伍黄芪、当归。方中川芎辛温升散，凡阴虚火旺、舌红口干者慎用；月经过多及阴道出血性疾病忌用。红花有一定毒性，不宜大量久服。孕妇、溃疡病、出血性疾病，月经过多忌用。

加减：若气虚甚者，去牛膝，加党参；若胸胁胀满疼痛者，去川芎、当归，加酸枣仁、远志等养心安神。

（4）阳虚水泛证

症状：心悸气喘，畏寒肢冷，腰酸膝冷，尿少水肿，面色苍白或青紫，舌质淡暗，舌苔白滑，脉沉无力或结代。

治法：温阳利水。

方剂：真武汤加味。

加减：若兼外风寒者，加荆芥、防风辛温解表；若兼有咯血者，加葶苈子、仙鹤草以泻肺止血。

（5）痰热壅肺证

症状：发热不恶寒，心悸气短，不能平卧，咳嗽，咳痰黄稠，胸膈痞满，口干口苦，尿黄量少，水肿，舌红苔黄，脉象滑数或兼促、涩。

治法：清热化痰、降气定喘。

方剂：清肺化痰汤加减。

加减：兼有表寒证者，加防风、紫苏叶等辛温解表，兼有表热证者，加连翘、银花辛凉解表；兼有咯血者，加侧柏叶、仙鹤草凉血止血；兼有发热不退者，加青蒿、柴胡泻热透邪。

（6）阳气虚脱证

症状：心悸气喘严重，虚烦不宁，大汗淋漓，四肢厥冷，不能平卧，尿少水肿，面色苍白或灰暗，舌质紫暗，舌苔白滑，脉微欲绝。

治法：回阳救逆。

方剂：参附龙牡汤加减。方中红参、炮附子、干姜、山萸肉补气补肾，回阳救逆，煅龙骨、煅牡蛎涩汗固脱，麦冬、五味补益心气，炙甘草协调诸药，以达回阳救逆之目的。此型病情极为严重，急救之时通常先用参附注射液体液 20mL 加入 5%葡萄糖盐水 20ml 中静脉注射，继而用该注射液 40～60mL 加入 5%葡萄糖盐水 250mL 中静脉滴注回阳救逆。之后再服汤剂维持药效。

（二）辨病治疗

根据临床经验，选择具有抗心力衰竭作用的中药，根据传统的中医辨证原则组方，或根据现代药理研究成果，参考西医用药原则组成新的处方，对心力衰竭进行辨病治疗。多采用中西医结合的方法，在西药治疗基础上，加以中药干预，往往取得较单纯西药治疗更好的疗效。此类治疗心力衰竭的临床报道较多，现将近年来的有关部分报道介绍如下。

1. 中药复方胶囊　单继军等观察治疗组46例充血性心力衰竭在西医治疗基础上加用开心胶囊2号（由人参、山楂、红花、香附、川芎、蒲黄、苍术等组成），对照组23例单用西医治疗。两组总有效率有显著性差异（$P<0.05$）。治疗组治疗后EF、SV、CO等各项指标改善均优于对照组（$P<0.05$）。柏正平等用复方葶苈子胶囊（组方为葶苈子、黄芩、水蛭、茯苓、桂枝、白术、甘草等）治疗45例肺源性心脏病心力衰竭，对照组45例用多巴酚丁胺，结果治疗组显效率55.56%，总有效率86.67%，与对照组比较无显著性差异。孙长春等用补阳还五胶囊（基本方为补阳还五汤加淫羊藿、麦冬、佛手、山楂、牡丹皮）治疗无症状性心力衰竭48例，对照组45例口服洛汀新贝那普利，结果有效率两组无显著差异，但治疗组治疗前后的LVEF、E/A改善较对照组明显（$P<0.01$）。

此外还有参芪强心胶囊、强心胶囊、参七脉心通胶囊、步长脑心通胶囊、强心益气胶囊以及通心络胶囊等，均较常规治疗组的总有效率有显著增高。

2. 中药复方颗粒剂　林萍等研究步长稳心颗粒对老年冠心病充血性心力衰竭患者的校正QT离散度的影响，治疗组与对照组各50例，两组治疗后QTcmax、QTcd均有减少，和治疗前比较有显著差异，以步长稳心颗粒组减少更明显。治疗后两组QTcd差别有显著性（$P<0.01$）。宋庆桥等对入选的90例充血性心力衰竭患者（心功能NYHA分级Ⅱ～Ⅳ级）采用心力衰竭颗粒（主要成分为丹参、当归、川芎、黄芪等）治疗60例，地高辛加卡托普利组治疗30例，结果发现治疗后两组AngⅡ、ALD水平较治疗前有明显下降（$P<0.05$），而治疗前后两组AngⅡ、ALD均无明显差异。

3. 中药传统复方丸散剂　王健等观察常规治疗加用天王补心丹对心功能及血浆AngⅠ（血管紧张素Ⅰ）的影响，发现治疗后较常规治疗组疗效显著，血浆AngⅠ降低亦有显著性差异，提示天王补心丹具有调节心力衰竭患者的神经内分泌从而改善心功能的作用。另有验方如强心散（蟾酥1份，茯苓9份），适用于心功能不全伴心率快者，每次用量为100mg，每日3次。或单用蟾酥，每次10mg，每日3次。见效后酌情减量，不良反应主要为恶心、呕吐及类似洋地黄中毒反应。另外，传统的复方中成药生脉散、心宝丸、六神丸等，具有非洋地黄样强心作用。

4. 中药复方口服液　杨丁友等观察了常规治疗基础上加用慢衰灵口服液（由黄芪30g、太子参15g、炮附子12g、川芎12g、黄精15g，葶苈子12g组成，每毫升含生药0.5g）对心肾阳虚型充血性心力衰竭患者血清TNF-α、IL-6、IL-10及NO干预影响，治疗后发现中药治疗组TNF-α、IL-6、NO降低幅度和IL-10的升高幅度均于常规治疗组。

5. 中药复方针剂　近年来，中药复方针剂以其高效快速、使用安全的特点广泛应用于临床，极大地丰富了中药治疗心力衰竭的手段，取得了可喜的疗效。相关报道多从中西医结合的角度进行研究。

（1）参麦注射液：在临床应用非常广泛，功效良好。研究证实，参麦注射液对多种器质性心脏病引起的心力衰竭有显著疗效，尤其是顽固性、难治性心力衰竭，参麦注射液同样显示出明显的疗效，对非器质性心脏病引起的心力衰竭也有疗效。因此，在治疗心力衰竭中发挥着越来越重要的作用。

（2）生脉注射液：具有益气养阴作用的生脉注射液治疗心力衰竭在临床应用广泛，许多学者应用其辅助治疗心力衰竭取得了良好的效果。

（3）参附注射液：在西医常规治疗基础上加用参附注射液治疗心力衰竭，广泛用于临床心力衰竭的急诊抢救及常规的维持治疗。

（4）复方丹参注射液：赵延浦对冠心病合并心力衰竭患者在常规西药治疗基础上，观察复方丹参注射液对其降钙素基因相关肽（CGRP）与内皮素（ET）的影响。结果认为，治疗组更能很好地降低 ET，升高 CGRP，改善冠心病合并心力衰竭患者的 CGRP 和 ET 之间的平衡。

七、病案

验案 1

孙某，女，45 岁。于 2024 年 3 月 10 日入院。

主诉：间断心悸气短 8 年，双下肢浮肿 1 个月，加重 3 天。

现病史：胸闷，心悸，气短，双下肢浮肿，舌质黯淡，苔薄白，脉象沉细。

体格检查：体温 36.2℃，脉搏 80 次/分，血压 140/90mmHg。呈慢性病病容，颈静脉怒张，两肺底可闻及干湿性啰音，心界向左扩大，心律不齐，心率 80 次/分，心尖部可闻及 3 级收缩期杂音，肝在右肋缘下 4cm 可触及，肝－颈静脉回流征阳性，双下肢水肿。

辅助检查：肝胆胰脾彩超示：肝淤血；心脏彩超示：风湿性心脏病，心脏瓣膜病。NT－proBNP 5000pg/ml。

西医诊断：风湿性心脏病；心脏瓣膜病；心力衰竭。

中医诊断：心衰（气虚血瘀证）。

治法：益气温阳，化瘀行水。

处方：生黄芪 30g，炮附子 10g，丹参 24g，泽兰 15g，泽泻 20g，茯苓 15g，防己 15g，冬瓜皮 15g，琥珀 3g（冲服）。

7 剂，水煎服，日 1 剂，分早晚两次温服。

初服 3 剂后，诸症减轻，浮肿基本消失，肝回缩至右肋下 2cm，再继服 5 剂后病情明显好转，而后用益气温阳活血之剂共服用 20 剂（每天 1 剂）出院。

按语：此例为风心病联合瓣膜病，右心衰竭患者，其病机为心气虚、心血瘀阻，累及脾肾而阴水不化，潴留体内。故治用黄芪、附子益心气温心肾之阳，伍以丹参、泽兰以活血，共奏益气活血以治本，而附子配用泽泻、茯苓、防己、冬瓜皮、琥珀等利水之品，使潴留体内的水分以尿液的形式排出，减轻了心脏的前负荷，故其疗效较好。

验案 2

武某，男，69 岁。2024 年 5 月 6 日初诊。

主诉：反复心悸、咳嗽、气促 2 个月，加重伴腹胀、上下肢浮肿 2 天。

现病史：患者于 2024 年 5 月 6 日来我院，门诊以冠心病、陈旧性前壁心肌梗死收住院。患者于 2023 年 2 月 26 日因急性前壁心肌梗死住院治疗 28 天，病情稳定后出院。出院后坚持服用单硝酸异山梨酯片 10mg，每日 3 次。近因劳累后自感胸闷气短，2 天前出现纳呆，腹胀，双下肢浮肿。

体格检查：T 36.5℃，P 106 次/分，R 25 次/分，Bp 95/60mmHg。神疲乏力，面色苍白，呼吸稍急促，颈静脉怒张，心脏向左扩大，心率 106 次/分，律齐，心尖部可闻及收缩期吹风样杂音，两肺底可闻及细湿性啰音。腹胀，肝大，于肋缘下 2cm，轻度压痛，肝-颈静脉回流征阳性。双下肢胫踝部轻度指凹性水肿。舌质淡黯，苔白滑，脉弦细数。

辅助检查：胸部 X 线片示：心脏扩大，双肺淤血。心电图示：陈旧性前壁心肌梗死。

西医诊断：冠心病；陈旧性前壁心肌梗死；心力衰竭；心功能 3 级。

中医诊断：心衰（阳虚水泛证）。

治法：益气活血，温阳利水。

处方：黄芪 30g，党参 30g，炒白术 15g，丹参 20g，川芎 10g，泽兰 10g，益母草 15g，猪苓 20g，车前子 15g（包煎），桑白皮 15g，桂枝 10g，炮附子 10g。

水煎服，日 1 剂，分早晚两次温服。

连服 5 剂后，尿量增加，腹胀，气短，心悸减轻，双下肢水肿减轻，饮食稍增加，继以上方附子减为 6g，连服 10 剂，病情稳定出院。

按语：此例为冠心病、心力衰竭的病案，该病气虚阳虚为病之本，因气虚而致瘀血，阳虚而致水泛，瘀血、水液潴留是病之标，故本病是本虚标实之证，本虚则益气温阳，标实则化瘀利水，故应用上方而获效。

第三节　心肌疾病

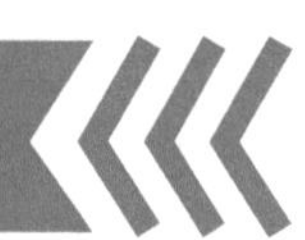

一、病毒性心肌炎

（一）概述

病毒性心肌炎系嗜心性病毒感染引起的心肌炎性疾病。以引起肠道和上呼吸道感染的各种病毒最多见，尤以柯萨奇B组病毒对心肌膜受体有极大的亲和力，临床上半数以上的病例系该组病毒所致。病毒性心肌炎确切发病率国内外未见有详细的报道，可流行或散在性发病。一般认为，病毒感染的人群中约5%的病人发生心肌炎，潜伏期约1～4周，可见于各年龄组，小儿尤易罹患，成人病毒性心肌炎年龄以20～30岁居多，男性较女性多见。发病季节以夏秋两季多见。近年来，病毒性心肌炎发病率有逐年增高趋势。

根据病毒性心肌炎的临床不同表现，可归属于祖国医学的"温病"以及由"温病"引起的"心悸""怔忡""胸痹"等病症的范畴，在国家标准《中医临床诊疗术语》称之为"心痺"。轻者可见胸闷、心前区隐痛、心悸、气短、无力等症，重者可见心悸、喘促、四肢冷等心阳欲脱之证。

（二）病因和发病机制

1. 西医病因及发病机制　绝大多数心肌炎是由病毒感染所致。估计病毒感染的人群中，心脏受累者为2%～5%。几乎所有的人类病毒感染均可累及心脏，其中肠道病毒最常见，而肠道病毒中最常见的是柯萨奇B组2～5型和A组9型病毒。其次还有埃可病毒、腺病毒、巨细胞病毒、疱疹病毒、流感病毒、肝炎病毒、人类免疫缺陷病毒等。

病毒性心肌炎的发病机制尚不明确，目前认为发病机制可能为病毒的直接作用，包括急性及持续病毒感染引起的直接心肌损害；②病毒介导的免疫损伤作用，以T细胞免疫为主；③多种细胞因子和一氧化氮等介导的心肌损害和微血管损伤。这些变化均可导致心脏结构和功能受损。

2. 中医病因病机　中医认为，病毒性心肌炎的发生与禀赋不足，正气虚弱，复感外邪，内舍于心所致"邪之所凑，其气必虚"，先天禀赋不足，或后天失养，或久病体虚等，不能抵御外邪。叶天士云："温邪上受，首先犯肺，逆传心包。"温热毒邪由鼻咽或卫表而入，肺卫不宣而见恶寒发热，头痛身疼，咽痛咳嗽等症；热毒不解，逆传心包，而见胸闷、心痛；热毒犯心，损伤心气，烧灼心阴而致心气虚弱，心阴不足，心气短，头晕乏力，脉律不整；若病久不愈，阴损及阳，而见阴阳两虚，尿少水肿，心喘促等症。饮食不洁，湿毒之邪由口而入，蕴结肠胃，表现为发热，腹痛，泄泻，恶心呕吐，疲倦乏力等症；湿毒之邪上犯于心，表现为心悸气短，胸闷心痛，脉律不整。热毒损气伤阴，而见气阴两虚之证；病久不愈亦可有阴阳两虚的见证，极少数还可引起心阳暴脱而死亡。

总之本病病位在心，与肺、脾、肾有关，正气不足，邪毒侵心是发生的关键，正虚为本，热毒、湿毒、痰浊、瘀血为标，为本虚标实，虚实夹杂之病症。

（三）诊断

1. 症状

（1）发病前1～3周内常有上呼吸道或消化道病毒感染史。

（2）轻者有心悸、胸闷、心前区隐痛、气短、乏力等；重者可发生心力衰竭、休克或严重心律失常。

2. 体征

（1）心脏增大：轻者可有暂时性心脏浊音界增大，不久即恢复；重者心脏浊音界显著增大，提示心肌炎症性损伤范围广泛。

（2）心率改变：心率增速与体温不成比例，或心率异常缓慢。

（3）心音改变：心尖区第1心音减低或分裂；心音呈胎心样；出现心包摩擦音，提示有心包炎存在。

（4）杂音：二尖瓣区或三尖瓣区可有收缩期吹风样杂音，系因心脏扩大造成二尖瓣或三尖瓣关闭不全所致。

（5）心律失常：极常见，各种心律失常都可出现，以房性与室性期前收缩最多见，其次为房室传导阻滞，亦可出现心房颤动、病态窦房结综合征等。心律失常严重者可发生猝死。

（6）心力衰竭：重症弥漫性心肌炎因心肌泵血功能衰竭而致急性心力衰竭，易合并心源性休克。

3. 实验室辅助检查

（1）血液检查：白细胞计数可升高，急性期血沉可增速，部分患者血清心肌酶增高。其中，尤其以心肌肌钙蛋白I或肌钙蛋白T的定量测定增高、心肌肌酸磷酸激酶（CK）及其同工酶（CK－MB）的定量测定增高最有诊断价值。

（2）心电图：①ST－T变化：S－T段升高或压低，T波平坦或倒置，0－T间期延长。②心律失常：除窦性心动过速与实性心动过缓外，异位心律与传导阻滞常见。房性、室性、房室交界性期前收缩均可出现，以室性期前收缩为主要表现。室性心动过速比较少见，但易引起昏厥；心房颤动与扑动亦可见到；心室颤动较少见，

但可发生猝死。Ⅰ～Ⅲ度窦房、房室传导阻滞，束支或分支传导阻滞都可出现，而Ⅲ度房室传导阻滞亦可发生猝死。上述各种心律失常可合并出现。心律失常多见于急性期，在恢复期消失，也可随瘢痕形成而造成持久的心律失常。

（3）X线检查：局灶性心肌炎无异常变化。弥漫性心肌炎或合并心包炎的患者心影增大，心搏减弱，严重者可见肺淤血或肺水肿。

（4）超声心动图：左室扩张多不明显，可有收缩或舒张功能异常、节段性及区域性室壁运动异常、室壁厚度增加、心肌回声反射增强和不均匀、右室扩张及运动异常。

（5）核素检查：2/3患者可见到左室射血分数降低。

（6）病毒学检查：包括从咽拭子或粪便或心肌组织中分离出病毒，血清中检测特异性抗病毒抗体滴定度，从心肌活检标本中用免疫荧光法找到特异抗原或在电镜下发现病毒颗粒，以及用PCR从粪便、血清、心肌组织中检测病毒RNA。

综上所述，在上呼吸道或消化道病毒感染后1～3周内，有胸闷、心前区隐痛、心悸、气促、乏力等心脏症状出现，重症者有心力衰竭、休克。心电图有异常改变，出现心律失常；两个以上导联S－T段呈水平型或下斜型下移≥0.05mV，或S－T段抬高，或出现异常Q波；两个以上以R波为主的导联T波倒置、平坦或降低（<R波的1/10），Q－T间期延长。实验室检测白细胞增多，血沉增快，CK及CK－MB增高，心肌肌钙蛋白Ⅰ或肌钙蛋白T定量测定增高；病毒中和抗体>1∶640，或心肌活检分离出病毒等，应考虑病毒性心肌炎的诊断。

在考虑病毒性心肌炎诊断时，应除外β受体功能亢进、甲状腺功能亢进、二尖瓣脱垂综合征及影响心肌的其他疾患，如风湿性心肌炎、中毒性心肌炎、冠心病、结缔组织病、代谢性疾病、克山病等。

（四）西医治疗

西医治疗主要包括抗病毒治疗、免疫调节治疗、促进心肌细胞营养与代谢和并发症的治疗。

1. 促进心肌细胞恢复与代谢　临床可使用大剂量的维生素C，每日3～5g加入5%葡萄糖中静脉滴注，辅酶A 50～100U、肌苷200～400mg肌内注射或静脉注射，每日1次，细胞色素C必须经皮试后，无变态反应才可使用，15～30mg静脉注射，每日1～2次，三磷苷（ATP）或三磷酸胞苷（CTP）20～40mg肌内注射，每日1～2次，辅酶Q_{10}每日30～60mg口服，肌内注射或静脉注射10mg，每日2次。临床中可以据病情对以上药物适当搭配或联合应用2～3种，10～14天为1个疗程。

2. 免疫抑制剂治疗　目前多数学者主张感染早期最好不要用激素，以免抑制干扰素合成而加速病毒繁殖，加重心肌损害，但对重症患者，即以突然泵衰竭或严重心律失常为主要临床表现，可能在短期内引起死亡或猝死者，尤其是高度房室传导阻滞或阿-斯综合征时，激素治疗可抑制免疫反应，减轻心肌炎症，减轻毒素症状，确能帮助患者度过危险，起到挽救生命的作用，故在重症心肌炎早期使用激素治疗，对预后有利。常用泼尼松30～40mg/d或地塞米松4～10mg/d，分3～4次口服，2

周后逐渐减量，或先用醋酸地塞米松 10～20mg 或醋酸氢化可的松 100～300mg/d 分次静脉滴注，连用 3～7 天，待病情稳定后改口服，并迅速减量至停用。激素疗程不宜过长，以防继发感染，同时应注意停用激素后病情复发，后期应用硫唑嘌呤 100mg/d，分次口服。

3. 控制感染

（1）抗病毒治疗：急性期有人主张应用抗病毒药物，常使用阻止病毒进入细胞内的金刚烷胺，抑制病毒复制的阿糖胞苷、吗啉呱、干扰素，抑制病毒蛋白合成的缩氨酸脲、异喹啉等。其中干扰素还有明显的调节细胞免疫的功能，许多研究均提示其作为免疫调节剂对病毒性心肌炎有防治作用。

（2）抗生素的应用：病毒性心肌炎常合并链球菌感染，此时可给予常规剂量的青霉素 1 周。

4. 对症治疗

（1）心力衰竭时可常规使用利尿剂及血管扩张剂，因心肌本身有炎症坏死应慎用洋地黄类药物。

（2）心律失常则用抗心律失常药物或电除颤治疗，如系偶发期前收缩，可先观察而不一定给予抗心律失常药物。如为完全房室传导阻滞时，应使用临时体外起搏器，因为本病发生完全房室传导阻滞，可在短期内恢复。

（五）中医治疗

1. 辨证论治

（1）温毒侵心证

症状：胸闷，气短，心悸，乏力。发热，咽痛，咳嗽，口苦，小便黄赤。舌质红绛，苔黄，脉浮数或促或结。

治法：清热解毒，凉营护心。

方剂：清营汤加减。

（2）湿热损心证

症状：胸闷，心悸，乏力，气短。发热，腹泻，腹痛腹胀，恶心呕吐，大便黄色稀水，灼肛，小便黄赤。舌质红绛，苔黄厚腻，脉滑数或促或结。

治法：清热化湿，凉营护心。

方剂：王氏连朴饮加减。

（3）阴虚火旺证

症状：心悸，胸闷，乏力，气短。面赤心烦，手足心热，头晕目眩，不寐。舌质红，苔薄黄，脉细数。

治法：滋阴清火，养心安神。

方剂：黄连阿胶汤加味。

（4）气阴两虚证

症状：乏力，气短，心悸，胸闷。两颧潮红，自汗盗汗，纳呆食少。舌质红，苔少，脉细数或促或结。

治法：益气养阴，通脉养心。

方剂：炙甘草汤加减。

（5）气虚痰瘀证

症状：心前区隐痛，胸闷，乏力，心悸。胸脘憋胀，纳呆恶心，唇甲青紫。舌质紫暗边有瘀斑，苔白，脉弦涩或结代。

治法：补益心气，化瘀祛痰。

方剂：保元汤加味。

（6）心阳不足证

症状：心悸，乏力，气短，胸闷。面白少华，形寒肢冷。舌质淡紫，苔白，脉沉细无力。

治法：温振心阳，安神定悸。

方剂：桂甘龙牡汤合保元汤加减。

（7）心阳欲脱证

症状：心悸，烦躁，乏力，气短。喘促不安，不能平卧，四肢厥冷，自汗不止，唇甲紫青。舌质淡紫，苔白，脉微欲绝。

治法：回阳救逆。

方剂：四逆加人参汤加味。

2. 中成药

（1）抗病毒颗粒：由板蓝根、忍冬藤、山豆根、川射干、鱼腥草、重楼、贯众、白芷、青蒿组成，具有清热解毒功效，用于病毒性心肌炎急性期。每次 12～24 g，开水冲服，每日 3 次。

（2）板蓝根冲剂：每次 10g，开水冲服，每日 3 次。用于本病急性期。

（3）维 C 银翘片：每次 6 粒，每日 3 次，温开水送服。用于本病急性期发热者。

（4）芎芍胶囊：由川芎、赤芍组成，具有化瘀镇痛功效，适用于病毒性心肌炎慢性期气滞血瘀者。

（5）滋心阴口服液：由麦冬、北沙参、三七、赤芍组成。具有滋养心阴、活血止痛功效。适用于慢性期阴虚血瘀者。每次 10mL，每日 3 次，口服。

注：①糖尿病患者采用生理盐水稀释注射药物静脉滴注，口服药物应采用无糖型。②儿童用药酌情减量，按公斤体重计算。

3. 针灸治疗

（1）体针

主穴：心俞、厥阴俞、内关。

配穴：太冲、阳陵泉、三阴交、劳宫穴。

方法：每次选主穴 2～3 穴，配穴 1～2 穴，行平针法，留针 20 分钟。每日 1 次，1 周为 1 个疗程。

（2）耳针

取穴：内分泌、心、交感、神门下等穴。

方法：用胶布固定王不留行籽，每天按压 2～3 次，每次 5 分钟，保留 5～7 天。

(3) 穴位注射

取穴：天池、膻中、内关、郄上穴。

方法：当归注射液 0.3～2mL，穴位内注射，隔日 1 次，10 天为 1 个疗程。

二、原发性心肌病

(一) 概述

原发性心肌病指原因未明、合并心脏功能障碍的心肌疾病。其临床表现主要为心脏增大，可发生心力衰竭、心律失常以及栓塞现象。其类型包括扩张型心肌病、肥厚型心肌病、限制型心肌病、致心律失常性右室心肌病。

扩张型心肌病（DCM）以左心室或双心室扩张并伴收缩功能受损为特征；肥厚型心肌病（HCM）以左心室和（或）右心室肥厚为特征，常为不对称肥厚并累及室间隔；限制型心肌病（RCM）以单侧或双侧心室充盈受限和舒张容量下降为特征，但收缩功能和室壁厚度正常或接近正常；致心律失常性右室心肌病（ARVCM）指右心室正常心肌逐渐进行性被纤维脂肪组织所取代。

根据临床不同表现，本病早期可归属于祖国医学“心悸”“怔忡”“胸痹”，晚期以充血性心力衰竭为主要表现时则多属“喘证”“水肿”“痰饮”等范畴。祖国医学中无心肌病病名，但其中扩张型心肌病，根据其证候特点，以定名“心胀”较为合适。《灵枢·胀论》：“夫胀者，烦心短气，卧不安。”以上论述，一方面反映了祖国医学对此病有一定的认识，另一方面也为本病治疗提供了理论基础。

(二) 病因及发病机制

1. 西医病因病理

(1) 病因：尚未完全明了，目前认为发病病因归为两点。

1) 由病毒性心肌炎转化而成：动物实验中，嗜心性柯萨奇病毒、脑心肌炎病毒不仅可引起病毒性心肌炎，亦可导致扩张型心肌病的心肌改变，还可引起心肌损伤并被脂肪组织代替，从而发展为致心律失常性右心室发育不良；限制型心肌病可能与非化脓性感染有关。临床上急性病毒性心肌炎可转化为扩张型心肌病；患者心肌活体标本病理检查有炎症表现，血中柯萨奇病毒中和抗体滴定比正常人高；10%～50%的扩张型心肌病患者心内膜心肌活检标本中可检出肠道病毒 RNA，以上均提示扩张型心肌病与病毒性心肌炎关系密切。

2) 与基因及自身免疫密切相关：研究发现，扩张型心肌病患者中 $HADR_4$ 或 B_{12} 位点阳性者增多，HLA 的变化与常染色体隐性遗传有关，故认为是一种基因不均的疾病；50%的肥厚型心肌病病人有家族史；限制型心肌病与体液免疫异常有关，可呈家族性发病；致心律失常性右心室发育不良为常染色体显性遗传病，其基因缺陷位于14q23嵌合体，约30%以上的患者有家族史。此外，免疫反应的改变增高对病毒感染的易患性，导致心肌自身免疫损伤，从而产生原发性心肌病。本病患者可有自然杀伤细胞活力降低，减弱机体的防御能力，抑制性T淋巴细胞数量及功能减低，因此发生细胞介导的免疫反应，引起血管和心肌损伤。

（2）病理

1）扩张型心肌病：扩张型心肌病的心脏扩大，均有一定程度的心肌增厚。心脏扩大为普遍性，左右心室腔增大，左室为甚，心内膜增厚及纤维化，附壁血栓多发生在心尖部。光镜下，心肌纤维增粗、变性、坏死及纤维化，少量炎性细胞浸润。电镜下心肌细胞线粒体数目增多，线粒体嵴部分或全部消失，肌浆网状结构扩张和糖原增多。

2）肥厚型心肌病：病理变化为左室心肌肥厚，室腔变窄，常伴有二尖瓣叶增厚。显微镜下可见心肌纤维粗大，交错排列。由于室壁肥厚的范围和程度不同，将本病分为三型：①非对称性室间隔肥厚，占90%；②对称性左心室肥厚，占5%；③特殊部位肥厚：心尖肥厚占3%，室间隔后部及侧部肥厚占1%，心室中部肥厚占1%。

3）限制型心肌病：初始期表现为急性心肌炎，心肌有淋巴细胞、浆细胞及嗜酸细胞浸润伴片状心肌坏死。附壁血栓期为心内膜上有厚层血栓伴嗜酸细胞浸润。血栓机化期为心内膜上覆盖以胶原纤维，有纤维蛋白沉积，肉芽组织及炎症细胞浸润，心内膜上可有新的血栓形成。晚期为增生的心内膜上有显著的透明纤维组织层，心肌纤维化改变更明显，纤维隔可由心内膜延伸到心内膜下，此期仍有新的附壁血栓形成。

2. 中医病因病机　原发性心肌病中医病因病机比较复杂。中医学认为，本病的发生与先天禀赋不足、外邪侵袭、过度劳倦、饮食失调等因素有关。

（1）外感病邪：外感六淫邪毒，经口鼻袭肺，肺朝百脉，心主血脉，犯肺之邪失于疏泄，入侵血脉，流注于心；邪毒亦可经口内犯肠胃，沿循“胃之支脉”逆犯于心。心脉瘀阻，心体受损而致心型胀大，心动变异，发为心悸怔、心痛、胸痹；久之心阴亦损，心气不足，血脉鼓动无力，故脉搏微弱或血脉断续而行而为脉律不齐；气属阳，心气既损，心阳亦虚，加之阴损及阳，心阳虚衰，水液不化，泛溢肌肤而为肿，上凌心肺而为心悸、喘咳。

（2）正气虚弱：先天禀赋不足，素体虚弱或劳逸失度，起居失常，饮食不洁，饮食不节，情绪失调或大病、久病之后而致正气内虚，卫外不固，令六淫邪毒的侵袭有可乘之隙。

六淫邪毒内蕴于心，导致心脉瘀阻，心失所养，心体变异，发为心悸、胸痹、脉律不齐等证；病邪恋心，日久不去，必然伤气伤血，损阴损阳。

心气不足，心阳虚衰，血脉鼓动乏力，表现为气短乏力，心悸脉弱；又心阳虚衰，阳不化气，水液停聚，外溢肌肤而为肿，上凌心肺而为咳为心悸；心阴不足，心血虚少，心失所养，血脉不能环周不息，亦可表现为心悸、脉律不整；心气心阳的正常靠心阴心血的供养维持，心阴不足，心血虚少，必然令心气心阳更虚，甚至猝然出现阴阳离决、死亡。

总之，本病病位在心，与肺、脾、肾等脏相关，病情多虚实错杂，变证及兼夹证较多，预后极差。

（三）诊断

1. 症状　易疲劳，乏力，劳累后气急，心悸，晚期出现端坐呼吸、阵发性夜间呼吸困难等左心力衰竭症状，及食欲减退、腹胀、水肿等右心力衰竭症状。

2. 体征　体检可发现心脏明显增大，可触及双重心尖搏动，闻及奔马律，胸骨左缘第五肋间有喷射性收缩期杂音，心脏二尖瓣区及（或）三尖瓣区有全收缩期杂音。此外，可见心力衰竭的各种体征，如肺底湿啰音、颈静脉怒张、肝大、腹水、下肢浮肿等。

3. 实验室辅助检查

（1）化验室检查：常有血沉加速，肝淤血可引起球蛋白异常，偶有血清心肌酶活性增加。

（2）心电图检查：各房室肥大劳损，心肌损害，传导阻滞和各种复杂心律失常。

（3）X 线检查：显示心脏扩大（X 线检查心胸比＞0.5）和肺淤血。

（4）超声心动图检查：全心扩大，尤以左心室扩大为显，左室舒张期末内径＞2.7cm/m^2，心脏可呈球形。室壁运动弥漫性减弱，射血分数小于正常值。

（5）心血管造影检查：心室腔扩大，心室收缩功能减弱，造影剂潴留；冠状动脉主干及分支正常。

（6）放射性核素检查：核素心室造影显示心腔扩大，室壁运动减弱，左室射血分数小于正常值。

（四）西医治疗

1. 扩张型心肌病

（1）心力衰竭的治疗：血管紧张素转换酶抑制剂可以改善心力衰竭时血流动力学变化，还能改善心力衰竭时神经激素异常激活，从而保护心肌。卡托普利 12.5～25mg/d，依那普利 2.5～10mg/d。洋地黄剂量宜偏小，地高辛基本剂量为 0.125mg/d。非洋地黄正性肌力药如多巴酚丁胺或米力农在病情危重期间短期应用，可改善病人症状，度过危重期。应用呋塞米间断利尿，同时补充钾镁和适当的钠盐饮食。

（2）心肌保护措施：主要通过干预免疫介导心肌损伤，保护心肌。临床试验证实，美托洛尔治疗扩张型心肌病可以预防病情恶化，改善症状和心功能，病人能够耐受。美托洛尔从 6.25mg 每日 2 次开始，逐渐增加至 12.5～25mg，每日 2 次，适用于心率快、室性心律失常、抗 β 受体抗体阳性的病人。Diltiazem Cardiomyopathy (DiDi) 试验显示，在心力衰竭治疗基础上加用地尔硫䓬，可以改善扩张型心肌病病人的心功能和运动耐量。ISDDC试验中显示，地尔硫䓬治疗扩张型心肌病主要改善较早期病人的左室舒张期末内径和射血分数。地尔硫䓬治疗扩张型心肌病安全有效，适合于该病的早期治疗，主要药理机制是干预抗体介导心肌损害和保护心肌。

（3）改善心肌代谢：辅酶 Q_{10} 参与氧化磷酸化及能量的生成过程，并有抗氧自由基及膜稳定作用。用法：辅酶 Q_{10} 片 10mg，每日 3 次。

（4）栓塞、猝死的防治：阿司匹林 75～100mg/d，防止附壁血栓形成，预防猝死主要是控制诱发室性心律失常的可逆性因素：①纠正心力衰竭，降低室壁张力；②纠正低钾低镁；③改善神经激素功能紊乱，选用血管紧张素转换酶抑制剂和美托洛尔；④避免药物因素如洋地黄、利尿剂的毒副作用；⑤胺碘酮（200mg/d）有效控制室性心律失常，对预防猝死有一定作用。

（5）外科治疗：同种原位心脏移植是治疗终末期扩张型心肌病的外科治疗方法，环孢素 A 等免疫抑制剂的应用明显降低了免疫排斥反应所导致的死亡，提高了心脏移植的疗效。

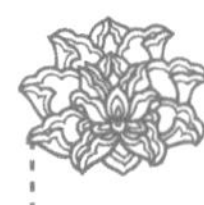

2. 肥厚型心肌病

（1）β-受体阻滞剂：能改善肥厚型心肌病病人的胸痛和劳力性呼吸困难症状，其机制是抑制心脏交感神经兴奋性，减慢心率，降低左心室收缩力和室壁张力，降低心肌需氧量，从而减轻流出道梗阻。主要用于梗阻性肥厚型心肌病改善症状。普萘洛尔应用历史最长，剂量 30～120mg/d。已经发现，美托洛尔有逆转心肌肥厚作用，可望改善肥厚型心肌病预后，美托洛尔剂量 25～100mg/d。

（2）钙通道阻滞剂：钙通道阻滞剂选择性地抑制细胞膜 Ca^{2+} 内流，降低细胞内 Ca^{2+} 利用度和细胞膜 Ca^{2+} 结合力，减少心肌细胞 ATP 的消耗，干扰兴奋-收缩耦联过程，从而降低左室收缩力和左室流出道梗阻，改善左室顺应性。长期应用钙通道阻滞剂治疗肥厚型心肌病具有良好的疗效。维拉帕米 80～240mg/d，地尔硫䓬90～270mg/d。

（3）猝死的预防：反复晕厥、室性心动过速的肥厚型心肌病病人长期口服钙通道阻滞剂及β受体阻滞剂，随访 1～7 年均无晕厥发生。近年来发现，胺碘酮对防治肥厚型心肌病合并室性心律失常有效，还能减轻症状和改善运动耐量。第一周 600mg/d，以后用维持量 200mg/d。对患者进行生活指导，患者应避免激烈运动、持重或屏气等，减少猝死的发生。

（4）心力衰竭的治疗：对梗阻不明显者，可用洋地黄及利尿剂，洋地黄用量宜小，梗阻明显者使用洋地黄会加重心衰，可应用β受体阻滞剂及α受体兴奋剂。

（5）心绞痛的治疗：不宜用硝酸甘油，其机制为外周血管扩张，左心室内压差增大，加重流出道梗阻。可用胺碘酮或β受体阻滞剂。

（6）其他治疗：左室流出道压力差＞50mmHg，并且伴有明显症状，以内科治疗无效的病人，可行室间隔部分心肌切除术和室间隔心肌剥离扩大术。梗阻性肥厚型心肌病可行双腔心脏起搏治疗和室间隔化学消融治疗，远期疗效有待观察。

3. 限制型心肌病　限制型心肌病缺乏特异性治疗方法，可试用地尔硫䓬、β受体阻滞剂、血管紧张素转换酶抑制剂。利尿药能有效地降低心脏前负荷，减轻肺循环和体循环淤血，降低心室充盈压，改善病人气急和易疲劳等症状。对伴有快速性房颤或心力衰竭病人，可选用洋地黄制剂，必须小剂量和谨慎观察。发生房颤者较常见，可选用胺碘酮转复和维持心律。对于严重的缓慢性心律失常病人，可植入永久性心脏起搏器。心腔内附壁血栓形成者，应尽早给予华法林治疗，对严重的内膜心肌纤维化可行心内膜剥脱术，切除纤维性心内膜。伴有瓣膜反流者，可行人工瓣膜置换术。对于有附壁血栓者，行血栓切除术。

（五）中医治疗

1. 辨证论治

（1）实证

1）气滞血瘀证

症状：发作性胸痛，痛处固定不移，情志不遂时容易诱发，胁胀胸闷，唇甲青。舌质紫黯，边有瘀斑，苔白润，脉沉涩或弦。

治法：行气活血，化瘀通脉。

方剂：血府逐瘀汤加减。

2）痰瘀痹阻证

症状：胸闷心悸，动则胸痛。咳嗽喘促，脘痞满闷，恶心纳呆。舌质黯淡，苔薄或腻，脉弦滑。

治法：化瘀祛痰，宣痹通脉。

方剂：通窍活血汤合瓜蒌薤白半夏汤加减。

（2）虚证

1）心气虚弱证

症状：胸闷时痛，气短乏力，心悸不宁，怕冷自汗，面色苍白。舌质淡红，边有齿痕，苔白润，脉细结代。

治法：补益心气，活血通脉。

方剂：保元汤加减。

2）气阴两虚证

症状：胸闷隐痛，心绪不宁，乏力气短，动则加剧，少寐多梦，口干少饮。舌淡红少苔，脉虚或细数。

治法：益气滋阴，活血养心。

方剂：生脉散合当归补血汤加减。

3）心肾阳虚证

症状：胸闷胀痛，心悸气喘。畏寒肢冷，腿足浮肿，小便短少，面色晦滞，口唇青紫。舌质淡紫，苔白滑，脉沉细或结代。

治法：温阳益气，化瘀利水。

方剂：真武汤加味。

4）阳虚欲脱证

症状：心悸气促，不能平卧。大汗淋漓，四肢厥冷，神志淡漠，唇甲青紫，尿少浮肿。舌青紫，苔白滑，脉微欲绝。

治法：回阳救逆，益气固脱。

方剂：四逆加人参汤加味。

2. 针灸

（1）体针

主穴：关元、气海、百会。

配穴：内关、足三里、心俞。

用法：每次取 3～5 穴，每日 1 次，穴位常规消毒，关元、气海采用灸法（隔盐灸），每穴 15 分钟，百会、内关、足三里采用补法，连续捻转 6～10 分钟，留针 15 分钟。

（2）耳针：选心、交感、内分泌等穴区，每次取 3 穴，每日 1 次，每穴以刺入皮肤，平针捻转，不刺透软骨为度，留针 15 分钟。

（六）病案

验案 1

赵某，女，49 岁。2023 年 12 月 9 日初诊。

主诉： 甲亢 15 年伴头晕乏力、胸痛 5 天。

现病史： 患者缘于 15 年前出现突眼，颈部增粗，伴多汗、多食、急躁易怒，于当地医院诊断为甲状腺功能亢进症，行甲状腺次全切除手术，并长期服用甲巯咪唑片。2015 年检查发现房间隔缺损，于当地行修补术。2017 年 6 月 2 日因精神刺激出现晕厥一次，持续约 5 分钟，后自行苏醒，之后自感乏力、气短不能平卧，就诊于湖南省某医院，诊断为弥漫性毒性甲状腺肿、甲状腺功能亢进性心肌病、心律失常（房扑、频发室性早搏）、缩窄性心包炎、心功能Ⅲ级。予强心、利尿、抽取心包积液及对症支持治疗。经治疗病情好转出院。出院后一直检查治疗，并多次住院。近期检查心电图示：窦性心律，心脏逆钟向转位，广泛导联 ST－T 改变。心脏彩超示：LA 49mm，LV 46mm，RA 51mm，RV 49mm，EF 67%，左房室交界处心包增厚，房间隔缺损修补术后，双心房扩大，右心室扩大，肺动脉瓣少量反流，主动脉窦部及升主动脉增宽，左室舒张功能减低。刻下症：头晕乏力，胸痛，双下肢水肿，伴尿少、咳嗽、咳痰，舌质暗，苔白，舌底脉络暗红，未见迂曲，脉弦涩。

西医诊断： 心力衰竭。

中医诊断： 水肿。

治法： 活血化瘀、补益心肺、温阳利水。

处方： 黄芪 30g，人参 10g，白术 15g，桂枝 10g，炮附子 10g，杏仁 10g，桑白皮 10g，茯苓 15g，猪苓 15g，车前子 20g，丹参 20g，川芎 10g，泽兰 15g，当归

10g，枳壳10g，琥珀粉1.5g（冲服）。

5剂，水煎服，日1剂，分早晚两次温服。

二诊： 自觉头晕、乏力减轻，胸痛消失，下肢水肿明显减轻。故重用补益之品。

处方： 人参10g，黄芪30g，茯苓12g，远志10g，丹参20g，川芎10g，麦冬15g，桑白皮10g，炙甘草10g，猪苓10g，车前子10g（单包）。

10剂，水煎服，日1剂，分早晚两次温服。

三诊： 病情好转，心力衰竭控制，继服上方巩固疗效。

按语： 本例患者病程较长，病情前后迁延变化，病情复杂。甲状腺功能亢进对机体许多器官的代谢和生理功能都有不同程度的影响，尤其对心血管系统的损害较为突出。甲状腺功能亢进时，甲状腺激素分泌增多，可直接作用于心肌细胞和周围血管，导致心脏传导系统和心肌细胞发生一系列的并发症。本例是由以上因素导致的甲状腺功能亢进性心肌病。中医认为，甲状腺功能亢进为阴虚阳亢证，病久可累及心、胃、脾、肝、肾诸脏腑，形成气虚阴虚为本，火、痰、瘀为标，共同构成本病的基本病理。此例临床表现，突眼、颈部增粗是痰瘀结于甲状腺，刻下患者头晕、乏力、胸痛、双下肢水肿等症状及超声检查示双心房、右心室扩大，是心肺气虚、瘀血阻于心脉、肾失温阳化水等甲状腺功能亢进性心肌病的心力衰竭临床表现。故治疗上要标本兼治、扶正祛邪，治以补益心肺之气、活血化瘀、温阳利水兼施。方用参芪术草补气，以杏仁、桑白皮宣肺止咳化痰，丹参、川芎、泽兰等活血化瘀，桂、附以温肾阳，猪苓、车前子等以利水，而获良效。以上痰、瘀等邪祛除后应以扶正为主，故用参芪术草、麦冬、丹参、川芎以巩固疗效，防止复发心力衰竭。

验案2

何某，男，51岁。2014年7月3日初诊。

主诉： 发现心脏扩大4年，间断咳嗽5个月，心悸、乏力2小时。

现病史： 患者于4年前因饮酒后未及时进食，口服降糖药后出现乏力、头晕、汗出，无意识丧失及视物模糊。于当地医院急诊，查血糖3.4mmol/L，心电图异常，心脏彩超示心脏扩大，EF 42%，诊断为扩张型心肌病。给予对症治疗，症状缓解后出院。以后服用厄贝沙坦片、比索洛尔片、拜阿司匹林片，并间断服用中药（具体不详）。2小时前患者旅途中，突发心悸、乏力、汗出。刻下症：心悸、乏力、汗出，间断咳嗽，舌质暗，苔白，脉弦涩。

既往史： 饮酒史25年，最大量可达每天500ml白酒。2009年10月出现心脏扩大，戒酒后心脏恢复正常大小。而后又继续饮酒，2014年2月出现心力衰竭并戒酒至今。

西医诊断： 酒精性心肌病；心功能Ⅱ级；2型糖尿病。

中医诊断： 心胀病（气虚血瘀证）。

治法： 益气活血，养心安神。

处方： 黄芪30g，太子参30g，麦冬15g，当归10g，赤芍15g，丹参30g，川芎10g，桃仁10g，红花10g，远志10g，五味子10g，车前子10g。

7剂，水煎服，日1剂。

初服7剂后，诸症减轻，自汗出基本消失，再继服7剂后病情明显好转。

按语：本例患者有25年饮酒史且饮酒量多，从而引起心肌变性，而出现心脏扩大相继发作致心力衰竭和心律失常，并排除扩张型心肌病及其他心脏疾病，故诊断可以成立。长期过量饮酒可损伤脾胃，使人体正气虚损，久之累及心脏而成本病，导致心脏形态结构和功能发生变异和损害。心气虚则无力推动血液运行，使心脉瘀阻而症见心悸、乏力、气短、自汗等气虚血瘀之表现。故治疗用补阳还五汤以益气活血、化瘀通脉，用生脉散益气养阴以养心肌，并加用车前子、红花等利湿解酒。

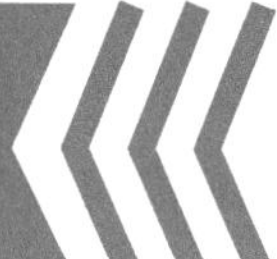

第四节　动脉粥样硬化和冠状动脉粥样硬化性心脏病

一、动脉粥样硬化

（一）概述

动脉粥样硬化（AS）是心血管病动脉硬化中最为常见也最为重要的一种。其临床特点一般表现为脂质和复合糖类的先期积聚，进而导致血栓形成，纤维组织增生和钙质的沉积，最终导致动脉中层的逐渐退变和钙化。动脉粥样硬化常常累及大中性动脉，当硬化进一步发展而导致阻塞动脉腔，出现相关血液供应不足，导致器官缺血，甚至坏死时，则是到达了动脉粥样硬化的严重期。脂质在动脉内膜积聚，导致了动脉的外观变成黄色粥样，动脉粥样硬化也因此得名。

中医学并没有关于动脉粥样硬化的病名，历代医家根据临床表现的不同，将由其所致疾病归属为“中风”“眩晕”“胸痹”“脉痹”“心悸”“痰浊”等病证范畴。

（二）病因及发病机制

1. 西医病因及发病机制　动脉粥样硬化的病因及发病机制尚未完全明确，下列因素被视为危险因素或易患因素。

（1）高脂血症：高脂血症是引起AS的主要危险因素。实验证明，高胆固醇和高脂肪饮食可引起血脂增高，促进AS的形成。流行病学调查证明，大多数AS患者血中胆固醇水平比正常人高，且AS的严重程度随血浆胆固醇水平的升高而加重。

血液中的脂质是以脂蛋白的形式存在和转运的。血浆中的脂蛋白按密度不同分为乳糜微粒（CM）、极低密度脂蛋白（VLDL）、低密度脂蛋白（LDL）和高密度脂蛋白（HDL）。与 AS 发生关系密切的是 LDL。LDL 含胆固醇最高，且分子小，易氧化，容易透过动脉内膜沉积于动脉壁内皮细胞下，具有促进粥样斑块形成的作用。氧化的 LDL 对血液中的单核细胞有较强的趋化作用，并能促进巨细胞形成巨细胞源性泡沫细胞；氧化的 LDL 还能促进血管中膜平滑肌细胞增生，并迁入内膜形成肌源性泡沫细胞。CM、VLDL 也与 AS 的发生密切相关，因为它们降解后可转化为 LDL。HDL 能将动脉壁的胆固醇运至肝脏进行代谢，同时还具有抗氧化作用，因此，HDL 具有很强的抗 AS 和预防冠心病的作用。

（2）高血压：高血压患者与同年龄、同性别的无高血压者相比，AS 的发病率高，且较早、较重。可能与下列因素有关：①高血压时，血流对血管壁的机械性压力和冲击作用较强。②高血压可引起血管内皮损伤和功能障碍，使内膜对脂质的通透性增加。③与高血压发病有关的肾素、儿茶酚胺和血管紧张素等也能改变动脉壁的代谢，导致血管内皮损伤，造成脂质移入内膜增多、单核细胞黏附并迁入内膜等变化，促进 AS 的发生。

（3）吸烟：大量吸烟能使血管内皮细胞损伤和血中一氧化碳浓度增高，内皮细胞损伤致血管壁通透性增高，脂质移入内膜增多；血中一氧化碳浓度的增高可刺激内皮细胞释放生长因子，促使中膜平滑肌细胞向内膜迁移，参与 AS 的发生。大量吸烟还可使血中 LDL 易于氧化，导致 AS 的发生。

（4）糖尿病和高胰岛素血症：糖尿病患者血中三酯甘油（TG）和 LDL 水平明显升高，HDL 水平较低，而高血糖可致 LDL 氧化，促进血液单核细胞迁入内膜而转变为泡沫细胞；血液中胰岛素水平越高，HDL 含量越低，可以促进动脉壁平滑肌细胞增生和 AS 的发生。

（5）其他因素：①遗传因素：AS 有家族聚集倾向，家族性高胆固醇血症患者 AS 的发生率明显高于对照组。②性别：女性在绝经期前，由于雌激素的作用，血液中 HDL 水平高于男性，LDL 水平低于男性。因此，冠状动脉粥样硬化的发生率低于同年龄组男性，但绝经期后这种差异消失。③年龄：尸检资料表明，AS 在儿童期就开始缓慢发展，其检出率和严重程度随年龄的增长而逐渐增高，这可能与血管壁的功能随年龄增大逐渐降低有关。④肥胖：肥胖易患高血压和糖尿病、高脂血症，间接促进 AS 的发生。

2. 中医病因病机　动脉粥样硬化的病因十分复杂，多与年龄、七情、劳倦、饮食等密切相关；中医认为，其为气、血、津液紊乱，脏腑功能失调而形成的痰证、瘀证等，属于本虚标实之证。在动脉粥样硬化的病理机制中，痰、瘀、毒是实体要素，而这些要素的产生是脏腑功能失调的结果。近年来研究发现，毒邪与动脉粥样硬化密切相关，并贯穿其发生发展和变化的整个病理过程，是本病迁延不愈、变证丛生的关键因素。

动脉粥样硬化的产生与脾、肾、肝三脏关系最为密切，“脾主运化，主升清，主统血”，脾的运化功能主要体现在运化水谷和运化水液方面，若是脾出现运化问题，则水谷精微不能充分运抵身体各处，易使身体产生血瘀阴虚现象，虚则化火，火则炼津进而津会化痰，痰瘀与血瘀共同滞留在血脉之中，便会引起动脉粥样硬化。“肾主水液，主藏精，主纳气”，随着年龄的增长，人体肾功能渐不如前，肾精渐亏，其气血亏耗，进而产生肾虚之症，所谓阴虚化火，火则炼液，化作痰，积血脉，即成动脉硬化。“肝藏血，主疏泄”，肝脏为机体的化工厂，激素、维生素的合成和灭活，脂肪、蛋白质、糖类的合成与分解，凝血因子的合成及降解，以及毒素的代谢都发生在肝脏中。肝脏出现问题，导致血液的黏稠度增加，血压升高，血脂异常，动脉硬化，进而形成粥样斑块。其病理基础为痰证、瘀证、虚证，主要病机是气虚血瘀、痰瘀互结、脾虚湿盛、痰瘀化毒、肝肾阴虚等。

（三）诊断

1. 临床表现

（1）冠状动脉粥样硬化：心肌供血减少，致心肌缺血缺氧，表现为胸闷、胸痛，甚至伴心衰、心律失常、休克等。

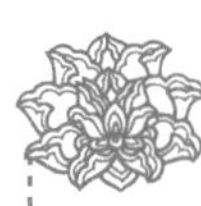

（2）脑动脉粥样硬化：脑动脉壁形成粥样硬化斑块，其管壁增厚、管腔狭窄，使脑部组织供血不足，或由于斑块脂质脱落造成脑部栓塞，产生头痛、头晕、偏瘫失语，或记忆力减退、痴呆等；或脑萎缩引起痴呆、精神变态、行为失常和智力减退等；或脑动脉血栓形成或破裂出血引起中风。

（3）肾动脉粥样硬化：肾血流减少，可引起肾功能逐渐降低，以致形成慢性肾功能不全；亦可引起顽固性高血压；如有肾动脉血栓形成，可引起肾区疼痛、尿闭和发热等。

（4）肠系膜动脉粥样硬化：可能引起消化不良、肠道张力减低、便秘与腹痛等症状。血栓形成时，有剧烈腹痛、腹胀和发热。肠壁坏死时，可引起便血、麻痹性肠梗阻以及休克等症状。

（5）四肢动脉粥样硬化：以下肢较为多见，由于血供障碍而引起下肢发凉、麻木和间歇性跛行；严重者可有持续性疼痛，足背动脉搏动减弱或消失。动脉管腔如完全闭塞时可产生坏疽。

2. 实验室辅助检查

（1）血液检查：本病目前尚缺乏敏感而有特异性的早期实验室诊断方法。血液检查时病人多有脂质代谢紊乱，主要表现为血清胆固醇或（和）血清甘油三酯增高，脂蛋白电泳图形异常，90%以上的病人表现为Ⅱ型或Ⅳ型高脂蛋白血症。血流变学示血黏度增高。血小板活性可增高。

（2）X线检查：选择性动脉造影可以显示其硬化所造成的管腔狭窄性病变，以及病变的部位、范围和程度。脑X线、CT、磁共振显像有助于判断脑动脉的功能情况和脑组织的病变。

（3）多普勒超声：能判断四肢动脉、主动脉和肾动脉的血流情况以及狭窄程度。血管内超声和血管镜检查则是直接从动脉腔内观察粥样硬化病变最客观、有效的方法。

（4）心电图及其负荷运动试验：所示的特征性变化有助于诊断冠状动脉粥样硬化。放射性核素检查有助于了解脑、心、肾组织的血供情况。

（四）西医治疗

1. 西药治疗

（1）他汀类药物：具有抗血小板、抗炎、调脂、抑制斑块内血管新生等功效。常见的药物包括辛伐他汀、阿托伐他汀及瑞舒伐他汀等。目前，该类药物已被西医认为是治疗动脉粥样硬化的一线药物。临床研究证实，给予他汀类药物联合阿司匹林肠溶片治疗，有效稳定血压水平，控制心、脑血管不良情况的发生率。此外，高路还发现他汀类药物具有抗氧化、改善血管内皮功能、延缓硬化进展等功效。

（2）抗血小板药物：给予动脉粥样硬化抗血小板药物，对机体血管内膜处聚集的血小板进行抑制，可以起到血栓预防功效。临床上常见的抗血小板药物包括阿司匹林、氯吡格雷以及双嘧达莫等。阿司匹林有抑制环氧化酶活性、减少血栓素 A 合成、抑制炎性反应等作用，能降低斑块的易损性，属于临床上抗血小板的首选药物。氯吡格雷抗血小板功效高于阿司匹林，可作为不耐受阿司匹林的备选药物。

（3）抗氧化剂药物：成西霞等研究发现，普罗布考能对抗脂质氧化，抑制多种炎性介质产生，稳定斑块，有效抑制颈动脉中层厚度，预防缺血性心脑血管疾病。白藜芦醇抗动脉粥样硬化的机制主要有抗炎、抗氧化、抑制泡沫细胞生成、抑制血小板聚集、抑制斑块内新生血管、调节血管舒缩等。

2. 非药物治疗法

（1）手术疗法：袁蓉等研究数据显示，实施动脉内膜切除术后 2 年内的卒中复发率为 14%，说明该疗法对动脉粥样硬化的疗效显著。但手术具有一定的创伤性，稍有不慎，可能诱发神经麻痹、心力衰竭、切口感染及心肌梗死等严重并发症，实施该手术期间应做好并发症的预防，并于术前严格掌握手术禁忌证。

（2）介入疗法：具有效果好、微创及适用证较广等优势，但由于属于侵入性操作，仍无法避免术后造成的不良影响。研究显示，实施动脉经皮腔内血管成形术后发生并发症的概率高达 15%，应在介入治疗后加强护理观察，提高预后效果。

（五）中医治疗

早期应积极预防治疗。治疗上可结合患者的体质、年龄、兼证及舌脉等特点辨证论治。

1. 痰浊内阻证

症状：体肥少动，嗜睡，晨起口中黏腻乏味，舌淡胖或淡暗，边有齿痕，苔白腻，脉沉缓或滑。

治法：化痰、降浊、燥湿。

方剂：二陈汤加减。

加减：若脾虚痰盛者，可加炒白术、党参益气健脾化痰；痰热明显者，加竹茹清热化痰；大便秘结者，加大黄通腑降浊；舌苔厚腻者，加藿香、佩兰；食欲不振者，加山楂、砂仁、炒麦芽消食化积。

2. 气滞血瘀证

症状：平素易怒心烦，时感胸胁胀闷不适，时有头晕，舌质暗或有瘀斑，舌下脉络迂曲，脉弦或涩。

治法：疏肝理气，活血化瘀。

方剂：血府逐瘀汤加减。

加减：胁肋胀痛明显者，加青皮、白芥子，以增强理气通络止痛的作用；气郁日久化火者，加山栀子、牡丹皮、川楝子以清热疏肝调气。临证若为气虚血瘀，症见疲乏无力、活动后气短、嗜睡懒言、易汗出、面色少华、舌淡暗或有瘀斑、苔薄白、脉细弱或涩，治宜益气活血，方用补阳还五汤加减，药用黄芪、人参、地龙、当归尾、赤芍、桃仁、红花等。

3. 肾精亏虚证

症状：眩晕，头痛，失眠，记忆力减退，腰膝酸软，早衰，发脱齿摇，耳聋耳鸣，动作迟缓，精神呆钝，苔薄白，舌淡暗，脉细。

治法：补肾填精。

方剂：右归丸加减。

加减：以肾阴虚症状为主者，上方去附子、肉桂，加茯苓、丹皮、泽泻、菊花，仿杞菊地黄丸之义，若阴虚火旺，潮热盗汗，手足心热明显者，予知柏地黄丸加减；若肾阳虚为主，寒象明显者，上方加淫羊藿、巴戟天、骨碎补，以加强温补肾阳之力。

二、冠状动脉粥样硬化性心脏病

（一）概述

冠心病的全称是冠状动脉粥样硬化性心脏病（CHD），是因为冠状动脉粥样硬化或/和痉挛使管腔狭窄或完全闭塞、心肌供血不足或中断而产生的一种心肌病变，又称为缺血性心脏病。根据不同病理特征和不同临床表现形式，临床上将冠心病分为无症状性心肌缺血、稳定型心绞痛、缺血性心肌病、不稳定型心绞痛、急性心肌梗死和猝死。后三种类型因具有共同的病理学机制，可看作同一病理过程的不同阶段，现主张用急性冠状动脉综合征（ACS）统一命名。ACS 这一概念的提出，有利于临床医生将冠心病的急性发病类型作为一个整体来处理。

中医对本病早在《内经》中即描述为“厥心痛”“真心痛”，根据其临床表现可将其归属于“胸痹”“心悸”“真心痛”等病的范畴。

（二）病因及发病机制

1. 西医病因及发病机制

（1）危险因素：研究发现，患有脑梗死病史的冠心病患者会增加猝死的概率。在早期动脉粥样硬化性心血管疾病（ASCVD）中，高胆固醇血症扮演着关键的角色，所以对于有血脂异常的个体来说，冠心病患者尤其要注意。此外，冠心病患者猝死的独立危险因素还有一项研究显示为肺部感染。冠心病患者猝死的危险因素还被确认为 CK－MB 和肌钙蛋白升高。这些临床上常见的评估心肌损伤的生化指标，对于冠心病的诊断和病情的评估价值是非常大的。

高血压被视为疾病的危险因素，如心血管疾病、动脉硬化等。吸烟作为 CHD 的独立危险因子，会增加动脉粥样硬化的发病概率。证实指出，引起冠心病的可调节危险因素主要是肥胖。综上所述，冠心病是多种因素共同作用的结果，包括遗传、环境和不良生活习等。

（2）发病机制：冠心病的发病机理强调的是平滑肌细胞的作用，尤其是其增生与迁移，同时也强调其附着于凝聚的血小板，以及纤维细胞在纤维脂肪病变中所起到的关键作用。此外，纤维脂肪病变也是由增生和游走的纤维细胞粘连凝聚在血小板上而发生的。这些细胞会释放多种因子，通过不同途径促使动脉粥样硬化的形成，从而形成一个恶性循环，进一步推动疾病的进展。动脉内膜损伤引起的炎症和纤维增生反应，导致了冠心病的首要危险因素之一，是动脉内膜损伤引起的粥样硬化的产生。

脂质浸润理论指出，血液中的低密度胆固醇和极低密度的胆固醇类物质会通过各种途径造成平滑肌细胞增生，形成泡沫细胞，最终导致粥样斑块形成。而血小板凝聚说和血栓说则指出，增加的血小板活化因子会导致粘连和凝集，阻止被损伤的内皮细胞受到低密度脂蛋白的侵入，进而促使平滑肌细胞的迁移和增生，最终导致粥样硬化形成。此外，内皮损伤反应理论认为，血管内皮功能障碍会加剧血管壁炎症和血栓形成，促使动脉粥样硬化的进展，其后续结构和功能的改变是冠心病发病的关键机制之一。

2. 中医病因病机　中医学认为，本病的发生与年老肾虚、饮食失节、情志失调、寒邪侵袭等因素有关。其病位在心，与心、肝、肾、脾诸脏的盛衰相关。多属本虚标实之证，常在心气、心阳、心血、心阴不足或肝、脾、肾失调的基础上，兼夹痰浊、气滞、血瘀、寒凝等病变，产生不通则痛和不荣则痛的表现。

（1）年老肾虚：中年以后，肾气渐虚。因肾为先天之本，肾虚其他脏腑也出现衰退，导致脏腑功能失调。肾阳虚衰无以温煦脾阳，而脾运化无权，营血虚少，脉道不充，血液运行不畅以致心失所养，心阳不振，心气不足，血脉失于温运，痹阻不畅；或心肾阳虚，阴寒饮乘踞阳位，阻滞心脉，而发本病。肾阴虚不能滋养五脏之阴，肾水不能上济于心，心阴不足，心火燔炽下汲肾水，则阴伤气耗，心脉失于充养而运行滞涩，或阴虚火旺，灼津为痰。痰瘀痹阻，皆致胸阳不运，心脉阻滞而发生本病。

（2）饮食不节、过劳：嗜食肥甘厚味、酒烟辛香之品，损伤脾胃，脾失健运，聚生痰湿；湿郁化热，热耗津液，熬液成痰。痰阻脉络，上犯心胸清旷之区，清阳不振，气机不畅，心脉痹阻，或痰阻脉络，气滞血瘀，胸阳失展而成心痛；此外，过度的体力劳动或脑力劳动皆可耗伤元气，以致心气亏虚，运血无力，心脉失养而发本病。

（3）七情所伤：忧思恼怒，可致心肝之气郁滞，气机不利，血脉运行不畅，胸阳不振，肝失条达，疏泄失常，发生不通则痛；或长期伏案，喜静少动，使脾失健运，湿内生，阻脉络，气血运行受阻，致使气结血凝，发生胸痛。或气滞血瘀，或因脏腑亏损，元气亏虚，气虚推动血液无力，血液停留而瘀滞不行，均可发生瘀血而生本病。

（4）寒暑犯心：素体阳虚，胸阳不振，阴寒之邪乘虚侵袭，寒凝气滞，血行不畅，胸阳失展，心脉痹阻，不通则痛。或因酷暑炎热，犯于心君，耗伤心气，亦每致血脉运行失畅而心痛。故病者常于气候突变，特别是遇寒冷，则易猝然发生本病。

本病病势轻重不一，主要取决于邪正双方力量的对比。其病机转化主要表现在病邪转化、虚实转化、阴阳转化、脏腑转化4个方面。一般而言，病程短者，多以邪实为主，其病机重点是寒凝、气滞、痰浊、瘀血等病邪痹阻心脉；病程长者，或因寒邪伤阳，或因痰热伤阴，或因正气损伤，邪气留恋，其病机重点多由实转虚或虚实夹杂。若病变进一步发展，阴阳之间、脏腑之间亦可相互转化，如阴损及阳、阳损及阴、心病及肾、肾病及心等，从而形成阴阳俱衰，心肾同病。

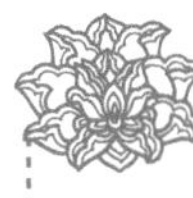

（三）诊断

1. 临床表现　心绞痛是冠心病的主要临床症状，根据心绞痛发作时的部位、性质、诱因、持续时间、缓解方式等特点和伴随症状及体征，便可鉴别心绞痛和心肌梗死。可以说，典型的症状和体征对冠心病心绞痛及心肌梗死的诊断至关重要。

2. 心电图　是冠心病诊断中最早、最常用和最基本的诊断方法。心电图使用便利，易于普及，可在患者病情变化时及时捕捉其变化情况，并能连续动态观测和进行各种负荷试验，以提高其诊断敏感性。无论是心绞痛还是心肌梗死，都有其典型的心电图变化。如在安静状态下未见心肌缺血的表现时，还可进行24小时动态心电图和/或心脏负荷试验。

3. 核素心肌显像　根据病史，心电图检查不能排除心绞痛时可做此项检查。核素心肌显像可以显示缺血区、明确缺血的部位和范围大小。结合运动试验再显像，则可提高检出率。

4. 冠状动脉造影　可以明确冠状动脉有无狭窄，狭窄的部位、程度、范围等，并可据此指导进一步治疗所应采取的措施。同时，进行左心室造影，可以对心功能进行评价。

5. 超声和血管内超声　心脏超声可以对心脏形态、室壁运动以及左心室功能进行检查，是目前最常用的检查手段之一。血管内超声可以明确冠状动脉内的管壁形态及狭窄程度，是一项很有前景的新技术。

6. 心肌酶学检查　是急性心肌梗死的诊断和鉴别诊断的重要手段之一。临床上根据血清酶浓度的序列变化和特异性同工酶的升高等肯定性酶学改变，可明确诊断急性心肌梗死。

（四）西医治疗

尼可地尔可扩张冠脉、抑制钙离子内流，以确保血液供应心脏，进而降低CHD

患者的心脏前负荷。通过改善体内微循环和心脏功能，尼可地尔在临床上具有较高的应用价值。

目前主要有β受体阻断药，改善缺血和缓解症状的药物，如硝酸酯类药物和钙离子通道阻断药等。β受体阻断剂通过对心脏肾上腺素的抑制作用，如心率减慢，心肌收缩力降低，血压降低，心肌耗氧量减少，心绞痛发作，运动耐力提高等，达到各种效果。肺心病患者应慎重选用β受体阻断剂。不宜用β受体阻断药，如未见冠状动脉痉挛引起的固定位置狭窄缺血，首选钙通道阻断药。硝酸酯类药物具有降低心肌氧需求，促进心肌灌注，从而缓解心绞痛的内皮依赖性血管扩张作用。硝酸酯类药物能使侧支循环动脉扩张，对缺血区的供血有促进作用，对狭窄和痉挛的冠状动脉有预防和缓解作用。然而，在造成内皮功能损害的同时，持续使用 24 小时后，硝酸酯类药物可能会导致病人产生耐药性。头痛、面红耳赤、心率增快反应、低血压是常见的不良反应。钙离子通道阻断剂能缓解心绞痛。其作用机理包括改善冠状动脉血流，降低心肌氧消耗量等。钙离子通道阻断剂是治疗冠状动脉痉挛为主的变异性心绞痛或心绞痛时的首选药物。房扑及房颤病人常用地尔硫䓬及维拉帕米，可减少房室传导。

通过抑制环氧化酶和血栓素 A2（TXA2）的合成，阿司匹林对血小板凝集有抑制作用。所以，凡是冠心病患者，只要没有药物禁忌证，都要服用阿司匹林。如果胃肠反应或出血现象无法耐受时，可用氯吡格雷替代。低分子肝素可作为抗血小板及抗凝药物治疗 CHD，但不推荐作为首次抗凝药物使用。他汀类药物通过降低低密度脂蛋白、甘油三酯及胆固醇以稳定斑块，抗炎、保护血管内皮细胞，从而降低心血管事件。

ACEI 是一类化合物，它能抑制血管紧张素的酶活性转化。这些药物通过抑制具有强烈血管收缩作用的活性剂、刺激肾上腺皮质释放醛固酮的血管紧张素Ⅰ转化为血管紧张素Ⅱ。ACEI 控制高血压的方法是通过抑制生物合成的过程。血管紧张素受体拮抗剂（ARB）还能减少醛固酮的分泌，抑制水钠的残留，通过选择性地阻断血管紧张素受体 1（AT1），使血管收缩，高血压发生障碍。类似地，激活交感神经等作用也会产生类似 ACEI 的降压作用。除了能有效降低血压，ACEI 和 ARB 对心脏和肾脏也有保护作用，可以帮助减少心血管事件的发生。

PCI 在冠心病治疗中变得更加安全有效，得益于经皮冠状动脉介入技术（PCI）和设备的不断改进，现已成为冠心病治疗的三大主要手段之一，与冠状动脉旁路移植（CABG）药物治疗并列。PCI 通过导管在冠状动脉内放置支架，帮助扩张狭窄或阻塞的动脉，以恢复血液流通，从而缓解心绞痛和预防心肌梗死。PCI 的优点是创伤小，恢复快，住院时间短，所以在一些病例中比较流行，相对于传统的开放性手术。

（五）中医治疗

1. 辨证论治

（1）活血化瘀法：口服膈下逐瘀汤方，方用五灵脂、川芎、赤芍、延胡索、当归、桃仁、红花、牡丹皮、乌药、香附、枳壳、甘草，水煎服。每日1剂，疗程2周。

（2）化痰逐瘀法：以化痰浊而通胸阳，活瘀血以行心脉为原则，同时注重调脾胃、畅气机，方用瓜蒌皮、茯苓、薤白、半夏、枳壳、厚朴、陈皮、红花、甘草、丹参，每日1剂，水煎取汁200ml，分2次内服。2周为1个疗程。

（3）疏肝解郁法：心之气血运行与肝之疏泄、藏血相互影响，若情志抑郁，肝失疏泄，则会形成“气留不行，血壅不濡”之胸闷、胸痛症状。应用疏肝解郁止痛汤，方用柴胡、郁金、香附、川楝子、红花、桃仁、当归、合欢皮、丹参、山药、白芍、甘草。

（4）治肺调气法：《灵枢·邪客》云：“宗气积于胸中，出于喉咙，以贯心脉而司呼吸焉。”说明宗气有贯心脉而行气血之功能。宗气存于胸中，亦为心气、肺气之源，故宗气充足则贯心脉，心血才能运行不息而百病不生。所以，宗气的盛衰在本病的发病机制中占有重要地位，亦是治疗本病的一个重要环节。从补宗益气、调理气血、平衡阴阳入手，本法对冠心病心绞痛的治疗确有较好的疗效。应用补宗益心汤，方用党参、黄芪、桂枝、麦冬、三七粉、桃仁、红花、丹参、郁金、川芎、瓜蒌、五味子。

（5）消积化滞法：饱餐为冠心病心绞痛发作的重要诱因，应用枳壳化滞汤，方用枳壳、厚朴、神曲、陈皮、麦芽、莱菔子、砂仁、黄芪、丹参。

（6）健脾养胃法：心和脾无论在经络上还是在生理功能上都息息相关，故有医家从脾胃论治冠心病。用《脾胃论》之人参芍药汤化裁，方用党参、黄芪、五味子、甘草、当归、麦冬、白芍，从健脾养胃入手、固后天之本，并随症加减。

（7）益气活血法：冠心病心绞痛属于“本虚标实”，气虚血瘀是冠心病重要的发病机制之一，应用益气活血法治疗。用自拟补气活血汤加减治疗冠心病心绞痛，方用人参、薤白、黄芪、太子参、瓜蒌、丹参、赤芍、甘草，每日1剂，水煎服。4～5周为1个疗程。

（8）通络益气法：冠心病心绞痛的发生与络脉阻滞有关，络脉为经脉分支，具有联络经脉、渗灌诸节的功能。络脉阻滞导致心血运行受遏，不通则痛；也可造成气血不能渗灌，心窍失于濡养，不荣则痛。采用自拟心通汤，方用太子参、黄芪、瓜蒌皮、柴胡、红花、赤芍、川芎、延胡索、水蛭、当归、桂枝。每日1剂，水煎服，每次200ml，每日3次。4周为1个疗程。

（9）益气温阳法：《金匮要略》认为本病的病机为“阳微阴弦”，即上焦阳气不足，下焦阴寒气盛。益气温阳法即针对此病机而设。自拟三参桂附汤治疗冠心病。方用丹参、炙黄芪、党参、玄参、葛根、茯苓、麦冬、炒酸枣仁、白术、川芎、赤芎、桂枝、制附子、白芷、石菖蒲、远志、桔梗、红花、炙甘草、细辛。水煎服，每日1剂。日煎2次，分3次服。1个月为1个疗程。

（10）益气养阴法：应用自拟生脉田芪汤，方用人参、麦冬、五味子、三七、黄芪、何首乌、葛根、丹参、川芎、银杏叶、石菖蒲、檀香。每日1剂，水煎，分2次服。

（11）补益肝肾法：冠心病是老年心血管系统的主要疾病，在女性则多发于绝经后，这与绝经后雌激素水平下降有关。补益肝肾法对绝经后妇女冠心病患者有显著影响。采用自拟补益肝肾方剂，方用熟地黄、肉苁蓉、黄芪、丹参、赤芍。肾阴虚者，加枸杞子；肾阳虚者，加巴戟天、淫羊藿。

（12）祛瘀解毒法：方用黄连、赤芍、半夏、全瓜蒌、丹参、当归、甘草、金银花、玄参等。水煎服，日1剂，早晚各服。胸痛剧烈者，加乳香、没药；心悸失眠者，加炒枣仁；纳少便结者，加陈皮、竹茹、生山楂；心气虚者，加黄芪、党参；眩晕者，加天麻、钩藤；阴虚火旺者，加麦冬、生地黄。

2. 针灸治疗　针灸疗法在冠状动脉粥样硬化的治疗中可以作为一种辅助手段，有助于缓解症状、改善心血管功能、促进血液循环。冠心病患者常伴有肝气郁结的情况，因此可以选择一些针灸穴位来疏肝理气、解郁导滞，如足三里、太冲、肝俞等。针灸可以促进血液循环，活血化瘀，常用的穴位包括心俞、心包经的相关穴位如少府、神门等；若伴有痰浊内生者，可以选择一些穴位来祛痰化湿，如脾俞、关元、中府等。

（六）病案

验案1

刘某，男，65岁。2022年3月26日初诊。

主诉： 胸闷发憋，气短心慌伴汗出2个月余。

现病史： 患者冠心病史5年，2年前行冠脉造影后，植入3枚支架，病情一直稳定，近2个月来出现胸闷发憋，气短心慌伴汗出，口服单硝酸异山梨酯片20mg、每日2次，拜阿司匹林片100mg、每日1次，辛伐他汀片20mg、每日1次，美托洛尔片12.5mg、每日2次，病情不见好转，复查心电图窦性心律，心率80次/分，未见ST-T改变，舌淡苔薄白，脉沉细无力。

西医诊断： 冠心病。

中医诊断： 胸痹（心阳不振，心气亏虚，冠脉瘀阻证）。

治法： 温心阳，益心气，化瘀通脉。

处方： 党参20g，黄芪30g，制附子6g，桂枝10g，丹参20g，川芎10g，枳壳12g，降香10g。

水煎服，日1剂，共服5剂。

二诊： 患者诉仍有胸闷气短，遂于上方加水蛭10g、地龙10g、穿山甲10g，5剂后以上诸症消除，后嘱患者可间断服药，以防止介入治疗后的冠脉再狭窄的发生。

按语：本例冠心病心绞痛发生在冠脉介入治疗2年后，恐防冠脉再狭窄，故治以益心气、温心阳，以增强心功能，并配以益气活血之品。治法虽然正确，但此方化瘀之力稍逊，故于方中加入破瘀通脉之水蛭、地龙、穿山甲后迅速奏效。研究表明，水蛭、地龙、穿山甲等药有较好的抗凝化瘀，疏通冠状动脉的作用。

验案2

张某，男，67岁。2021年6月22日初诊。

主诉：发现高血压病11年。

现病史：患者发现高血压病11年间屡发心前区疼痛，常含服硝酸甘油片而获暂时缓解。曾查心电图示窦性心律，左室高电压，V2～V5导联ST段压低，T波倒置，心脏彩超示左室舒张期内径（LV）52mm，舒张功能减低，查血胆固醇（TC）5.82mmol/L，三酰甘油2.50mmol/L，高密度脂蛋白0.82mmol/L，低密度脂蛋白4.12mmol/L，血压160/100mmHg，空腹血糖5.6mmol/L，西医诊断为高血压，冠心病，建议其做冠脉造影而被拒绝。刻下症：心前区疼痛，心悸不安，肢麻，寐少多梦，口干，舌红少苔，脉弦细涩。

西医诊断：高血压；冠心病。

中医诊断：胸痹心痛（阴虚阳亢，心血瘀阻证）。

治法：滋阴潜阳，活血通脉。

处方：生地15g，麦冬15g，山萸肉10g，天麻10g，钩藤30g（后下），夜交藤30g，丹参30g，川芎10g，怀牛膝10g，地龙10g，水蛭10g，生牡蛎30g（先煎），石决明30g（先煎）。

5剂，日1剂，水煎服。

二诊：心前区疼痛未再发作，复查血压150/90mmHg，继用上药，加三七粉3g冲服，7剂，煎服法同前。

三诊：心绞痛未再发作，头晕肢麻也减轻，血压140/90mmHg，夜寐较前安静。脉弦细，继服前方加山楂15g、泽泻10g、何首乌15g，14剂。

四诊：复查血压140/90mmHg，心电图示窦性心律，心率72次/分，V_2～V_4导联T波平直，心绞痛一直未再发作。血脂已下降，接近正常值。

按语：本例患者为冠心病不稳定性心绞痛，属急性冠脉综合征范畴，无奈患者本人拒做冠脉造影检查。本病治疗关键是稳定血压，改善冠脉供血，其根本是减轻冠状动脉粥样硬化，保护血管内皮。在中医来说，即平肝潜阳以降压，强力活血化瘀通脉，以改善冠脉供血，无论从近期远期的治疗，都可降低血脂以防动脉粥样硬化斑块形成和扩大。这也就是中医祛痰化瘀的传统治法。本例以钩藤等为主药降压，以丹参、水蛭活血破瘀通脉，并配以山楂、泽泻、首乌可降血脂，以上诸法可保护血管内皮，延缓冠状动脉粥样硬化，无论近期远期均有较好的治疗意义。

第五节　高血压和低血压

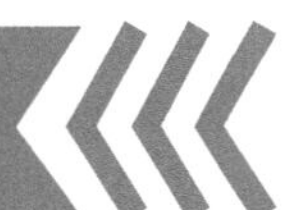

一、高血压

（一）概述

高血压是指动脉收缩压和/或舒张压增高，常伴有心、脑、肾和视网膜等器官功能性或器质性改变为特征的全身性疾病。迄今原因尚未完全阐明的高血压称为原发性高血压，又称高血压病。

高血压病属于中医的“眩晕”“头痛”等范畴。祖国医学虽无“高血压病”一词，但根据本病的临床表现，历代医籍记载颇多。如《素问·至真要大论》认为“诸风掉眩，皆属于肝”，指出眩晕是高血压的常见症状，而其病因与肝脏关系密切。《灵枢·卫气》认为“上虚则眩”，《灵枢·海论》也说“髓海不足，则脑转耳鸣”，指出了眩晕的病因与虚有关。元代朱丹溪倡导痰火致眩学说，提出“无痰不作眩”的观点。明代张景岳在《内经》“上虚则眩”的理论基础上，对下虚致眩作了详尽论述，力倡“无虚不作眩”的观点。陈修园在前人论述基础上，把眩晕病因病机概括为“风”“火”“虚”“痰”四字。另外，血瘀在本病中的地位也有论及。一方面反映了祖国医学对此病早有认识，另一方面为本病辨证论治提供了一定的理论基础。

（二）病因及发病机制

1. 西医病因病理

（1）病因：现代医学认为，本病病因尚未完全明确，主要是由于遗传因素和环境因素相互作用而引起的一种多因素疾病。

1）家族史：高血压病有家庭遗传倾向。在父母均有高血压、父母中有一方患高血压及父母均无高血压病的三种不同的家庭中，子女高血压患病率分别为45％、28％及3.8％，三者有显著差别。

2）年龄：40岁以后患病率明显增加。可能是中年以后，机体内部生理、代谢、内分泌变化和外界因素的长期影响，对本病产生作用。

3）性别：两性的平均患病率差别不显著。但在血压相同的情况下，一般女性患者病情较轻、预后较好。绝经期后，女性血压常有较大波动。

4）职业与环境：精神紧张而体力活动又较少的职业，对视觉、听觉形成慢性刺激的环境，可促使血压升高。城市居民患病率比农村居民高。动物实验也证明，使动物长期处于紧张、焦虑、恐惧状态，可诱发高血压。

5）膳食因素：经调查发现，膳食中每日食盐量在10g以上者，本病患病率高；而每日食盐量少于6g者，不易发生高血压。钾盐有相反作用，它是膳食中存在的对血压的保护因素，丰富的钾可以减少人群高血压病和脑卒中的发病率，而且钠/钾比值与高血压呈正相关，比单独钠与血压的关联更为显著。

6）体重：超重、肥胖或魁梧体型者，高血压患者较多。肥胖患者体重下降后，血压也可有相应降低。

7）烟酒：多数学者报道，吸烟人群中高血压患病率较高。烟雾中的尼古丁可引起周围血管收缩，使肢体远端温度下降，血压升高。少量酒精对血压影响不大。但中量至多量饮酒可增加体重，并通过体内水钠潴留使血压增高。

（2）病理：初期仅为全身细小动脉痉挛，无明显病理形态改变。长期的血压升高，使全身细小动脉发生硬化，内膜下透明样变，管壁增厚变硬，小动脉壁弹力纤维增生，中层肥厚变硬，管腔狭窄，以肾细小动脉病变最显著。在中等及大动脉内可出现内膜脂质沉积，形成粥样斑块、血栓，多发于冠状动脉、脑动脉、肾动脉及下肢动脉。

1）心：长期周围血管阻力升高，使左心室肥厚扩大，高血压发病过程中的儿茶酚胺、血管紧张素Ⅱ等物质也可刺激心肌细胞肥大。心脏肥厚扩大，称高血压性心脏病，最终可致心力衰竭。长期高血压可促使脂质在大、中动脉内膜下沉积，引起动脉粥样硬化，如冠状动脉粥样硬化。

2）脑：脑部小动脉硬化及血栓形成可致脑腔隙性梗死，脑血管结构薄弱，易形成微动脉瘤，当压力升高可引起破裂出血，长期高血压也可导致脑中型动脉的粥样硬化，并发脑血栓。急性血压升高时可引起脑小动脉痉挛、缺血、渗出，致高血压脑病。

3）肾：高血压导致肾小球入球小动脉硬化，肾实质缺血。持续高血压致肾小球囊内压升高、肾小球纤维化、萎缩，最终致肾功能衰竭。恶性高血压时，在肾脏等多个器官的细小动脉壁有纤维素样坏死，平滑肌纤维断裂，血浆及红细胞渗出到动脉壁中，终致使管腔由狭窄到堵塞，以致进行性肾功能衰竭、病情迅速恶化。

2. 中医病因病机

（1）病因

1）情志失调：长期精神紧张或情志不遂，七情过极，以致肝气郁结，郁而化火，火性炎上，上扰清空，而致眩晕、头痛，即刘完素所谓“木复生火，风火皆属阳，多为兼化，阳主乎动，两动相搏，则为之旋转”（《素问玄机原病式·五运主病》）。火为阳邪，最易伤阴，而致肝阴不足，且肝肾同源，遂成肝肾阴虚、阴虚阳亢之势，发为眩晕、头痛。

2）饮食失宜：过食肥甘厚味，或饮酒无度，伤及脾胃，脾虚失健，湿浊内蕴，日久生痰，痰浊阻滞，或上逆，或停滞中州，清阳不升而为眩晕、头痛诸症，如李东垣所谓“脾胃气虚、浊痰上逆”之候（《兰室秘藏·头痛》）。

3）内伤虚损：若年老体弱，肾元不固；或房事不节，阴精过耗；或劳力过度，伤骨损髓；或阴虚火旺，精室受扰等，均可导致肾精不足，髓海空虚而致头痛、眩晕。或内伤于饮食，脾胃受损，不能运化水谷，化生气血；或久病不愈，耗伤气血，则致气血亏损，不能上注清空而为眩晕、头痛。

（2）病机

1）肝阳上亢、风扰清空：肝为风木之脏，体阴而用阳，主动主升，故《内经》谓："诸风掉眩，皆属于肝"。凡素体阳盛，阴阳失调，日久阳亢于上；或七情过度，郁怒不已，肝失条达，气结失畅，化火耗阴，而致风阳上扰，发为眩晕、头痛。

2）肾精亏耗、水不涵木：肾阴素虚，或房事不节，阴精过耗，或肾气虚损，精关不固、滑泄无度，肾精亏耗，肝少滋荣，阴不维阳，肝风内动，发为眩晕、头痛。

3）脾虚失健、痰浊阻滞：饮食失节，过食肥甘厚味，损伤脾胃；或忧思劳倦，伤及脾胃，以致脾阳不振，健运失司，水湿内蕴，积聚成痰，痰阻经络，清阳不升，清窍失养而为眩晕、头痛。且痰阻中州，日久上犯清窍，亦可为眩晕、头痛。

4）脏腑失调、血脉瘀阻：病久脏腑虚损，气血失和；或肝郁气滞，或脾虚湿滞；或肝肾阴虚，阴虚火旺，灼津熬血等诸种原因均可导致血脉瘀阻，气血不能荣于头目，而为眩晕、头痛。

综上所述，本虚标实是本病的致病关键，本虚系指脏腑功能失调或虚损，大抵病在肝、肾、脾三脏，以肝为主；标实是因脏腑功能失调或虚损而致的风、火、痰、瘀，上犯清空，产生本病。

（三）诊断

1. 症状　部分患者起病隐匿，症状不明显；部分患者可出现头晕、头痛、心悸、后颈项强痛不适，后枕部或颞部搏动感，情绪易波动或发怒等。病程后期，心、脑、肾等靶器官受损或有并发症时，可出现相应的症状。

2. 体征　高血压主要依靠测量血压时发现，本身无特殊体征，当合并并发症时有相应体征。高血压病常见并发症有脑血管意外、心功能不全、肾功能衰竭及主动脉夹层动脉瘤等。

左心室肥厚的可靠体征为抬举性心尖搏动，表现为心尖搏动明显增强，搏动范围扩大及心尖搏动左移，提示左心室增大。主动脉瓣区第二心音可增强，带有金属音调。合并冠心病时可有心绞痛、心肌梗死和猝死，晚期可发生心力衰竭。

脑血管并发症是我国高血压病最常见的并发症，年发病率为（120～180）/10万，是急性心肌梗死的4～6倍。早期可有一过性脑缺血发作（TIA），还可发生脑血栓形成脑栓塞（包括脑腔隙性脑梗死）、高血压脑病及颅内出血等。如病变仅累及一侧大脑半球，对侧肢体出现无力或瘫痪；如病变累及大脑皮层，可出现失语和癫痫样发作；病变累及脑干和小脑，可有双侧肢体无力、感觉缺失、小脑性共济失调、眼球震颤和复视。

眼底血管被累及可出现视力进行性减退；肾脏受累时尿液中可有少量蛋白和红细胞，严重者可出现肾功能减退的表现。

3. 实验室辅助检查

（1）血压的测量：测量血压是诊断高血压和评估其严重程度的主要依据。目前评价血压水平的方法有以下三种。

1）诊所偶测血压：诊所偶测血压（简称偶测血压）系由医护人员在标准条件下按统一的规范进行测量，是目前诊断高血压和分级的标准方法。应相隔2分钟重复测量，以两次读数平均值为准，如两次测量的收缩压或舒张压读数相差超过5mmHg，应再次测量，并取三次读数的平均值。

2）自测血压：采用无创半自动或全自动电子血压计在家中或其他环境中患者给自己测量血压，称为自测血压或家庭测压。自测血压通常稍低于偶测血压，其正常上限参考值为135/85mmHg。自测血压可在接近日常生活的情况下获得多次测量值，从而可提供日常状态下有价值的血压信息，成为偶测血压的重要补充，在诊断单纯性诊所高血压、评价降压治疗的效果、改善治疗的依从性等方面极其有益。

3）动态血压监测：一般监测的时间为24小时，测压时间间隔为15～30分钟，白天和夜间的测压时间间隔宜相同。如仅作诊断评价亦可仅监测白天血压。动态血压监测提供24小时中白天和夜间各时间段血压的平均值和离散度，可较为客观和敏感地反映患者的实际血压水平，且可了解血压的变异性和昼夜变化节律性，估计靶器官损害与预后，比偶测血压更为准确。动态血压监测的参考标准正常值为：24小时低于130/80mmHg，白天低于135/85mmHg，夜间低于125/75mmHg。夜间血压均值一般较白天均值低10%～20%。正常血压波动曲线状如长柄，夜间2～3时处于低谷，凌晨迅速上升，上午6～8时和下午4～6时出现两个高峰，而后缓慢下降。高血压患者的动态血压曲线亦类似，但水平较高，波动幅度较大。

（2）尿液检查：肉眼观察尿的透明度、颜色，有无血尿；测比重、pH、蛋白和糖含量，并做镜检。注意肾损伤变化。尿比重降低（<1.010）提示肾小管浓缩功能障碍，正常尿液pH在5.0～7.0，原发性醛固酮增多症呈代谢性碱中毒，尿反呈酸性。

（3）血液生化检查：测定血钾、尿素氮、肌酐、空腹血糖和血脂，注意肾功能损伤的变化等。

（4）X线胸片检查：心胸比>0.5时，提示心脏受累，多因左心室肥厚和扩大。

（5）心电图检查：可诊断高血压患者是否合并左心室肥厚、左心房负荷过重及心律失常。

（6）超声心动图（UCG）检查：UCG能更为可靠地诊断左心室肥厚，其敏感性较心电图高7～10倍。测定计算所得的左心室重量指数（LVMI），是一项反映左心室肥厚及其程度的较为准确的指标，与病理解剖的符合率和相关性极好。UCG还可评价高血压患者的心脏功能，包括收缩功能、舒张功能和左心室射血分数。如疑有颈动脉、外周动脉和主动脉病变，应作血管超声检查；疑有肾脏疾病者，应做肾超声图。

（7）眼底检查：可发现眼底血管和视网膜因高血压而发生的病理改变，血管病变包括动脉变细、扭曲、反光增强、交叉压迫及动静脉比例降低。视网膜病变包括出血、渗出、视盘水肿等。高血压眼底病变可分为四级：Ⅰ级：视网膜小动脉出现轻度狭窄、硬化、痉挛和变细；Ⅱ级：小动脉呈中度硬化和狭窄，出现动静脉交叉压迫征，视网膜静脉阻塞；Ⅲ级：动脉中度以上狭窄伴局部收缩，视网膜有棉絮状渗出、出血和水肿；Ⅳ级：视神经盘水肿并有Ⅲ级眼底的各种改变。高血压眼底改变与病情严重程度和预后相关，Ⅲ级和Ⅳ级眼底病变是急进型和恶性高血压诊断的重要依据。

4. 血压变化　高血压初期血压呈波动性，血压可暂时性升高，但仍可自行下降和恢复正常。血压升高与情绪激动、精神紧张、焦虑及体力活动有关，休息或去除诱因后，血压便下降，在同一天血压亦可呈明显的变化。随病程迁延，尤其在并发靶器官损害或有合并症之后，血压逐渐呈稳定和持久性升高，此时血压仍可波动，但多数时间血压处于正常水平以上，情绪和精神变化可使血压进一步升高，休息或去除诱因并不能使之满意下降和恢复正常。有的患者在医院或诊所血压持续和明显升高，而回到家或在医院外的环境中血压正常，此种状况称为“白大衣高血压”，现多称为“单纯诊所高血压”。怀疑为单纯诊所高血压，应采取其他测量方法，如家庭自测血压或动态血压监测等加以证实或排除。

5. 高血压的诊断及分级标准　2022 年修订版中国高血压防治指南对高血压的定义见表 5－1：

表 5－1　血压水平的定义和分类

类别	收缩压（mmHg）	舒张压（mmHg）
正常血压	＜140	＜90
正常高值	130～139	90～99
高血压：	≥140	≥90
1 级高血压（轻度）	140～159	90～99
2 级高血压（中度）	160～179	100～109
3 级高血压（重度）	≥180	≥110
单纯收缩期高血压	≥140	＜90

若患者的收缩压与舒张压分属不同的级别时，则以较高的分级为准。单纯收缩期高血压也可按照收缩压水平分为 1、2、3 级。

以上高血压的诊断必须以非药物状态下 2 次或 2 次以上的非同日多次重复血压测定所得的平均值为标准，偶尔 1 次血压增高不能诊断为高血压，必须重复和进一步观察。

（四）西医治疗

1. 治疗目的　使血压降至正常范围，减少高血压患者心脑血管病的发生率和死亡率。

2. 降压药物治疗　目前常用降压药物可归纳为五大类，即利尿剂、β 受体阻滞剂、钙通道阻滞剂（CCB）、血管紧张素转换酶抑制剂（ACEI）和血管紧张素Ⅱ受体阻滞剂（ARB）。用药原则：降压治疗的益处是通过长期控制血压达到的，所以高血压患者需要长期降压治疗，不要随意停止治疗或频繁改变治疗方案；降压药物应从小剂量开始，逐步递增剂量；大多数无并发症或合并症的患者可以单独或联合使用降压药物，联合用药尚有减少每种药物剂量，降低不良反应的优点。

3．高血压急症的治疗　高血压急症是指短时期内（数小时或数天）血压重度升高，舒张压＞130mmHg 和/或收缩压＞200mmHg，伴有重要器官组织如心、脑、肾、眼底、大动脉的严重功能障碍或不可逆损害。及时正确处理高血压急症十分重要，必须迅速使血压下降，同时也应对靶器官的损害和功能障碍予以处理。采用静脉途径给药，常用药物有以下几种。

（1）硝普钠：通过直接扩张动脉和静脉使血压下降，开始以每分钟 10～25μg 速率静脉滴注，根据血压情况调节滴注速率。

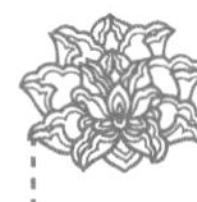

（2）硝酸甘油：开始以每分钟 5～10μg 速率静脉滴注，可逐渐增至 20～50μg 速率静脉滴注。

（3）有烦躁、抽搐者用地西泮肌内注射或静脉注射。

（4）有高血压脑病者宜给予脱水剂如甘露醇快速静脉滴注，或快速利尿如呋塞米静脉注射，以降低颅内压、减轻脑水肿。

（五）中医治疗

1．辨证论治

（1）肝阳上亢证

症状：眩晕、头痛、头胀、耳鸣、易怒、口干、口渴、心烦、不寐、面红、目赤、便秘、尿赤，舌质红、苔黄，脉弦数有力。

治法：平肝潜阳。

方剂：天麻钩藤饮。

加减：肝阳化火者，可用龙胆泻肝汤；肝阳亢极生风者，可用羚角钩藤汤；肝阴不足者，加龟板、白芍；肝火过盛者，加龙胆草、夏枯草；肝风亢盛者，加牡蛎、代赭石、羚羊角；兼见痰浊者，加天竺黄、竹沥；兼见血瘀者，加川芎、地龙。

（2）肝阳化风证

症状：眩晕、头痛、耳鸣、眼花、手足心热、腰膝酸软、肢体麻木，舌红、少苔，脉弦细稍数尺弱。

治法：滋养肝肾，育阴熄风。

方剂：镇肝熄风汤。

加减：肾精亏虚者，可用河车大造丸；肾阴虚甚者，加熟地黄、山萸肉；痰浊重者，去龟板，加竹沥、胆南星；热蕴甚者，加生石膏、黄芩；兼血瘀者，加地龙、鸡血藤。

（3）痰浊中阻证

症状：眩晕、头痛、头重如裹、头胀、倦怠、心烦欲呃，或胸闷时吐痰涎、少食多寐，舌胖质淡、苔白腻，脉滑或弦滑，或苔黄腻，脉弦滑而数。

治法：燥湿祛痰、健脾和胃。

方剂：半夏白术天麻汤加味。

加减：痰郁化火者，可用温胆汤加黄连、胆南星；脾虚甚者，加黄芪、党参；寒饮内停者，加桂枝、天南星；兼血瘀者，加牛膝、地龙。

（4）冲任失调证

症状：眩晕、头痛、耳鸣、心烦、易怒、不寐、心悸、手足心热、健忘、月经失调、时作烘热、面色潮红，舌质红、苔白，脉细弦或弦。

治法：调理冲任、补肾益肝。

方剂：二仙汤加味。

加减：阴虚火旺者，可用知柏地黄丸；肝阳亢者，加钩藤、石决明；兼血瘀者，加鸡血藤、益母草。

（5）阴阳失和证

主症：眩晕、头痛、口苦咽干、胸闷不舒、惊悸不寐、心慌怔忡、自汗盗汗、悲伤抑郁、纳呆心烦，舌苔薄白、质红或暗红，脉弦或弦数。

治法：燮理阴阳、梳理气机。

方剂：柴胡桂枝龙骨牡蛎汤加减。

加减：肝气郁结者，可选用逍遥散化裁；肝阳亢盛者，加石决明、钩藤；肝火过旺者，加龙胆草、栀子；兼痰浊者，加胆南星、陈皮；兼血瘀者，加牛膝、地龙。

2. 针灸疗法

（1）体针：主穴：曲池、三阴交、足三里、太冲。备穴：头晕加印堂、百会；失眠加神门；心悸加内关。针法：主、备穴交替针刺，中强度捻转提插手法，隔日1次或每周2次，7次为1个疗程，必要时可连续针刺3个疗程。

（2）耳针：取降压沟、心、皮质下、肾上腺、神门、交感等穴，每次选1～2穴。每天1次，留针30分钟，15～20次为1个疗程。

（3）灸法：足三里、绝骨，按艾炷瘢痕灸法常规施术。每穴连续灸5～7壮，灸至穴上能见到小疱为度。一般灸3～5次。

（六）病案

验案1

范某，女，71岁。2023年9月22日初诊。

主诉：高血压病10年，头晕1周。

现病史：高血压病10年，一直服用西药降压药物。血压最高达172/111mmHg，自觉头晕，心中烦热，伴有间断胸闷，夜寐差，二便正常，舌暗红苔薄白，脉沉弦。查血压示162/100mmHg，血糖、血脂、肝肾功能正常、心电图示窦性心律，左室高电压。

西医诊断： 高血压病3级（高危）。

中医诊断： 眩晕（肝阳上亢证）。

治法： 平肝潜阳。

处方： 天麻12g，钩藤30g（后下），夏枯草15g，生地黄9g，白芍9g，丹皮9g，黄芩9g，决明子9g，葛根9g，菊花15g，夜交藤20g，桑寄生15g，牛膝9g，益母草20g，石决明30g（先煎）。

7剂，日1剂，水煎400ml，分早晚两次温服。

二诊： 服上药后头晕明显减轻，夜寐较前好转，血压140/96mmHg，脉弦。上方去丹皮，加丹参15g，7剂。同时加服西药苯磺酸左旋氨氯地平片2.5mg和厄贝沙坦片75mg，每日1次，晨起服用。

三诊：经以上中西药配合应用7天后查血压130/82mmHg，以上临床诸症状均明显好转。

按语： 该例高血压病，中医辨证为肝肾阴虚、不潜肝阳而上亢，从而致气血失调、阴阳失衡，是形成眩晕高血压病的基本病机。在此基本病机的基础上有夹痰、夹瘀、兼虚等，故先贤有“无虚、无痰、无瘀不作眩”之说法。滋阴潜阳、平衡阴阳是治疗高血压病的最基本治法。若有夹痰、夹瘀或兼虚者，应在滋阴潜阳的基础上或兼以祛痰或化瘀或补虚。中药配伍降压西药，对于减轻消除高血压不适症状和保护靶器官更为有益。处方中，生地黄、白芍、桑寄生、牛膝补肝肾养阴以敛阳；夏枯草、黄芩、决明子、丹皮、菊花清肝泻火，清脑明目；更有天麻、钩藤、石决明平肝潜阳；以上诸药共奏滋补肝肾之阴，平肝潜阳达到阴阳协调平衡而治眩晕，降低血压达理想水平；方中夜交藤养心安神。现有研究证明，葛根有扩张血管作用，与钩藤伍用可减少外周血管阻力，更有益于改善肾之血流量而利尿减少回心血量，达到平稳降压止眩的目的。血压保持正常水平，防止靶器官受损。

验案2

焦某，男，49岁。2024年10月15日初诊。

主诉： 间断头晕1年，加重4天。

现病史： 患者1年前出现头晕，血压不稳，体检测血压150/95mmHg，但未引起重视，间断服用降压药治疗，血压控制不良。4天前患者无明显诱因头晕加重伴胸闷、心悸，血压最高达160/110mmHg，今来我院就诊。刻下症：头晕、头痛、心悸、心烦燥热，舌暗红，苔薄黄，脉弦有力。

家族史：其母亲患有高血压病。

体格检查： 血压159/108mmHg，胸廓对称，双肺呼吸音清晰，心界不大，心率75次/分，律齐，$A_2>P_2$，各瓣膜听诊区未闻及病理性杂音。

辅助检查： 心电图示：窦性心律，左室高电压。

西医诊断： 高血压病。

中医诊断：眩晕（阴虚阳亢证）。

治法：滋阴潜阳。

处方：天麻钩藤饮加减。

天麻 15g，钩藤 30g（后下），生牡蛎 30g，石决明 30g，生地黄 20g，山茱萸 15g，白芍 9g，夏枯草 15g，牡丹皮 9g，泽泻 9g，怀牛膝 9g。

7 剂，水煎服，日 1 剂。

二诊：头晕头痛明显减轻，血压下降至 140/90mmHg，嘱继服前方 7 剂。

三诊：血压 130/85mmHg，头晕、头痛等诸症状消失。

按语：高血压是全球最常见的多发病，是心脑血管疾病最常见的危险因素之一。当今高血压病的知晓率、明确诊断率和控制率均较过去提高。中医学中无高血压的记载，而是概括高血压的临床表现，归属“眩晕”等范畴。原发性高血压病大多有家族遗传史，高血压病患者多为阴虚阳亢之体质，阴虚阴不潜阳，阳气上扰于头（脑）而发病。至于历代有“无虚不作眩，无痰不作眩，无瘀不作眩”等说法，风、火、痰、瘀的病理因素是高血压眩晕为主症的基础，分析联系兼症后，对眩晕做出的病因病机诊断，并作为处方用药的依据。当今对防治高血压病高度重视，为尽早控制高血压病，防止心、脑血管疾病的发生，要求治疗高血压病一定要使血压降至目标值。我们认为，天麻钩藤饮是当今最符合高血压的发病机制，是治疗高血压的常用方剂。此例选用生地黄、山茱萸、白芍重在滋补肝肾之阴，牡丹皮、泽泻以清热泻火，共奏养阴以治阴虚之本，清热泻火以除表热（火），更以生牡蛎、石决明潜镇上逆之阳气，并用牛膝引亢盛之阳气下降。此方妙用天麻与钩藤药对，有平肝息风作用，是治疗原发性高血压眩晕最有效的药物组合之一。天麻俗称定风草，有解痉、降压、止痛的作用；现代药理研究，钩藤中的钩藤碱、异钩藤碱具有扩张血管、减轻血流阻力而使血压下降的作用，故此二味药是降压的核心药物，也是治疗高血压病必选的常用药物。

二、低血压

（一）概述

低血压是指成年人收缩压小于 90mmHg，舒张压小于 60mmHg。老年人由于动脉硬化，血管弹性降低，故其收缩压小于或等于 100mmHg 时即为低血压。由于有效循环血量绝对或相对减少导致血压降低，引起全身供血不足，尤其是脑部供血不足，临床表现为头晕、目眩、乏力、记忆力差等症状，严重者可导致晕厥。低血压常发生在体质较弱者或继发于部分慢性病中，总体上无性别差异，各年龄层次均可发病。临床可分为急性和慢性两大类，急性低血压指血压由正常或较高的水平突然明显下降，其主要表现为晕厥与休克两大临床综合征；慢性低血压指慢性低血压伴有症状者，主要见于原发性低血压、直立性低血压和症状性低血压。

本病根据发病特点和临床表现，属于中医眩晕、虚劳、晕厥、心悸等范畴。

（二）病因及发病机制

1. 西医病因及发病机制

（1）病因：西医一般根据发病因素将低血压分为两类：原因不明者，称为原发性低血压；继发于其他疾病者，称为症状性低血压。直立性低血压也和低血压一样，分为原发性直立性低血压和症状性直立性低血压。

1）原因不明：除血压低外，无其他疾病。可能由于自主神经功能紊乱、血管舒张收缩功能障碍所致。多见于体质虚弱者，有家族遗传倾向。

2）神经系统疾病：高级中枢神经疾病见于进行性小脑变性、纹状体黑质变性、帕金森病等。脊髓病变见于脊髓炎、脊髓损伤等。周围神经疾病见于糖尿病性周围神经病变，酒精中毒等。

3）血管系统疾病：如严重的主动脉瓣狭窄、心律失常、心力衰竭、特发性肥厚型梗阻性心肌病等。

4）内分泌系统疾病：如肾上腺皮质功能减退、甲状腺功能减退、脑腺垂体功能减退等。

5）服用某些药物：特别是抗高血压药、利尿剂、镇静剂、抗组胺药、硝酸酯类等。

6）慢性消耗性疾病或营养不良：如吸收不良综合征、慢性肝病、结核、恶性肿瘤晚期等。

7）其他：如长期卧床、高原性低血压、餐后低血压等。

（2）发病机制：血压的形成，与下列因素关系密切，即有效循环血量、心肌收缩力、心率、血管阻力、神经、内分泌的调节作用等。当神经系统发生器质性病变或功能障碍时，则不能反射性地引起交感神经兴奋，因而不能增加心率，不能增强心肌收缩力及周围血管阻力，产生低血压及直立性低血压。各种原因的心血管疾病引起的低血压，主要是因为心肌收力下降，或左室流出道梗阻，导致心排血量下降所致。过度利尿或服用扩张静脉的药物，则往往引起有效循环血量下降，而产生低血压。在原发性低血压患者中，多数是由于体质及遗传因素，机体的小动脉张力减低，以及自主神经功能紊乱，对心血管的调节功能低下引起。总之，凡是能引起有效循环血量不足、心排血量下降及血管张力减低等的各种因素，均可能发生低血压及直立性低血压。

2. 中医病因病机

（1）病因

1）先天禀赋不足：先天禀赋不足，体质虚弱，脏腑功能不足，心、脾、肾三脏虚弱，气血不充，髓海空虚，发为眩晕。

2）情志不畅：所思不遂，思虑过度，劳伤心脾，脾虚则运化失职，化源不足，气血亏虚，脑失所养，眩晕乃生。

3）久病劳倦内伤：久病或劳倦内伤，均可损伤人体脏腑，耗损人体正气，终致心、脾、肾等脏腑功能失调，气血阴阳功能紊乱，发为本病。

4）饮食不节：饥饱失常，损伤脾胃，中气不足，脾失健运，痰湿内生，湿浊中阻清阳不升，发生本病。

（2）病机

1）心脾两虚：先天禀赋不足，久病劳倦，思虑过度均可致心脾两虚，心虚则不能主血脉，脾虚则气血化源不足，终至气血两虚，脑失充养，发为本病。

2）气阴不足：久病劳倦等致气阴两虚，气虚则血运无力，阴虚则血脉不充，发为本病。

3）痰湿中阻：饮食不节，劳倦内伤等损伤脾胃，脾失健运，聚湿生痰，痰湿中阻清阳不升，发为本病。

4）肝肾亏虚：肝藏血，肾藏精，精血互生，肝肾同源，肝肾不足，精血亏虚，髓海不充则脑转耳鸣，发为本病。

5）心肾阳虚：心为君火，肾居相火，心阳不足日久致肾阳亏虚，肾阳不足渐致心阳亦亏，心肾阳虚，不能温运血脉，发为本病。

（三）诊断

1. 症状　成年人肱动脉压≤90/60mmHg，65 岁以上老年人≤100/60mmHg。原发性低血压部分患者可无自觉症状，常在体检中被发现。有症状者主要表现为头晕眼花，健忘乏力，耳鸣，畏寒，脉细弱，甚至晕厥，大小便失禁等。直立性低血压患者由坐位、卧位或蹲位突然起立或长时间站立后可出现上述症状，恢复原来体位或平卧后症状可以改善直立时血压常比平卧位下降 30/（20～25）mmHg。症状性低血压除血压偏低和头晕眼花等症状外，还伴有原发病的临床表现。

2. 体征　在静息状态下测量 3 次不同时间右上肢肱动脉血压，收缩压≤90mmHg 和（或）舒张压≤60mmHg；直立性低血压时，立位时收缩压下降至 90mmHg 以下，或立位血压与卧位血压相比，收缩压下降大于 20mmHg，舒张压下降大于 10mmHg。突然直立时每分钟心率增加超过 30%。

3. 实验室辅助检查

（1）化验检查：检查血、尿常规，血糖，血清电解质，尿酮体等有助于诊断。如贫血、低血糖可引起低血压；巨幼红细胞性贫血伴有神经功能紊乱者，或血及脑脊液的华氏反应阳性示中枢神经系统梅毒者，均可引起直立性低血压。血清钠减少、钾增高尿酮类固醇水平低下者，表明肾上腺功能不全，亦可发生直立性低血压。低血容量、低血钾及其他电解质的紊乱，也能导致低血压。

（2）特发性直立性低血压：可发生以下异常：①皮肤划痕试验减弱或消失，躯体出汗反应消失（即使在高温环境）。②冷加压试验：血压降低或不变，等张紧握运动血压无明显升高。③药理学试验：阿托品性心动过速迟钝；乙酰胆碱液滴眼缩瞳和肾上腺素滴眼扩瞳，提示交感或副交感神经均受累；血、尿儿茶酚胺减少；血浆心钠素水平降低。

(3) 继发性直立性低血压和症状性低血压：可有血压偏低和原发病的相应理化检查异常。

(4) 其他：如X线、心电图等检查有助于相应的病因诊断。

(四) 西医治疗

1. 病因治疗　对于症状性低血压及症状性直立性低血压应积极寻找病因，针对原发病进行治疗。

2. 升压治疗　在积极治疗原发病的基础上，或者是原发性低血压及原发性直立性低血压，有低血压及低血压症状存在时，可选用如下升压药物治疗。

(1) 麻黄素：本品直接兴奋α、β两种受体，具有收缩血管升压作用。用法：15～30mg，口服，每日3次，高血压、冠心病、甲亢及器质性心脏病患者忌用。

(2) 氟氢可的松：本品具有很强的水钠潴留作用。可通过扩充细胞外液容量升高血压。用法：口服，每次0.5～1mg，每日3次。副作用：本品可引起体重增加，低血钾和轻度水肿，应注意监测电解质。

(3) 麦角胺：具有同时收缩动静脉的作用，增加周围血管阻力、升高血压。用法：麦角胺1mg，口服，每日三次。本品副作用较大，临床应用受到限制。

(4) 吲哚美辛：可通过阻止前列腺素合成和促进水钠潴留来升高血压。用法：吲哚美辛25mg，口服，每日3次。消化性溃疡患者忌用。

(5) 红细胞生成素：该药通过增加红细胞数量和血容量来升高血压。用法：红细胞生成素25～75μ/(kg·次)，皮下注射，每周3次。

(五) 中医治疗

1. 辨证论治

(1) 气血亏虚证

症状：头晕目眩，神疲气短，心悸怔忡，健忘失眠，但食纳不振，面色萎黄无华。舌淡苔薄，脉细弱无力。

治法：益气养血，健脾宁心。

方剂：归脾汤加减。

加减：纳呆腹胀者，加焦三仙、陈皮；嗳气恶心者，加半夏；手足不温者，加干姜；大便溏薄、脘腹冷痛者，去熟地黄、白芍、当归，重用附子、干姜。

(2) 肝肾阴虚证

症状：眩晕头昏，目涩耳鸣，腰膝酸软，口燥咽干，失眠健忘，手足心热，四肢麻木，颧红盗汗。舌红少苔，脉细数。

治法：滋补肝肾，育阴益髓。

方剂：杞菊地黄丸加减。

加减：阴虚者，加女贞子、旱莲草；火旺者，加知母、玄参；不寐者，加炒枣仁。

(3) 心肾阳虚证

症状：头晕气短，心悸胸闷，神疲乏力，腰膝酸软，畏寒肢冷，倦怠喜卧，男子遗精，女子带下，小便清长。舌淡苔薄白，脉沉细。

治法：益肾温阳，添精补血。

方剂：左归丸加减。

加减：中气下陷者，加升麻、柴胡；阳虚明显者，加仙茅、菟丝子；中气不运，症见痞、纳呆者，加陈皮。

(4) 清阳不升证

症状：突然起立时头晕目眩，眼花，四肢无力，纳呆便溏。舌质淡白，脉沉弱。

治法：补中升阳。

方剂：补中益气汤加减。

加减：冷痛者，加干姜；胸脘痞闷，痰多苔腻者，去当归，加半夏、石菖蒲；纳呆腹胀者，可合用香砂六君子汤加减；兼心悸健忘，少寐多梦者，可合用归脾汤。

2. 针灸

(1) 体针

主穴：晕听区、四神聪、风池、印堂。

辨证配穴：心脾两虚配心俞、脾俞、胃俞、气海、足三里；髓海不足配关元、肾俞、太溪；健忘失眠配内关、神门、三阴交。

方法：双侧取穴，用补法，留针 30 分钟，四神聪、气海、关元、足三里、三阴交可针后加温灸 10 分钟，每日 1 次，6 次为 1 个疗程。

(2) 耳压：用王不留行籽胶贴于双侧耳穴的心、头兴奋点和敏感区，各按摩 60 次，餐后睡前各 1 次。

(3) 灸法：取百会穴，温和灸法，距百会 3cm 处，每次 15 分钟，每日 1 次，10 次为 1 个疗程。

第六节　高脂血症

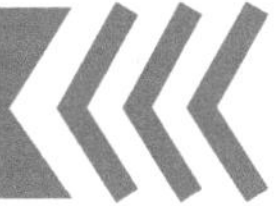

一、概述

血脂乃血浆或血清中脂类的统称，其主要成分为总胆固醇（TC）、甘油三酯（TG）、磷脂、游离脂肪酸等。由于血浆脂质为脂溶性的，在血液中必须与蛋白质结

合成为水溶性复合物才能运转到全身。血脂异常一般是指血中总胆固醇、低密度脂蛋白胆固醇（LDL－C）、甘油三酯超过正常范围及/或高密度脂蛋白胆固醇（HDL－C）低下。血脂异常也常称为高脂血症、高脂蛋白血症，主要是指 TC 或/和 LDL－C 或/和 TG 增高。由于高脂血症使用时间长且简明通俗，所以目前仍然广泛沿用。

高脂血症是西医学的病名，在中医学中尚无相同病名，但在《内经》中就有类似的记载，属于中医学“痰浊”“瘀血”等范畴。高脂血症的发展属“食气入胃，散精于筋，食气入胃，浊气归心，淫精于脉”（《素问·经脉别论》）过程的失调所致。

二、病因及发病机制

1. 西医病因及发病机制

（1）病因：偏食、缺乏运动、肥胖、长期吃富含胆固醇的食物，运动不足而无法充分消耗热量，或是肝脏的胆固醇合成过剩的话，超过身体必需量的胆固醇就会累积在血液中。

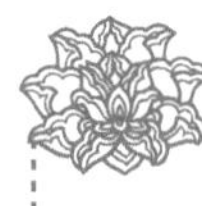

如果有高血压、糖尿病、甲状腺功能减退症、慢性肾病、梗阻性黄疸、库欣综合征等疾病，或是口服避孕药、甾体类激素、降压药等药物。

有些人天生 LDL 受体偏少或是受体的作用不够充分，因此体内的胆固醇无法顺畅地被利用。代表是家族性高脂血症。

（2）发病机制：研究发现，家族性高胆固醇血症的发病原因是低密度脂蛋白受体基因的自然突变，临床上将其分为五大类：①突变基因不产生可测定的低密度脂蛋白受体，细胞膜上不存在低密度脂蛋白受体；②突变基因形成的低密度脂蛋白受体可到细胞表面，但是不能与配体结合；③成熟的低密度脂蛋白受体到细胞表面后不会出现内移，但是可与低密度脂蛋白结合；④突变基因合成的低密度脂蛋白受体在细胞内成熟，细胞膜上低密度脂蛋白受体减少；⑤低密度脂蛋白受体不能循环到细胞膜上。

不同种族的低密度脂蛋白受体突变发生有一定的差异。家族性高胆固醇血症患者体内的低密度脂蛋白不能被分解，会导致中间密度脂蛋白逐渐转化为低密度脂蛋白。所以，有家族史的人应提高警惕，定期检查血脂、胆固醇水平，一旦发现异常，要及早治疗。

2. 中医病因病机

（1）痰浊阻遏：阳气不足，湿聚而成痰浊，痰浊阻于经络，致使气血运行呆滞，营养不能敷布周身为机体所利用，聚于肌肉间化为膏脂，形成本病。

（2）脾肾阳虚：脾主肌肉，主四肢，主运化。脾气不足，运化失健，则湿聚为患，经脉敷布荣养失常，精微物质阻于肢体肌肉之间，化为膏脂，肾阳虚弱，气化无权，水湿停聚，形成肥胖。故临床常以肥胖、水肿并发为多见。

（3）胃强脾弱：胃主受纳水谷，脾主运化水湿精微。胃强多食受纳有余；脾运不足则水谷精微不能完全敷布于脏腑器官为其所用，多余之精气积聚于肌肉组织之间，化为膏脂，形成肥胖。一般来说，此脾弱、胃强，是相对而言，因此临床辨证时，着眼点应在“胃强”，不必非要见脾虚之证。

（4）血瘀气滞：血瘀气滞，则经脉不利，气血运行受阻，营养不得正常敷布，聚于肌肉组织间，化而为膏脂。

（5）肝郁化火：情志郁结，使肝郁气滞，肝阳上亢，木旺克土，脾虚失运，湿浊化痰，精微失布或火盛伤阴，肝失濡养致肾精不足而发本病。

本病的病理定位与肝脾肾等脏腑密切相关，其本在于肝脾肾功能失调，输化不及，导致痰湿内聚，阻遏气机，引起瘀血而造成痰瘀互结的局面，故其标则为痰浊瘀血，留于脉中，阻于脉道而造成脉痹、眩晕、胸痹、中风之变症。

三、诊断

1. 临床表现　轻度高血脂通常没有任何不舒服的感觉，但没有症状不等于血脂不高，定期检查血脂至关重要。

一般高血脂的症状多表现为：头晕、神疲乏力、失眠健忘、肢体麻木、胸闷、心悸等，还会与其他疾病的临床症状相混淆，有的患者血脂高但无症状，常常是在体检化验血液时发现高脂血症。另外，高脂血症常常伴随着体重超重与肥胖。

高血脂较重时会出现头晕目眩、头痛、胸闷、气短、心慌、胸痛、乏力、不能说话、肢体麻木等症状，最终会导致冠心病、脑卒中等严重疾病，并出现相应表现。

长期血脂高，脂质在血管内皮沉积所引起的动脉粥样硬化，会引起冠心病和周围动脉疾病等，表现为心绞痛、心肌梗死、脑卒中和间歇性跛行（肢体活动后疼痛）。

少数高血脂还可出现角膜弓和高脂血症眼底改变。角膜弓又称老年环，若发生在40岁以下，则多伴有高脂血症，以家族性高胆固醇血症多见，但特异性不强。高脂血症眼底改变是由于富含三酰甘油的大颗粒脂蛋白沉积在眼底小动脉上引起光折射所致，常常是严重的高三酰甘油血症并伴有乳糜微粒血症的特征表现。

2. 辅助检查

（1）血脂：血浆低密度脂蛋白（LDL－C）方面，1～2周内血浆胆固醇水平可有±10％的变异，实验室的变异容许在3％以内。

测定血浆ApoB和ApoAⅠ水平对于预测冠心病的危险性具有重要意义。此外，还可进行基因DNA突变分析、脂蛋白-受体相互作用以及脂蛋白脂酶和肝脂酶、胆固醇酯化酶与合成酶等方面的测定。

（2）其他检查：家族性混合型高脂血症和家族性高三酰甘油血症存在胰岛素抵抗，其血浆胰岛素水平升高，临床上可表现为糖耐量异常；Ⅲ型高脂蛋白血症常并发有糖尿病；家族性混合型高脂血症可伴有高尿酸血症；Ⅲ型高脂蛋白血症患者可伴有甲状腺功能减退。

3. 诊断标准　关于高脂血症的诊断标准，目前国际和国内尚无统一的方法。既往认为血浆总胆固醇浓度＞5.17mmol/L（200mg/dL）可定为高胆固醇血症，血浆三酰甘油浓度＞2.3mmol/L（200mg/dL）为高三酰甘油血症。各地由于所测人群不同以及所采用的测试方法的差异等因素，所制订的高脂血症诊断标准不一。为了防治动脉粥样硬化和冠心病，合适的血浆胆固醇水平应根据患者未来发生心脑血管疾病的风险来决定，发生风险越高，合适的血浆胆固醇水平应越低。

四、西医治疗

1. 控制体重　许多流行病学资料显示，肥胖人群的平均血浆胆固醇和三酰甘油水平显著高于同龄的非肥胖者。除了体重指数（BMI）与血脂水平呈明显正相关，身体脂肪的分布也与血浆脂蛋白水平关系密切。一般来说，中心型肥胖者更容易发生高脂血症。肥胖者的体重减轻后，血脂紊乱亦可恢复正常。

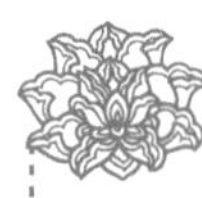

2. 运动锻炼　体育运动不但可以增强心肺功能、改善胰岛素抵抗和葡萄糖耐量，而且还可减轻体重、降低血浆三酰甘油和胆固醇水平，升高 HDL 胆固醇水平。

为了达到安全有效的目的，进行运动锻炼时应注意以下事项。

（1）运动强度：通常以运动后的心率水平来衡量运动量的大小，适宜的运动强度一般是运动后的心率控制在个人最大心率的 80％左右。运动形式以中速步行、慢跑、游泳、跳绳、做健身操、骑自行车等有氧活动为宜。

（2）运动持续时间：每次运动开始之前，应先进行 5～10 分钟的预备活动，使心率逐渐达到上述水平，然后维持 20～30 分钟。运动完后最好再进行 5～10 分钟的放松活动。每周至少活动 3～4 次。

（3）运动时应注意安全保护。

3. 戒烟　吸烟升高血浆胆固醇和三酰甘油水平，降低 HDL -胆固醇水平。停止吸烟 1 年，血浆 HDL -胆固醇上升至不吸烟者的水平，冠心病的危险程度可降低 50％，甚至接近于不吸烟者。

4. 饮食治疗　血浆脂质主要来源于食物，通过控制饮食，可使血浆胆固醇水平降低 5％～10％，同时有助于减肥。并使降脂药物发挥出最佳的效果。多数亚型高脂蛋白血症患者通过饮食治疗，同时纠正其他共存的代谢紊乱，常可使血脂水平降至正常。

饮食治疗时机主要取决于患者的冠心病危险程度和血浆 LDL -胆固醇水平。一般来讲，冠心病的危险程度越高，则开始进行饮食治疗的血浆 LDL -胆固醇水平就越低。高脂血症的饮食治疗是通过控制饮食的方法，在保持理想体重的同时，降低血浆中的 LDL -胆固醇水平。

饮食结构可直接影响血脂水平高低。血浆胆固醇水平易受饮食中胆固醇摄入量影响，进食大量饱和脂肪酸也可增加胆固醇的合成。通常，肉食、蛋及乳制品等食物（特别是蛋黄和动物内脏）中的胆固醇和饱和脂肪酸含量较多，应限量进食。食用油应以植物油为主，每人每天用量以 25～30g 为宜。家族性高胆固醇血症患者应严格限制食物中的胆固醇和脂肪酸摄入。

5. 药物治疗　以降低血清总胆固醇和 LDL 胆固醇为主的有他汀类和树脂类。以降低血清三酰甘油为主的药物有贝特类和烟酸类。

部分血脂异常的患者通过调整饮食和改善生活方式均可以达到比较理想的血脂调节效果，有极少数患者血脂水平非常高，多见于有基因遗传异常的患者，可以通过血浆净化治疗、外科治疗。基因治疗在未来有可能攻克顽固性遗传性的血脂异常。

五、中医治疗

1. 辨证论治

（1）痰浊阻遏证

症状：形体肥胖，眩晕，头重，心悸，胸闷气短，痰喘，肢麻沉重，乏力，腹胀，纳呆，口黏，间有呕恶，舌苔滑腻，脉弦滑。

治法：理气降浊，燥湿化痰。

方剂：二陈汤加味。

加减：湿邪较盛者，头重如裹，或有干呕、纳减症状，可加佩兰、藿香、苍术等；痰湿化热，心胸烦闷者，可加郁金、菖蒲或合白金丸化湿清心；痰郁化热、失眠多梦者，可加黄连、枣仁、郁金，或改用黄连温胆汤加味；大便溏稀、气短乏力、体倦、脉弱、脾胃气虚者，方以七味白术散加减。

（2）脾肾阳虚证

症状：体胖虚松，头晕，神疲乏力，形寒怯冷，面色淡白，脘腹作胀，纳减便溏，腰膝酸软，面肢浮肿，舌淡质嫩，苔白腻，脉沉细。

治法：温补脾肾，化痰除湿。

方剂：可用清脂汤加减。

加减：寒湿较重者，加干姜。温补药中加以渗湿之剂，意在补中寓泻，以使补而不腻。

（3）湿热内蕴证

症状：头晕，口黏，胸中烦闷，口干不欲饮，肢体沉重，眠差梦多，小便黄，大便不爽，舌偏红，苔腻而黄，脉滑数，或濡滑、弦滑。

治法：清热利湿化浊。

方剂：三仁降脂汤。

加减：大便量少、不爽者，可加焦槟榔、大黄等宽肠通便；口苦咽干者，可加柴胡、黄芩或改用小柴胡汤化裁以清解肝胆之热；湿热伤阴者，可加用生首乌、黄精，先化湿热，再固肾阴。

（4）气滞血瘀证

症状：形胖，胸闷气短，心前区刺痛，胸胁胀痛，舌尖边有瘀点或瘀斑，脉沉涩。

治法：理气化瘀。

方剂：通瘀煎（《景岳全书》）加味。

加减：血瘀重者，加蒲黄、生山楂、三七粉；气滞重者，加延胡索、郁金。瘀血症状明显者，还可配合刺血疗法，以加强疗效。

（5）肝肾阴虚证

症状：头晕，耳鸣，口干，腰酸，健忘，少寐，手足心热，舌质红，少苔，脉细数。此型多合并高血压。

治法：补益肝肾。

方剂：六味地黄汤合一贯煎加减。

加减：腰酸重者，加川断、杜仲；大便难涩者，加首乌、玄参。本方多有滋腻之品，对脾肾运化无力者，加理气之品。

（6）阴虚阳亢证

症状：头晕，头痛，头胀，烦躁易怒，面赤，肢麻，怕热，口干，大便干结，小便黄赤，舌质红或紫暗，苔黄，脉弦。

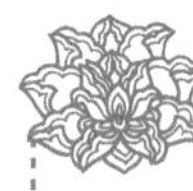

治法：平肝潜阳。

方剂：天麻钩藤汤加减。

加减：本品多苦寒，易伤胃气，对脾肾虚弱者，可适量配以扶正之品。眩晕甚者，加生地、何首乌、女贞子等滋养肝肾之品；头痛剧烈伴胁痛者，加郁金、龙胆草、夏枯草以清肝泻火。肝郁化火者，可用龙胆泻肝汤加减。

（7）痰瘀交阻证

症状：疲困喜卧，肢体困重，胸闷背沉，或时发心胸闷痛，头晕头沉，或头痛如裹，舌质暗，或有瘀斑，舌苔腻，脉象细缓、细滑。

治法：化痰除湿、调气活血。

方剂：三物降脂汤。

加减：心胸痛为主症者，用瓜蒌薤白半夏汤化裁，可加降香、乳香、没药等；头晕沉重者，可加天麻、白术、泽泻等，或用半夏白术天麻汤化裁；头痛者，加佩兰、苍术、蔓荆子；肢体麻木者，加木瓜片、姜黄、鸡血藤等。

（8）肝肾阴亏、瘀热互结证

症状：头晕头痛，头沉背沉，肢体麻木，心烦易怒，面部烘热，腰膝酸软，健忘，失眠，口咽干燥，舌暗红，或有瘀斑，苔黄，或少苔，脉弦劲而尺弱，或脉弦细数，或脉弦滑。

治法：滋肾平肝，化瘀清热。

方剂：二子降脂汤。

加减：头晕胀痛，肝火盛，风阳有上越之势者，可加天麻、钩藤、夏枯草、茺蔚子，或用天麻钩藤饮加味；肢体麻木、气血痹阻症状突出者，可加鸡血藤、水蛭、土元、地龙等搜剔走络、活血化瘀；阴虚阳亢症状不突出，气虚血瘀明显者，则用补阳还五汤加味。

2. 针灸疗法

（1）体针：取内关、心俞、曲池、足三里、三阴交为主穴，留针 15～20 分钟，12 次为 1 个疗程。或取肩髃、曲池、合谷、伏兔、足三里、风池、阳陵泉、环跳、太冲，每次5～6穴，留针30分钟，20次为1个疗程，血脂指标有明显改善。

（2）耳针：取神门、胃、内分泌等穴，中等刺激，留针20～30分钟，每天1次，7天为1个疗程。利用0.5寸针刺取耳穴MA－H5（肛门）、MA－H6（耳尖）、肾上腺、前额颞牙（根据世界卫生组织WHO新的命名规则），电针频率100Hz，每周3次，治疗1～6个月，血清胆固醇与甘油三酯有不同水平下降。

六、病案

验案1

张某，男，56岁。2023年9月2日初诊。

主诉：高血压病3年，冠状动脉粥样硬化性心脏病、高脂血症病1年，肝区隐痛1个月。

现病史：患者诉有高血压病3年，冠状动脉粥样硬化性心脏病、高脂血症病史1年，目前予阿托伐他汀钙调脂稳斑，并予降压、抗血小板聚集、扩冠等治疗，近1个月因血脂异常、肝功能异常、肝区隐痛就诊。刻下症：患者间断头晕、乏力，胸闷，纳呆少食。舌红苔薄白，脉弦。辅助检查示：生化功能示：胆固醇5.60mmol/L，甘油三酯1.92mmol/L，高密度脂蛋白1.02mmol/L，低密度脂蛋白4.12mmol/L，天门冬氨酸氨基转移酶51U/L，丙氨酸氨基转移酶83U/L，血糖、肾功能正常。

西医诊断：高脂血症；高血压病；冠状动脉粥样化心脏病。

中医诊断：眩晕（痰瘀阻络证）。

治法：滋阴潜阳，祛痰化瘀。

处方：天麻12g，钩藤30g（后下），生地黄12g，泽泻9g，丹参20g，葛根12g，姜黄9g，郁金9g，山楂15g，川芎9g，元胡9g，水蛭6g，

7剂，日1剂，水煎400ml，分两次温服。暂停阿托伐他汀钙，予PCSK9抑制剂皮下注射，半月一次，并予保肝药物，其他治疗方案不变。

二诊：患者服用上药后胸闷，肝区隐痛减轻，治疗继用前方减掉元胡，加绞股蓝30g。30剂，煎服法同前。

三诊：患者自述服30剂后，乏力减轻，复查血脂、肝功能均已正常，故停服中药汤剂，而后常以绞股蓝30g、泽泻20g、丹参20g、山楂15g。水煎代茶饮，PCSK9抑制剂皮下注射，半月1次，血脂一直保持正常。

按语：此例为高脂血症、高血压病、冠心病。根据患者病史、症状、舌象脉象及理化检查，以上诊断成立。证属中医眩晕、胸痹、心痛病的范畴。病机为肝肾阴虚、肝阳上亢、痰瘀交阻；治宜滋补肝肾之阴以潜降上逆之肝阳；同时予以活血化瘀、祛痰降浊之剂。本例常年服用降压、扩冠西药，可控制血压在理想水平上，心绞痛得以控制。降血脂服用西药降脂药而引起药物性肌炎，肌肉痛及肝区疼痛、肝酶升高。此时，中医诊治应以整体观念和辨证论治为指导。故选用天麻、钩藤以平

肝潜阳以稳定血压，同时配伍具有良好降脂作用又能滋补肝肾之阴的生地黄。用丹参、川芎、葛根、姜黄、郁金、水蛭、元胡、山楂活血化瘀，疏通心脉，有利于控制冠心病心绞痛的发作。现代研究及临床应用以上诸活血化瘀药具有良好的降脂作用，更伍以泽泻、绞股蓝以益气健脾利湿，加大降脂之药力而收良效。为巩固疗效可用绞股蓝、泽泻、丹参、山楂水煎代茶饮，有化瘀降脂作用，常服无任何不良反应。

验案2

苏某，男，38岁。2024年3月11日初诊。

主诉：体检报告示血脂高、脂肪肝。

现病史：生化功能示：胆固醇6.20mmol/L，甘油三酯6.12mmol/L，高密度脂蛋白0.9mmol/L，低密度脂蛋白4.22mmol/L。肝脏超声示：中度脂肪肝。刻下症见形体肥胖，乏力，舌淡红，苔白滑腻，齿痕，脉弦滑。

西医诊断：混合性高脂血症。

中医诊断：肥胖（脾虚痰浊证）。

治法：健脾化湿，祛痰通络。

处方：炒白术15g，半夏9g，陈皮9g，茯苓9g，茵陈20g，薏苡仁20g，丹参15g，郁金9g，泽泻9g，山楂9g。

14剂，日1剂，水煎300mL，分早晚两次温服。

二诊：服药后无不良反应，并坚持每日有氧运动半小时，低脂饮食，避免熬夜，查舌淡红苔薄白，齿痕减轻，脉弦。继服上药加党参15g，荷叶9g，煎服法同前。

三诊：患者诉服药并改善生活方式后，体重减轻5kg。患者要求继服上药30剂，煎服法同前。

四诊：复查血生化功能全部指标正常，胆固醇5.10mmol/L，甘油三酯1.50mmol/L，高密度脂蛋白1.20mmol/L，低密度脂蛋白3.10mmol/L。肝脏超声检查示：脂肪肝消失。

按语：此例为混合性高脂血症，患者年轻体胖，血脂异常、脂肪肝。根据其脉症等，中医辨证为脾虚痰湿聚集，形成痰浊证；故治宜健脾化湿、祛痰通络法。方中炒白术、薏苡仁健脾益气化湿；半夏、茯苓、陈皮为二陈汤成分而燥湿化痰；茵陈、泽泻、郁金芳香化浊并助前两者化湿祛痰，另配降浊化痰作用的丹参、山楂。收效显著。

第七节　内分泌性心脏病

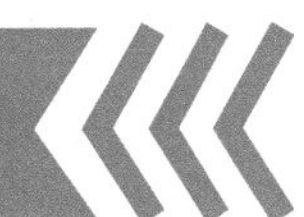

一、糖尿病性心脏病

（一）概述

糖尿病性心脏病是指糖尿病患者所并发或伴发的心脏病，是在糖、脂肪等代谢紊乱的基础上所发生的心脏大血管、微血管及神经病变、心肌损伤。糖尿病性心脏病所包括的范围较广，包括在糖尿病基础上并发或伴发的冠状动脉粥样硬化性心脏病及糖尿病性心肌病，容易出现心功能不全、休克或心律失常。

中医学早在汉代张仲景《伤寒论》中就有“消渴，气上撞心，心中痛热……”的记载，隋朝巢元方的《诸病源候论》有“消渴重，心中痛”的论述，此后，历代医籍中还有消渴病并发“心悸”“胸闷”的记载。近代中医多把糖尿病性心脏病归属于消渴病胸痹的范畴，现在有学者提出“消渴病心病”这一名称，以进一步研究和总结糖尿病性心脏病的中医辨证规律及防治措施。消渴病心病主要包括消渴病并发的“胸闷”“心悸”胸痹”“心痛”“怔忡”等病症，临床表现同糖尿病性心脏病基本一致。

（二）病因及发病机制

1. 西医病因及发病机制　现代医学认为，糖尿病心脏病与胰岛素抵抗、高血糖、高血压、脂质代谢紊乱、血管壁功能障碍、心肌细胞代谢异常、微循环异常、氧化应激亢进、糖基化终末产物等因素的参与有关。朱立群总结糖尿病性心脏病存在六大发病因素。

（1）高血糖：使血红蛋白糖基化增多，带氧功能降低，同时糖基化终产物沉积于心肌组织，使心肌收缩功能和顺应性减低，导致了冠心病的发生和发展。

（2）高脂血症：血脂异常是动脉粥样硬化的主要致病因素，可使冠心病病死率增加 4 倍。

（3）胰岛素抵抗和（或）高胰岛素血症：与动脉粥样硬化性疾病发生的危险性增加密切相关。同时高胰岛素又可使肝脏合成甘油三酯增多，过多的血脂可穿过内皮细胞在血管壁沉积，引起动脉粥样硬化。

（4）高血压：高血压加速大动脉的硬化和钙化，是公认的致动脉粥样硬化的危险因素。

（5）血液流变学异常：糖尿病患者血液黏稠度增高，血小板黏附和聚集性增强，红细胞变形能力下降，纤维蛋白降解减慢。这些可直接或间接导致血管壁受损，血流不畅，促使血栓形成。

（6）氧化应激：糖尿病患者存在自由基清除障碍，脂质过氧化作用增强，造成心肌组织损伤，促使糖尿病心血管病变的发生和发展。

2. 中医病因病机　此病病因比较复杂，禀赋不足、饮食失节，情志失调，劳欲过度等原因均可导致消渴。消渴病变的脏腑主要在肺、胃、肾，病机以阴虚为本，燥热为标，故清热润燥，养阴生津为治疗大法。消渴病日久，则易发生以下两种病变：一是阴损及阳，阴阳俱虚，消渴虽以阴虚为本，燥热为标，但由于阴阳互根，阳生阴长，若病程日久，阴伤气耗，阴损及阳，则致阴阳俱虚，其中以肾阳虚及脾阳虚较为多见。严重者可因阴液极度耗损，虚阳浮越，而见烦躁、头痛、呕恶、呼吸深快等症，甚则出现昏迷、肢厥、脉细欲绝等阴竭阳亡危象；二是病久入络，血脉瘀滞。消渴病是一种病及多个脏腑的疾病，影响气血的正常运行，且阴虚内热，耗伤津液，亦使血行不畅而致血脉瘀滞。血瘀是消渴病的重要病机之一，且消渴病多种并发症的发生也与血瘀密切相关。由于本病常发生血脉瘀滞及阴损及阳的病变，临床上易并发胸痹胸痛症，故应针对具体病情，及时合理地选用活血化瘀、健脾益气、滋补肾阴、温补肾阳等治法。

（三）诊断

1. 症状

（1）糖尿病症状：典型者有多饮多尿多食、烦渴易饥、乏力消瘦等症候群。

（2）心脏病症状：糖尿病性冠心病与非糖尿病性冠心病临床症状有很大差异，冠心病合并胰岛素抵抗时，临床多表现出不典型心绞痛，或无心绞痛症状、无痛性心肌梗死、左心功能不全。糖尿病合并心肌梗死面积较大，易发生严重的心功能不全、心源性休克、心脏破裂、猝死和严重的心律失常。

临床症状具有以下特点：①心慌气短，胸部憋闷，有时难以表述，以餐后或体力负荷后明显；精神紧张或情绪激动时出现，休息后症状可减轻或缓解。②胸痛或心绞痛偶尔出现，其疼痛发作的程度轻，频率少。③患者经常感到无力、疲劳、失眠或思睡。

2. 体征　可见心率增快，少数可见心动过缓；心脏增大，心尖区第 1 心音减弱，第 3 或第 4 心音奔马律，心尖区可见收缩期或伴收缩中晚期喀喇音；可有各种心律失常等。

3. 实验室辅助检查

（1）血糖检查：具有典型症状，空腹血糖＞126mg/dl（7.0mmoV/L）或餐后血糖＞200mg/dl（11.1mmol/L）。症状不典型，仅空腹血糖＞126mg/dl（7.0mmol/L）或餐后血糖≥200mg/dl（11.1mmo/L），应重复检查 1 次，仍达以上值者，可以确诊为糖尿病。症状不典型，仅空腹血糖＞126mg/dl（7.0mmol/L）或餐后血糖＞200mg/dl（11.1mmoV/L），糖耐量实验 2 小时血糖＞200mg/dl（11.1mmol/L）者可以确诊为糖尿病。若糖化血红蛋白明显增高，在做糖耐量试验时，多数血糖高峰明显延后，再重复检查 1 次，仍达以上值者，可以确诊为糖尿病。

（2）血黏度检查：血黏度增大，全血黏度（低切）＞10.00，血浆比黏度＞1.70。

（3）心电图检查

1）心电图可正常，可见左心室肥大、低电压、T 波低平或倒置、心房内传导阻滞、室性或房性期前收缩、ST－T 波融合等，有的还可出现异常 Q 波而被诊为心肌梗死。

2）心绞痛发作时，心电图左室波型各导联的 S－T 段压低，T 波低平甚至倒置。

3）变异性心绞痛，疼痛发作剧烈时，心电图部分导联 S－T 段抬高，发作终止后数分钟内恢复正常。

4）心电图二阶梯双倍运动试验：运动后心电图改变符合下列之一者，可诊断为糖尿病性心脏病。①在 R 波占优势的导联上，运动后出现缺血型 S－T 段下降超过 0.05mV，QX/OT 比率＞50％，持续 2 分钟未完全恢复者；②在 R 波占优势的导联上，运动后出现缺血型 S－T 段下降，超过 0.075mV 和 QX/QT 比率＞50％，皆持续 2 分钟未完全恢复者；③在 R 波占优势的导联上，运动后出现 T 波由直立变为倒置，持续 2 分钟未完全恢复者；④U 波倒置；⑤运动后出现下列任何一种心律失常者如阵发性心动过速、心房颤动或扑动、心室传导阻滞（Ⅰ～Ⅱ度）、左束支传导阻滞。

运动后心电图改变出现下列情况之一者，为可疑阳性：①在 R 波占优势的导联上，出现缺血型 S－T 段下降 0.05mV 以下，持续 2 分钟未完全复苏者；②j 点下降 0.2mV 以上，持续 2 分钟未完全恢复者；③在 R 波占优势的导联上 T 波由直立转为平坦，切迹或双向，持续 2 分钟未完全恢复者；④运动后出现多发性期前收缩或右束支传导阻滞者。

已确诊糖尿病性冠心病患者不宜再做心电图负荷试验，以免发生意外。

（4）动态心电图检查：用动态心电图 Holter 记录患者 24～48 小时，根据患者生活或工作中的心电图变化，借以了解有无心律、心率的改变和传导阻滞，以及缺血指征的出现，为诊断和治疗及调整患者的工作与生活习惯等提供依据。

（5）选择性冠状动脉造影：可发现冠状动脉狭窄病变的部位并估计其程度，是诊断冠心病最直观的手段。一般来说，狭窄程度达到 75％以上才会严重影响冠脉供血。

（6）放射性核素检查：^{201}TI 或^{99}Tc 心肌显像或兼做运动试验的心肌显像。放射性核素静脉注射后随冠脉血流很快被正常心肌摄取，冠状动脉供血不足的部位因运动后缺血，出现心肌灌注缺损，休息后心肌供血恢复，灌注缺损也随之消失。放射性核素负荷灌注心肌显像和心电图同时测定更有利于判明有无冠心病、病变的血管和多支血管病，室壁运动异常处有无存活。有利于对静息心电图异常或心肌肥厚引起的 T 波倒置和束支传导阻滞的诊断。

（7）超声心动图检查：左心房增大、左心室舒张功能降低是糖尿病心肌病的早期表现。而心肌局限性回声增强、增粗呈斑点状反射，左心室壁增厚，运动幅度降低，左心室扩大，等容收缩期（PEP）延长和左心室射血时间（LVET）缩短，左室射血分数（LVEF）降低，PEP/LVET 增大，左室舒张和收缩功能同时受损，则是中后期表现。但冠状动脉造影为阴性者，还要除外其他器质性心脏病，方可诊断为糖尿病性心肌病。

（8）心率变异性测定（HRV）：临床提示，约占 50%的糖尿病患者 24 小时心率变异性减弱或消失。HRV 的领域分析结果已用于预测糖尿病自主神经受损患者的意外死亡。糖尿病患者 24 小时血压波动消失，即夜间的血压低谷消失，这一现象主要归因于夜间交感神经超常兴奋，可提示糖尿病患者因心血管病变致死者尤多见于夜间的原因。

（9）多普勒组织成像技术（DTI）：它能够发现早期、微小的心室功能障碍。糖尿病性心脏病时主要表现为室间隔后部和侧壁心肌收缩期 E、A 波峰速度及舒张早期速度减低，左心室不同节段收缩不同步，E 波减速时间缩短，A 波无明显变化，E、A 波峰倒置，E/A＜1，等容舒张时间延长，左室壁僵硬度增加。

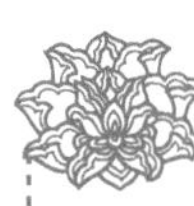

（四）西医治疗

首先，要积极治疗糖尿病这一原发病，严格控制血糖，纠正糖代谢紊乱。其次，要积极控制并存的其他各种心血管危险因素，如高血压、高脂血症、高黏血症、肥胖等。再次，针对心血管的具体病情采取相应的对症治疗。

1. 治疗原发病控制血糖

磺脲药：刺激 β 细胞分泌胰岛素起到降糖作用，磺脲药受体不仅存在于 β 细胞膜上，而且血管、心肌等细胞膜上也有。磺脲药因品种不同对受体结合的选择性也不同。如格列齐特仅与 R_1 型受体结合，因而作用于胰岛 β 细胞，对心肌、血管无影响：而格列本脲与 R_1、R_2A、R_2B_3 型受体都结合，除刺激胰岛素分泌外，还影响心肌与血管的功能，加重心肌缺血和缺氧。故糖尿病合并冠心病心绞痛者，应首选格列齐特。

糖酶抑制剂：该药在肠道抑制碳水化合物分解为单糖，阻碍和延缓糖的吸收，对降低餐后高血糖尤其明显。但常有腹胀、腹泻、食欲减低等副作用。

双胍类药物：抑制肝糖异生，降低肝糖输出，对空腹和餐后高血糖有明显作用，同时有降血脂作用。它虽然没有直接损害心肌的作用，但由于它常引起恶心、腹胀、疲乏无力等副作用，对不稳定心绞痛、心功能不全者慎用。

胰岛素增敏药：常与磺脲药、胰岛素合用，该类药对心脏没有直接损害作用，但可增加血容量，加重心脏负担，发生机制可能与多种因素有关，患冠心病、心绞痛、肺心脏病和心功能不全者慎用。

2. 对症治疗心脏疾病

钙通道阻滞剂：能阻滞钙离子内流，舒张血管平滑肌，降低心脏前后负荷，减少心肌耗氧量。扩张冠状动脉，增加心肌对氧的释放。

血管紧张素转换酶抑制剂：通过抑制血管紧张素转换酶和缓激肽降解酶，降低周围血管阻力，扩张冠状动脉，降低心脏负荷，改善心脏功能。

从病情考虑，糖尿病患者选择降压药时首先应考虑选用的降压药最好能改善胰岛素抵抗，至少不加重糖代谢的障碍，显然 ACEI 和 CCB 宜首选。

β-受体阻滞剂：可减慢心率，降低心肌收缩力，减少心肌耗氧量，改善冠状动脉血流量，降低外周血管阻力。该类药品有抑制胰岛素分泌，增加肝糖原分解，降低外周组织对胰岛素的敏感性等作用，引起糖耐量异常，血糖升高，甚至出现非酮症高渗性昏迷，但新型的β-受体阻滞药如卡维地洛对糖的代谢影响较少，不仅降低心肌需氧量，而且还使能量合成由利用脂肪酸向葡萄糖转化。

α-受体阻滞剂：降低外周阻力，降低动脉压和左室充盈压，并降低血清甘油三酯，低密度脂蛋白胆固醇，升高高密度脂蛋白胆固醇，但可引起直立性低血压，发生脑缺血等。

硝酸酯类：舒张容量血管，减轻心脏前负荷，降低静脉回心血流量和周围血管阻力，增加心肌供氧，扩张冠状动脉和侧支血管。

利尿剂：噻嗪类可使糖尿病病人以及糖耐量中度异常的病人血糖升高，与其抑制胰岛素的分泌以及减少组织利用葡萄糖有关，应慎用。已有大量循证医学的证据证明利尿剂在降低心脑血管事件的可靠作用，伴有糖尿病的患者也不例外。

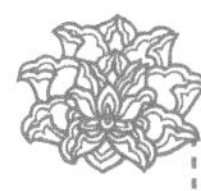

（五）中医治疗

1. 上消（肺热津伤证）

症状：口渴多饮，口舌干燥，尿频量多。烦热多汗，舌边尖红，苔薄黄，脉洪数。

治法：清热润肺，生津止渴。

方剂：消渴方加减。

加减：若烦渴不止，小便频数，而脉数乏力者，为肺热津亏，气阴两伤，可选用玉泉丸或二冬汤。二方同中有异，前者益气作用较强，而后者清热作用较强，可根据临床需要选用。

2. 中消

（1）胃热炽盛证

症状：多食易饥，口渴，尿多，形体消瘦，大便干燥，苔黄，脉滑实有力。

治法：清胃泻火，养阴增液。

方药：玉女煎加减。

加减：大便秘结难行，可用增液承气汤润燥通腑，“增水行舟”，待大便通后，再转上方治疗。

（2）气阴亏虚证

症状：口渴引饮，能食与便溏并见，或饮食减少，精神不振，四肢乏力，舌质淡，苔白而干，脉弱。

治法：益气健脾，生津止渴。

方剂：七味白术散加减。

加减：肺有燥热者，加地骨皮、知母、黄芩清肺；口渴明显者，加天花粉，生地养阴生津；气短汗多者，加五味子、山萸肉敛气生津；食少腹胀者，加砂仁、鸡内金健脾助运。

3. 下消

（1）肾阴亏虚证

症状：尿频量多，浑浊如膏脂，或尿甜，腰膝酸软，乏力，头晕耳鸣，口干唇燥，皮肤干燥，瘙痒，舌红苔少，脉细数。

治法：滋阴固肾。

方剂：六味地黄丸加减。

加减：阴虚火旺而烦躁，五心烦热，盗汗，失眠者，可加知母、黄柏滋阴泻火；尿量多而浑浊者，加益智仁、桑螵蛸等益肾缩尿；气阴两虚而伴困倦，气短乏力，舌质淡红者，可加党参、黄芪、黄精益气；若烦渴，头痛，唇红舌干，呼吸深快，阴伤阳浮者，用生脉散加天门冬、鳖甲、龟板等育阴潜阳；如见神昏、肢厥、脉微细等阴竭阳亡危象者，可合参附龙牡汤益气敛阴，回阳救逆。

（2）肾阳亏虚证

症状：小便频数，浑浊如膏脂，甚至饮一溲一，面容憔悴，耳轮干枯，腰膝酸软，四肢欠温，畏寒肢冷，阳痿或月经不调，舌苔淡白而干，脉沉细无力。

治法：滋阴温阳，补肾固涩。

方剂：金匮肾气丸加减。

加减：尿量多而浑浊者，加益智仁、桑螵蛸、覆盆子、金樱子等益肾收摄；身体困倦，气短乏力者，可加党参、黄芪、黄精补益正气；阳痿者，加巴戟天、淫羊藿、肉苁蓉；阳虚畏寒者，可酌加鹿茸粉 0.5g 冲服，以启动元阳，助全身阳气之生化。

消渴多伴有瘀血的病变，故对于上述各种证型，尤其是对于舌质紫暗，或有瘀点瘀斑，脉涩或结或代，及兼见其他瘀血证候者，均可酌加活血化瘀的方药，如丹参、川芎、郁金、红花、泽兰、鬼箭羽、山楂等，或配用降糖活血方（方中用丹参、川芎、益母草活血化瘀，当归、赤白芍养血活血，木香行气导滞，葛根生津止渴）。

消渴容易发生多种并发症，应在治疗本病的同时，积极治疗并发症。白内障、雀盲、耳聋，主要病机为肝肾精血不足，不能上承耳目所致，宜滋补肝肾，益精补血，可用杞菊地黄丸或明目地黄丸。对于并发疮毒痈疽者，则治宜清热解毒，消散痈肿，用五味消毒饮。在痈疽的恢复阶段，则治疗上要重视托毒生肌。并发肺痨，水肿、中风者，则可进一步辨证论治。

二、甲状腺功能亢进性心脏病

（一）概述

甲状腺功能亢进症（简称甲亢）可引起心肌损害，导致心律失常、心脏扩大、心功能减退等表现。甲亢引起的心脏病称甲亢性心脏病（简称甲亢心），是甲亢严重并发症之一，好发于老年人，老年人又是高心病、冠心病的高发人群，当无明显甲亢症状及体征时，易误诊为其他心脏病，如不及时给予合理有效的治疗，常会导致心力衰竭甚至死亡。近年来，甲亢心发病率有所增加，占甲亢的10%～22%，年龄多为40岁以上，属中医心悸、胸痹、心痛等范畴。

（二）病因及发病机制

1. 西医病因及发病机制

（1）病因：甲亢时，甲状腺激素直接或间接作用于心肌，促进肌球蛋白合成，并使心肌中的 $Na^{+}-K^{+}-ATP$ 酶增强，增加基质网中的 $Ca^{2+}-ATP$ 酶的活性，增加肌球蛋白 ATP 酶活性，从而增加心肌收缩和心每搏输出量，静息时心率加速，心室肥大。甲状腺激素也能兴奋心肌腺苷环化酶活性，使心肌细胞膜内侧面儿茶酚胺受体的数目增加、亲和力加强，从而使心肌收缩力增强，传导加速，心肌纤维收缩率加大致心肌肥厚，心肌应激性加强，房室传导时间缩短和心房细胞的不应期缩短，易发生房颤。甲亢时，由于产热过多，散热加强，体表血管扩张，阻力降低，循环血量增加易致心肌负担过重，导致充血性心衰。

另外，多数患者伴有高钙血症，50%伴有高血压，可能与肾内钙质沉着、继发肾功能不全、高血钙引起心肌收缩力增强及外周血管阻力增高有关。可发生主动脉和心肌钙化，心电图 Q-T 间期缩短，ST 段与 T 波上升支融合，偶尔出现房室传导阻滞。本病因血钙高对地高辛敏感性增加，明显高血钙者应禁用洋地黄。

（2）病理：早期病理可见心肌局灶性或弥漫性心肌炎，淋巴细胞和浆细胞浸润，心肌脂肪变性和肥大，心室扩张。晚期心肌细胞萎缩，间质纤维化、钙化。

2. 中医病因病机

（1）病因：中医对本病的认识较早，文献记载属“瘿瘤”范畴，认为其发病原因在于素体阴亏、肾阴不足、水不涵木、肝阴失敛。在此基础上，复遭情志失调，精神创伤。《诸病源候论·瘿候》说：“瘿者，由忧恚气结所生。”可见，情绪和精神因素对甲亢的影响在中医学早有认识。情志抑郁，肝失疏泄，气郁化火，如体质素来肝肾阴虚，则容易炼液成痰，壅滞经络，互结为瘿。

（2）病机：中医认为，七情不遂，肝气郁结，气郁化火，上攻于头，故急躁易怒，面红目赤，口苦咽干，头昏目眩；肝郁化火，灼伤胃阴，胃火热盛，故消谷善饥；脾气虚弱，运化无权则消瘦乏力；肝郁气滞，影响冲脉，故月经不调，经少，闭经；肾阴不足，相火妄动，则男子遗精、阳痿；肾阴不足，水不涵木，则肝阳上亢，手舌震颤；心肾阴虚，则心慌、心悸、怔忡、失眠多梦、多汗；阴虚内热，则怕热、舌质红、脉细数。患者素体虚弱，遇有气郁则易化火，灼伤阴血。气郁化火，炼液为痰，气交阻于颈前则发瘿肿。

（三）诊断

1. 症状　本病症状较复杂，常见有心慌、胸闷、呼吸困难和心前区疼痛，疼痛常甚轻微，一般是沉重的痛感，有时也可出现典型的心绞痛。常由心律失常引起，也可因甲亢增加了原有的冠状动脉粥样硬化的心脏负荷所致，可在甲亢治愈后减轻或消失。

2. 体征

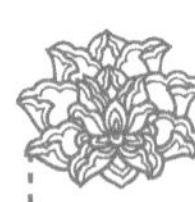

（1）心尖冲动强烈，扪之可有收缩期震颤，闻及收缩期杂音。

（2）心音响亮，尤以第一心音亢进，少数病人在胸骨左缘 3、4 肋间，可闻及摩擦音。

（3）血压收缩期升高，舒张期降低，以致脉压大，少数病人可见明显的颈部动脉搏动和水冲脉、毛细血管搏动等周围血管征。

（4）脉搏快，一般为 90～120 次/分以上，可出现阵发性房颤或持久性房颤。

3. 实验室辅助检查

（1）甲状腺功能亢进的实验室检查：基础代谢率（BMR）高于正常。甲状腺摄率升高，且高峰前移。血清中 T_3、T_4 或 FT_3、FT_4 值升高。促甲状腺激素（TSH）值降低，且 TSH 对促甲状腺释放激素（TRH）的兴奋无反应。

（2）心电图改变

1）甲亢性心脏病的心电图表现可有心房颤动、心房扑动、频发期前收缩及无其他原因可解释的持续性窦性心动过速、房室传导阻滞、左室肥大、ST－T 异常等。

2）甲亢性心脏病出现率较高的异常心电图改变：甲亢 P 波，PQ 间期延长及 QT 间期延长等。甲亢 P 波一般在Ⅱ、Ⅲ导联明显，呈不成熟、不典型肺型 P 波或低振幅双峰型 P 波。以上心电图改变于甲亢有效治疗后，大多数可以恢复正常。

（3）X 线检查：如有长期的房颤或心力衰竭，常见心影向两侧扩大，呈球形，主动脉及上腔静脉增宽。

（4）超声心动图检查：可见心排血量与心排血指数均高，正常平均周边纤维收缩速度加快，左心室射血时间缩短，循环时间缩短。合并二尖瓣脱垂时可见二尖瓣收缩期前后叶闭合异常，向左心房突出并超出瓣环连线。合并二尖瓣关闭不全时，可见左心房、左心室增大及左心室高流量改变。

（四）西医治疗

主要是针对甲状腺功能亢进给予有效的治疗，甲亢引起的心血管病症状一般能够得到缓解。β受体阻滞剂可以对抗甲状腺毒血症的心血管症状，心悸、心动过速、震颤、躁动。肌肉软弱、怕热等症状均可用普萘洛尔（心得安）等β受体阻滞剂治疗，但对心力衰竭患者使用β受体阻滞剂应慎重。必要时在洋地黄与利尿剂配合下小剂量应用。钙通道阻滞剂也可用于治疗甲亢的心血管症状。

甲亢本身可引起心脏病，在确诊之前必须排除其他原因所致的心脏改变，如冠心病、高血压性心脏病、扩张性心肌病等。甲亢性心脏病符合下列之一者可确诊：①心律失常；②心绞痛或心肌梗死；③心脏扩大；④心力衰竭。约69%的甲亢性心脏病人，在甲亢控制后，心脏病随之好转或治愈，半数患者心绞痛症状消失。多数甲亢伴心房颤动患者经抗甲亢治疗，甲状腺功能恢复正常后，可恢复窦性心律，但若房颤持续存在半年以上，则甲亢控制后自然复律的可能性不大，必要时应行电复律，并尽早采取适当的抗甲亢治疗。对50岁以上伴有房颤且曾经有血栓、高血压或心脏B超发现有左房扩大和/或左房瓣膜黏液瘤史的甲亢老年患者建议适当抗凝治疗。

（五）中医治疗

甲亢性心脏病的病因和发病机制并未完全明确，辨证分型也各不相同，但证型相对集中，治疗用药多以益气、养阴、化痰、软坚、散结、活血等方法为主。中西医结合治疗甲亢，远比西医治疗的疗效稳定，也可以减少或避免西药抗甲亢药物的某些不良反应。中医学认为，“甲亢性心脏病”多由情志内伤所致，长期喜怒忧思，久郁不解，或突受精神刺激，情志不遂，导致气滞血瘀、痰湿凝聚而发为本病。本病的基本病理以阴虚为本，气、火、痰、瘀为标。初起阶段以标实为主，表现为气滞、肝火、痰凝及血瘀等。久病不愈以本虚多见，并可兼见虚火上炎症。后期多出现阴阳俱损、气阴两伤之象，常伴有痰凝、血瘀等因虚致实的标实之证。具体治法多以滋阴清热为主，根据证型特点分别配以理气、化痰、泻火祛痰、益气养阴等法。本病常见肝郁痰结、肝火旺盛、阴虚火旺、气阴两虚四种证型，肝郁痰结者，可选用柴胡疏肝散合温胆汤疏肝理气、化痰散结；肝火旺盛者可选用丹栀逍遥散加减清肝泻火、理气消坚；阴虚火旺者可选用知柏地黄汤合当归六黄汤滋阴清热；气阴两虚者予生脉散合补中益气汤益气养阴、软坚散结。

值得一提的是，采用中西医结合方法治疗“甲亢性心脏病”的疗效优于单独西药治疗，也优于纯中药治疗。对于因服西药引起的白细胞偏低，转氨酶升高，药疹及因其他慢性病（如贫血、肝炎等）不能服用西药治疗的患者尤为适用。配合中药不仅可以预防西药的不良反应，而且可纠正已产生的西药不良反应，并且不降低疗效。

三、甲状腺功能减退性心脏病

（一）概述

甲状腺功能减退性心脏病（简称甲减心）是一种由于甲状腺激素分泌减少，导致全身机体代谢率减低及心肌细胞损害的心脏病。因其常发生于甲状腺功能减退的后期即黏液水肿期，故又可称为黏液水肿性心脏病。甲状腺功能减退性心脏病以中年女性居多。根据其临床特征，属于中医“心悸”“虚劳”“水肿”范畴。

（二）病因及发病机制

1. 西医病因及发病机制　甲减心发生的主要原因是甲状腺激素合成、分泌不足使机体多脏器和组织代谢率降低，心肌细胞代谢随之减低，从而导致一系列生理病理变化。

（1）心肌纤维肿胀及退行性变，心肌细胞间质中有黏蛋白、黏多糖沉积，毛细血管增厚，心肌呈假性肥大、苍白而松软，心肌重量增加，心肌张力降低，从而导致形成甲减性心肌病。

（2）心肌收缩力下降，心脏收缩时间间隔延长，心排血量减少。心肌对儿茶酚胺的敏感性下降，儿茶酚胺受体数目减少。ATP 酶活性降低，肌质网颗粒中钙含量减少，从而引起心肌的激动—收缩—舒张过程减退。

（3）黏液性水肿患者血胆固醇、甘油三酯等均升高。长期血脂高很容易发生动脉硬化，但其血液供应仍能维持心脏工作的需要。冠状动脉由于黏液性水肿致使粥样硬化减轻，但加重了狭窄的程度，易并发冠心病。心包毛细血管黏多糖沉积致使通透性增加引起心包积液。

2. 中医病因病机

（1）病因

禀赋不足：因体质禀赋因素，部分患者先天肾气不足，常有素体畏寒肢冷等阳气亏虚表现。

劳倦伤气：劳倦过度，耗伤心气，血脉鼓动无力，则短气乏力，脉迟缓结代。

情志不调：思虑过度，暗耗心血，心神失养，则心悸怔忡；情志不舒，气机不畅，又可致心脉瘀阻，胸闷心痛。

年老体弱：年老肾气衰，心阳失于温煦，血脉失于温通，由此老年人更容易出现心脏及心包络病变。

（2）病机：本病的主要临床证候为心慌、心悸、胸闷、形寒肢冷等，其病机关键为“肾阳不能蒸运，心阳鼓动无能”。因此，本病的病性属本虚标实，本虚为阳气亏虚、心神失养，标实为脉络瘀阻、水气上泛。病位在心，多心肾证候同时并见。

（三）诊断

1. 症状　早期可表现为甲减表现，如畏寒、反应迟钝、身倦无力、体重增加、肢体肿胀、皮肤干燥、腹胀、便秘等；少数患者直接表现为心血管症状，多为心悸、气促劳累后加重，血压低、心动过缓、心音低钝及心排血量降低，很少发生心绞痛、心力衰竭和肺水肿。

2. 体征　心脏检查可有心脏扩大、心尖搏动减弱、第 1 心音减弱、心动过缓或心律不齐、心包积液、心尖搏动可消失。

3. 实验室辅助检查

（1）心电图检查：窦性心动过缓，可低于每分钟 50 次；低电压；T 波低平或倒置 S－T 段压低，Q－T 间期延长，甚者大于 0.50s，偶有 QRS 时限增宽。

（2）超声心动图检查：心脏增大，瓣膜增厚，少数病例有心包积液；射血前期时间延长，射血前期与左心室射血时间比率增加。

（3）X 线检查：心室向两侧增大，有心包积液时心影如烧瓶样；可有胸腔积液，心胸之比小于 1。

（4）血清学检查：血清超敏 TSH 增高、血清游离三碘甲状腺原氨酸（FT_3）及血清游离甲状腺素（FT_4）降低。

（四）西医治疗

甲减的治疗是以甲状腺素制剂进行替代补充疗法。替代治疗后，临床表现可于 2～4 周后明显好转。对老年人甲减合并器质性心脏病者应缓慢进行替代疗法，以免诱发心肌梗死或严重充血性心力衰竭。T_3 的不应期短，即使发生毒副反应消失也快，但 T_4 治疗效果更好些。用药时进行心电监测；如果出现不良反应立刻减量或停药。本病 TSH 普遍升高，在替代治疗时测定血浆 TSH 是有用的生化监测指标。

（五）中医治疗

（1）肾阳虚衰型：治以温肾助阳，大都以金匮肾气丸、斑龙丸、半硫丸、右归丸为主方加减。常用药有附子、肉桂、仙茅、淫羊藿等。

（2）脾肾阳虚型：治以温肾健脾，益气温阳。采用右归丸加减、济生肾气丸合四君子汤加减、理中汤合金匮肾气丸或附子理中丸合右归丸加减治疗。常用药有附子、肉桂、巴戟天、鹿角胶、杜仲、山萸肉、菟丝子、当归、枸杞、山药、党参、干姜、白术。

（3）心肾阳虚型：治以温补心肾，化气利水。常用方有济生肾气丸合保元汤加减、真武汤合保元汤加减、真武汤合苓桂术甘汤加减。常用药有黄芪、人参、炙甘草、肉桂、茯苓、芍药、白术、附子、当归、川芎。

（4）阴阳两虚型：治以温肾滋阴，调补阴阳。常用方药为金匮肾气丸加枸杞子、女贞子、龟板、鳖甲。

部分甲减性心脏病患者对甲状腺激素的耐受性较差，应用甲状腺激素时可出现心绞痛及其他不适表现，此类患者适用于中药或中药合用小剂量甲状腺激素治疗，可获得满意疗效。

四、病案

验案 1

张某，女，51 岁。2024 年 1 月 22 日初诊。

主诉：心跳加速 2 年，双下肢水肿伴气短 1 个月。

现病史：患者 2 年前无明显诱因自觉心跳加速，未诊治；1 个月前劳累后出现双下肢水肿，就诊于当地诊所口服中药汤剂，效果不佳，2024 年 1 月 8 日就诊于石家庄市平安医院，查心脏彩超示：全心增大，重度二、三尖瓣关闭不全，轻度主动脉瓣关闭不全，心包腔少量积液，室间隔运动不协调，肺动脉收缩压重度增高，左室舒张功能不全，查心电图示：心房颤，予酒石酸美托洛尔片 25mg，2 次/日，口服，效果欠佳，患者为求系统治疗就诊于我院，门诊以“心力衰竭”收入院，目前双下肢水肿，累及腰背部，左下肢较粗，双下肢屈曲不利，心慌，气短，夜间不能平卧，纳寐可，小便少，大便 3～4 次/日。

体格检查：T：35.8℃；P：113 次/分；R：20 次/分；Bp：120/61mmHg。舌质暗红，苔少，脉象数、细、结、代。眼球突出，眼睑结膜正常，结膜无充血水肿，巩膜无黄染，双侧瞳孔等大正圆，对光反射灵敏。耳鼻无异常分泌物，乳突无压痛，鼻旁窦无压痛，双耳听力正常。口唇淡紫，口腔黏膜无溃疡、白斑，咽无充血，双侧扁桃体无肿大，舌体无肥大，伸舌居中，无震颤。颈软无抵抗，颈静脉怒张，气管居中，双侧甲状腺肿大，双侧颈部未闻及血管性杂音。胸廓正常，双侧语颤对称，无胸膜摩擦音，右下肺呼吸音低，未闻及干湿啰音及胸膜摩擦音，心前区无隆起及凹陷，心率 127 次/分，心律不齐，二尖瓣听诊区可闻及舒张期奔马律。双侧颈动脉搏动明显，双侧足背动脉搏动不明显。腹外形膨隆，腹式呼吸，腹软，无压痛、反跳痛，未触及明显肿块，肝脾可触及，麦氏点、双输尿管点无压痛，Murphy 征（—），肝脾区无叩痛，移动性浊音（—），肠鸣音正常，约 5 次/分。脊柱无畸形、压痛。双膝关节活动受限，双下肢水肿。外阴水肿。四肢腱反射对称，肌力正常，生理反射存在，病理征未引出。

辅助检查：查甲状腺彩超示：甲状腺血供丰富，状腺增大并弥漫性病变。甲功示：TSH 血清促甲状腺激素<0.01（0.27～4.2μU/mL）；FT3 血清游离三碘甲状腺原氨酸 14.59（3.1～6.8pmol/L）；FT4 血清游离甲状腺素 86.81（12～22pmol/L）。

西医诊断：甲状腺功能亢进性心脏病；心力衰竭；心功能Ⅲ级；心脏瓣膜病；

二尖瓣关闭不全（重度）；三尖瓣关闭不全（重度）；心律失常；心房颤动；贫血。

中医诊断：心衰（心气阴两虚症）。

治法：益气养阴、活血化瘀。

处方：太子参20g，麦冬15g，醋五味子15g，黄芪30g，当归6g，阿胶珠5g（烊化），甘草片6g，茯苓10g，白术15g，地黄10g，酒黄精15g，玉竹10g，白芍10g，泽兰10g，茯苓皮15g，泽泻15g。

6剂，水煎服，日1剂。

二诊：患者水肿，心悸症状减轻。纳寐可，小便通利，舌暗红，苔薄白，脉象细、数。原方加龟甲养阴清虚热，具体处方如下：太子参20g，麦冬15g，醋五味子15g，黄芪30g，当归6g，阿胶珠5g（烊化），甘草片6g，茯苓10g，白术15g，地黄10g，酒黄精15g，白芍20g，泽兰10g，茯苓皮15g，泽泻15g，醋龟甲30g（先煎），知母6g。3剂，水煎服，日1剂。

三诊：患者体重平稳，无明显水肿迹象，患者今日体重维持稳定，双下肢较细，形体消瘦，无心慌，无气短，夜间可平卧，好转出院。

按语：此例为心力衰竭、甲状腺功能亢进性心脏病的医案，累后诱发双下肢水肿伴气短，结合患者症状体征，目前同意中医诊断心衰，舌脉辨证为心气阴两虚，气虚血瘀证。本病病位在心，涉及肺、肝、脾、肾，气虚血瘀是核心病机，临床多表现为本虚标实，虚实夹杂证。因气虚致瘀血、心气虚致水泛、瘀血、水液潴留是病之标，本虚标实之证，本虚则益气养阴，标实则化瘀利水，故应用上方获效。

验案2

刘某，男，56岁。

主诉：间断心慌7天。

现病史：患者7天前无明显诱因出现心慌，自行数脉搏示脉搏不齐，伴有情绪不稳定易发脾气，食欲较好，体重轻度下降。现症见：纳可、寐欠安，二便尚调，舌质暗红，苔黄腻，脉象滑、数。门诊查心电图示：心房颤动，为求进一步诊疗我科以“心律失常 心房颤动”收入院。

体格检查：T：35.8℃；P：113次/分；R：20次/分；Bp：120/61mmHg。舌质暗红，苔黄腻，脉象滑、数。眼球突出，眼睑结膜正常，结膜无充血水肿，巩膜无黄染，双侧瞳孔等大正圆，对光反射灵敏。耳鼻无异常分泌物，乳突无压痛，鼻旁窦无压痛，双耳听力正常。口唇淡紫，口腔黏膜无溃疡、白斑，咽无充血，双侧扁桃体无肿大，舌体无肥大，伸舌居中，无震颤。颈软无抵抗，颈静脉怒张，气管居中，双侧甲状腺肿大，双侧颈部未闻及血管性杂音。胸廓正常，双侧语颤对称，无胸膜摩擦音，双肺呼吸音粗，未及胸膜摩擦音，心前区无隆起及凹陷，心率127次/分，心律不齐。

辅助检查：甲状腺彩超示：甲状腺血供丰富，呈火海征，甲状腺弥漫性增大。甲功三项示：血清促甲状腺激素0.27～4.2μU/mL；FT3血清游离三碘甲状腺原氨酸3.1～6.8pmol/L；FT4血清游离甲状腺素12～22pmol/L。

西医诊断： 心律失常；心房颤动；甲状腺功能亢进性心脏病。

中医诊断： 心悸（痰火扰心证）。

治法： 清热涤痰，宁心安神。

处方： 清半夏10g，竹茹15g，炒枳实12g，陈皮10g，炙甘草6g，茯苓15g，生姜9g，大枣6枚，夏枯草10g，黄连6g，栀子10g，柏子仁10g。

14剂，水煎服，日1剂。

二诊： 患者体重平稳，情绪较稳定，食欲恢复正常，寐安，无心慌，无气短，二便通利，好转出院。

按语： 此病例为甲亢引发的房颤，该病为本虚标实，心脾两虚为本，气虚而致运化无力，水饮内停，阴阳失衡，炼液为痰为标，痰火上扰心神，出现烦躁、情绪不稳定，易发脾气。故为本虚标实之证，治以清热涤痰、宁心安神。

第八节　心脏神经官能症

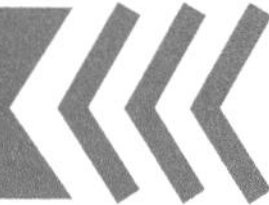

一、概述

心脏神经官能症是神经官能症的一种特殊类型，以心血管系统功能失常为主要表现，可兼有神经官能症的其他表现。心脏神经官能症主要由于中枢神经功能失调，影响自主神经功能，使交感神经张力过高，造成心血管功能异常。

心脏神经官能症大多发生于青壮年，以20～40岁者最多。多见于女性，尤其是更年期妇女。一般无器质性心脏病。

根据临床表现，本症可归入中医学“惊悸”“怔忡”“心痛”等范畴。

二、病因及发病机制

（一）西医病因病理

1. 病因

（1）精神因素：焦虑、情绪激动、精神创伤或过度劳累均为常见的诱因，在心脏神经官能症的发病上起重要作用。其中，心理暗示的作用尤为突出，如看到亲友中有严重心脏病或见闻心脏病患者猝死，或将某些生理性心血管功能改变误认为病理状态或对医生所说的生理性杂音、窦性心律不齐等发生误解，或被错误地诊断为心脏病后，造成精神负担加重、紧张和焦虑而诱发本症。

（2）缺乏锻炼：由于器质性心脏病或重病后体力活动过少，循环系统缺乏适当锻炼以致稍事活动或少许劳累即不能适应或耐受者，容易产生过度的心血管系统反应而致发病。

（3）个体差异：不同个体对外界刺激的反应各异，某些人较易发生神经功能失调，因而具有神经官能症倾向。

2. 病理　心脏神经官能症的基本病理生理是由于外环境刺激或内环境失衡造成中枢神经功能失调，影响自主神经功能，造成心脏血管功能出现异常。其机制主要有以下几个方面。

（1）交感神经张力增高：心血管系统受神经和内分泌系统的调节，高级神经中枢通过交感神经和迷走神经控制并调节心血管系统的正常活动。交感和迷走神经相互拮抗又互相协调，如迷走神经使窦性心律减慢，而交感神经则使窦房结冲动发放加快，保持心率相对稳定。当中枢神经系统功能失调时，交感神经张力增高，心血管系统的功能发生紊乱。

（2）心脏分泌肾上腺素增加：有实验证明，症状发作时心脏分泌的肾上腺素增加，而非交感张力过高。

（3）β肾上腺素能受体功能亢进：患者对肾上腺素类药物敏感，如静脉滴注异丙肾上腺素时，患者心率增快反应较一般人明显，少数且伴有难以控制的情感冲动。这些患者同时有高动力循环的表现，如左心室射血速度增快，心排出量增加，动脉搏动增强，偶见的收缩压升高。上述现象支持本症存在β肾上腺素能受体功能亢进，故又被称为肾上腺素能受体功能亢进综合征。

（二）中医病因病机

1. 常见病因

（1）情志所伤：①暴受惊恐，心气不敛，心神不宁；②思虑过度，劳伤心脾，暗耗阴血，脾不健运，气血两虚，心失所养；③长期抑郁，肝气郁结，气滞血瘀，心脉不畅；④大怒伤肝，肝火扰心。

（2）饮食所伤：①嗜食膏粱厚味，煎炸炙烤，蕴热化火生痰，痰火扰心，发为心悸；②饮食不节，损伤脾胃，运化失职，水液输布失常，滋生痰浊，阻心气，而致心悸。

（3）身体虚弱：①禀赋不足，素体亏虚；②脾胃虚弱，化源不足；③久病失养，劳欲过度；④年老体弱，调摄不善；⑤攻伐太过，正气损伤。

皆可使气、血、阴、阳不足，心失所养，发为心悸。

2. 主要病机

（1）惊恐扰心：惊则气乱，心气不敛，心神不宁。恐则气下伤肾，髓海不足，神气耗散，心神不宁，神不守舍，故见心悸失眠，稍遇惊恐即发。

（2）痰热扰心：脾不健运，痰浊内生，日久化热；或内热炼液成痰，致使痰热扰乱心神、心神不宁、胸闷、心悸、失眠、心烦、头晕、脘闷、恶心等。

（3）气血阴阳不足：禀赋薄弱，或病久失养，或耗损过度，导致气血阴阳亏虚、心失所养、髓海不足、心悸头晕、气短乏力等。

（4）痰瘀阻心：恣食醇酒肥甘，酿生痰浊，气机不畅，或肝郁气滞日久，均可致血脉瘀阻、心脉失养、髓海不足，故见胸闷、胸痛、心悸、失眠等。

三、诊断

1. 症状

（1）心悸：自感心脏搏动、心慌，常在情绪波动及过度劳累后加重。

（2）呼吸困难：主观感觉呼吸不畅或空气不足，呼吸频率常不增快，空气流通不畅时容易发作，如发生过度换气可引起呼吸性碱中毒，使症状更为严重。

（3）心前区痛：部位常不固定，可数秒或持续数小时不等；疼痛发作与劳力活动无关，且多在静息时发生，含服硝酸甘油无效。

（4）疲乏无力：四肢无力，体力活动减少。

（5）自主神经功能紊乱症状：多汗，手足冷，两手震颤，尿频，大便次数增多或便秘等。

（6）其他症状：失眠，多梦，低热，食欲不振，头晕，头痛等。

2. 体征　体检常缺乏阳性体征，可见焦虑或抑郁面容，手掌多汗，双手抖，部分可有低热；血压轻度升高且波动大；心率可能增快，心尖搏动有力，可有期前收缩。部分患者可有心音增强、短促收缩期杂音或脉压稍增大等现象；反射亢进，划痕试验多呈阳性。

3. 实验室辅助检查　心脏X线检查无异常。心电图可示窦性心动过速，房性或室性期前收缩，或非特异性ST－T变化，ST变化主要表现为S－T段J点压低或水平样下移，T波低平、双相或倒置。ST－T改变多局限在Ⅱ、Ⅲ、aVF或V_4～V_6。导联。双倍二阶梯或活动平板运动负荷试验阴性。

心得安等β受体阻滞剂大多能使心率减慢，症状减轻或消失，心电图ST－T改变恢复正常，并使运动负荷试验转为阴性。

由于心脏神经官能症症状繁多，而体检常缺乏阳性体征，故其诊断常需依据其临床表现及特殊检查。主要包括以下内容。①心血管系统功能失调的表现：心慌，运动或情绪激动时更明显；心前区部位不固定的、一过性刺痛或持续性隐痛。②自主神经功能紊乱的表现：多汗、手足冷、两手震颤、尿频、大便次数增多或便秘等。③患者的心悸、心前区痛等症状服用心得安等β受体阻滞剂后大多能改善。④心得安等β受体阻滞剂能使心电图ST－T改变恢复正常，并使运动负荷试验转为阴性。

四、西医治疗

本症虽无器质性心脏病证据，但确是一种病态或心理障碍，由此所造成的心脏神经功能紊乱也确给患者带来莫大痛苦。因此，对心脏神经症的治疗措施如下。

1. 医务人员必须同情关心患者，对其不能说“无病”“假病”或“思想病”，应取得患者的信任和配合治疗。需进行心理疏导治疗。详细了解病者患病经过、工作、生活、思想情况及其家庭、婚姻和工作环境。分析可能引起本症的主要诱因，然后进行仔细心血管系统的检查，包括X线、心电图、超声心动图和其他必要实验室检查。根据检查结果确无器质性心脏病证据，可向患者详细分析和解释病情，使之相信自己并无器质性心脏病。并耐心回答患者提出的有关问题，使其了解本症的病因和本质，以消除不必要顾虑。同时告诉患者，本症形成有一过程，要治愈也需要一段时间，且有不断反复。因此，治疗不能操之过急，乐观对待，切莫悲观，树立战胜疾病的信心。

2. 消除诱因，并与患者家属或工作单位一起设法改善其生活和工作环境，避免或消除各种容易引起病情加重的诱因。根据病情轻重减轻或调整工作，一般不宜卧床休息，合理安排有规律地生活，鼓励患者适当参加体力活动和体育锻炼，如户外散步、郊游、打太极拳等活动，但锻炼要循序渐进，活动量不宜过大。

3. 适当应用药物治疗以减轻症状。

(1) 镇静安神：可给予地西泮（安定）、艾司唑仑（舒乐安定）、刺五加、五味子糖浆、维生素B_6、谷维素等，以调整中枢神经功能恢复平衡。必要时服阿普唑仑0.4～0.8mg/d，氟西汀（百忧解）20～40mg/d，均分1～2次口服，有一定疗效。

(2) β受体阻滞药应用：普萘洛尔10mg，3次/日，可减慢心率。

(3) 抗心律失常药应用：如有频发室上性期前收缩可给予普罗帕酮100～150mg，3次/日。

五、中医治疗

1. 辨证论治

(1) 肝郁气滞证

症状：胸胁胀痛，善太息，胸闷憋气，食纳不振，情绪抑郁、多因情志因素而发病或加重，舌淡红，苔薄白，脉弦。

治法：疏肝理气。

方剂：柴胡疏肝散加减。

加减：由于本病以阴血不足为本，肝气郁滞常易化火伤阴，故可以早期加用养阴血柔肝之品，此即治未病之体现。如果气滞化火，心肝火旺，则宜加龙胆泻肝丸

6g同煎，或改用丹栀逍遥散加减。如出现头晕、耳鸣、舌红、脉弦，则为肝阳上亢，可加白蒺藜、菊花、磁石，或以天麻钩藤饮加减。

(2)（心神不宁）心虚胆怯证

症状：心悸失眠，健忘多梦，善惊易恐，夜寐易醒，舌淡红，苔薄白，脉弦细数。

治法：镇惊定志、养心安神。

方剂：安神定志丸加减。

加减：兼气短乏力者，加生黄芪；兼善惊易恐者，合用桂枝甘草汤；主诉多而繁杂，情绪抑郁，喜悲伤欲哭者，可以百合地黄汤合甘麦大枣汤加减。

(3) 肝肾阴虚证

症状：胁肋隐痛，心悸心烦，少寐多梦，口干舌燥，饮不解渴，五心烦热，舌红少津，脉细数。

治法：滋养肝肾。

方剂：一贯煎加减。

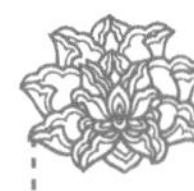

加减：偏于心阴不足，以心悸心烦，噩梦纷扰、失眠为主者，可改用天王补心丹加减；腰膝酸软、健忘耳鸣者，加山茱萸、牛膝或二至丸加减。

(4) 心阳不振证

症状：心悸怔忡，面白肢冷，喜暖畏寒，舌淡苔薄白，脉细弱。

治法：温通心阳，重镇安神。

方剂：桂枝甘草龙骨牡蛎汤加减。

加减：兼痰饮而有冒眩者，合用苓桂术甘汤；兼呕吐者，加小半夏汤；兼吐清涎者，为胃中停饮，可合用五苓散；症见头眩、神疲乏力、纳呆、气短、心悸者，为心脾两虚，改用归脾汤加减。

(5) 痰热扰神证

症状：心悸气短，胸闷脘痞，痰多腹胀，口干口苦，舌红苔黄腻，脉弦滑。

治法：清热化痰，宁心安神。

方剂：温胆汤加减。

加减：痰浊不化者，可加香薷、佩兰、薏苡仁；痰浊兼气虚者，多见心悸头眩、呕恶纳呆、神疲乏力，舌苔腻，脉濡滑，可用十味温胆汤加减；舌苔黄腻，口苦者，为痰浊化热，可加黄芩。

(6) 瘀血阻络证

症状：心悸失眠，胸不任物，夜间发热而体温不升，胸胁疼痛，舌质紫暗、或有瘀点，脉细涩或结代。

治法：活血化瘀，理气安神。

方剂：血府逐瘀汤加减。

加减：此型患者在中青年人少见，老年患者略多，可以合并器质性心脏病如冠心病，也可以无器质性心脏病证据。治疗中注意处理好养血与活血的关系，活血与养心安神的关系，方中柴胡、枳壳的用量不宜大。

2. 体针疗法

取穴：心俞、膻中、内关、神门。

随症配穴：心脾不足加脾俞、足三里，心气不足加巨阙、气海，心虚胆怯加胆俞、阳陵泉，痰饮内停者加丰隆、三阴交、阴陵泉。

3. 耳穴埋豆疗法　取心、神门、皮质下、小肠、肝、胆、脾等穴。每次选3～4穴埋豆，两侧交替。

六、病案

验案1

王某，男，43岁。2024年3月12日初诊。

主诉：主因间断胸闷半年，加重3天。

现病史：患者缘于半年前饮酒后出现间断胸闷不适，活动后减轻，持续时间5～10分钟，无肩背部放射痛，头晕，无视物旋转，无恶心呕吐，曾就诊河北医科大学第二医院、石家庄市人民医院、北京天坛医院就诊，查冠脉造影未见明显狭窄，予阿司匹林肠溶片100mg，1次/日；氯吡格雷片75mg，1次/日，病情未见明显好转，3天前无明显诱因出现间断胸痛、胸闷、血压118/88mmHg，休息后缓解，为求进一步治疗，就诊于我院门诊，门诊以“胸痹心痛”收入院，现主症：间断胸痛，胸闷，持续时间约5～6分钟，无肩背部放射痛，无头晕及视物旋转，无恶心呕吐，纳食可，寐安，大便质黏，1次/日。

体格检查：T：36.2℃；P：78次/分；R：19次/分；Bp：104/69mmHg。舌质暗红，苔色黄，苔质腻，脉象弦、滑。胸廓正常，双肺呼吸运动对称，双侧语颤对称，无胸膜摩擦音，双肺呼吸音清，未闻及干湿啰音及胸膜摩擦音，心前区无隆起及凹陷，心率78次/分，心律齐，各瓣膜听诊区未闻及病理性杂音。双侧颈、桡、股、足背动脉搏动对称。腹外形无异常，腹式呼吸，腹软，无压痛、反跳痛，未触及明显肿块，肝脾肋下未触及，麦氏点、双输尿管点无压痛，Murphy征（—），肝脾区无叩痛，移动性浊音（—），肠鸣音正常，约4次/分。脊柱无畸形、压痛。四肢关节活动自如，四肢无浮肿。外阴及肛门未查。四肢腱反射对称，肌力正常，生理反射存在，病理征未引出。

辅助检查：冠脉CT示：冠脉呈右优势型，左主干起源于左窦，右冠状动脉起源于右窦。左主干未见斑块及狭窄。左前降支未见斑块及狭窄，远段部分血管走行于肌壁间。第1、2对角支未见斑块及狭窄。左回旋支未见斑块及狭窄。第1钝缘支未见斑块及狭窄。右冠状动脉未见斑块及狭窄。

西医诊断：心脏神经官能症；高脂血症；高胆固醇血症；冠状动脉肌桥。

中医诊断：胸痹心痛（痰瘀互结证）。

治法：祛痰通络，活血化瘀。

处方：法半夏10g，白术15g，天麻15g，茯苓15g，陈皮15g，麸炒枳实15g，茵陈20g，醋香附20g，砂仁6g（后下），桂枝6g，石菖蒲15g，郁金15g，丹参15g，川芎15g，北柴胡9g，黄连片8g，降香10g（后下），薏苡仁30g，葛根30g，醋延胡索12g，淡竹叶15g，泽泻20g。

水煎服，日1剂，取汁400ml，分早晚两次服用。用药7剂之后，患者胸痛胸闷好转出院。

按语：患者饮食不节，过食肥甘油腻，损伤脾胃，运化失健，水湿运行阻滞，则结成痰浊，痰瘀阻络影响气机运行，心脉闭阻，发为胸痹心痛；心神失养，可见心慌心悸；痰湿中阻，可见纳呆恶心；痰湿瘀阻，气血不达下肢，可见肢体沉重。舌质紫暗为气血瘀滞之象，苔腻、脉弦滑是痰湿之征。四诊合参，本病病位在心脾，病性本虚标实，证属痰瘀互结之证。

验案2

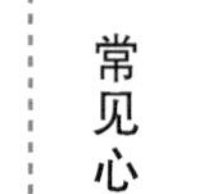

李某，男，49岁。2023年10月23日初诊。

主诉：间断胸闷、胸痛半年余。

现病史：患者缘于半年前因活动后出现胸闷、胸痛，无肩背部放射痛，无气短，遂于平山县中山医院住院，分别行左右冠状动脉造影示：冠脉呈均势型，左主干未见明显狭窄，前降支远段可见心肌桥，收缩期压迫约50%，回旋支及右冠均未见明显有意义狭窄，前向血流TIMI3级。给予对症治疗好转后出院，出院后遵医嘱口服酒石酸美托洛尔片、芪冬颐心颗粒。半年间，患者仍有胸闷、胸痛，自行口服速效救心丸后缓解，偶有心悸。3天前，患者活动后疼痛加重，无气短，无肩背部放射痛，今日患者为求系统诊治遂来我院，门诊以"胸痛"收入院。现主症：间断胸闷、胸痛，活动后加重，偶有心悸，无气短，无肩背部放射痛，无呼吸困难，纳可，寐安，二便调。

体格检查：T：36.3℃；P：64次/分；R：17次/分；Bp：119/82mmHg。舌质淡暗，苔色白，苔质腻，脉象沉、细。胸廓正常，双肺呼吸运动对称，双侧语颤对称，无胸膜摩擦音，双肺呼吸音清，未闻及干湿啰音及胸膜摩擦音，心前区无隆起及凹陷，心率64次/分，心律齐，各瓣膜听诊区未闻及病理性杂音。双侧颈、桡、股、足背动脉搏动对称。腹外形无异常，腹式呼吸，腹软，无压痛、反跳痛，未触及明显肿块，肝脾肋下未触及，麦氏点、双输尿管点无压痛，Murphy征（－），肝脾区无叩痛，移动性浊音（－），肠鸣音正常，约4次/分。脊柱无畸形、压痛。四肢关节活动自如，四肢无浮肿。外阴及肛门未见明显异常。四肢腱反射对称，肌力正常，生理反射存在，病理征未引出。

西医诊断：心脏神经官能症；冠状动脉肌桥。

中医诊断：胸痹（气虚血瘀证）。

治法：益气活血。

处方：党参15g，黄芪15g，麦冬15g，醋五味子10g，丹参15g，川芎15g，当归15g，红花15g，沙棘10g，酒萸肉12g，炒酸枣仁15g，酒黄精15g，熟地黄15g，炙甘草 9g，生姜 6g，大枣 9g，清半夏 10g，茯苓 15g。

7 剂，水煎服，日 1 剂，分两次温服。

初服 7 剂后，诸症减轻，胸痛基本消失，再继服 5 剂后病情明显好转，而后用益气活血之剂共服用 17 剂（日 1 剂）出院。

按语：此病例为气虚血瘀引发的胸痛，人体耗伤正气，致使心气亏虚。气为血之帅，心气不足则无力推动血液运行，血行滞缓，瘀血内生，痹阻于心脉，不通则痛，遂发为胸痹。故当以益气活血为基本大法，标本兼治，通过补气以推动血行，化瘀以疏通心脉，使气足血畅，心脉痹阻得通。

第九节　风湿性心瓣膜病

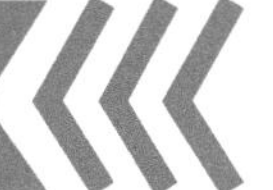

一、概述

风湿性心瓣膜病多由风湿热反复发作，累及心脏致发风湿性心脏病，并经迁延日久，遗留的以心脏瓣膜病变为主的心脏疾病，又称“风心病”。主要表现为瓣膜口的狭窄或关闭不全。风湿热好发年龄为 5～15 岁，瓣膜病多见于 20～40 岁。

据本病的临床症状特点，本病属于中医“心悸”“心痹”“水肿”“胸痹”“咳喘”等范畴。中医治疗能改善心脏瓣膜患者的症状，延缓其自然病程，改善心力衰竭的表现，缓解心绞痛症状，预防栓塞中风的发生，是预防病情进展的有效措施。

二、病因及发病机制

1. 西医病因病理　近年来流行病学研究发现，社会、经济条件差及居住环境是本病发生的重要因素。由链球菌引起的急性风湿热是本病发生的根本原因。链球菌膜抗原能使淋巴细胞及大单核细胞致敏，对人心脏细胞产生毒性，使心脏细胞病变有淋巴细胞及单核细胞浸润，造成风湿性心脏病。

风湿性心脏病反复发作后，瓣膜相互粘连、增厚、变硬，使瓣膜不能完全开放，或兼瓣环缩窄以致瓣膜口径缩小，阻碍血流前进，称为瓣膜狭窄。若瓣膜增厚变硬、缩短、畸形，或同时有乳头肌、腱索的缩短，使瓣膜不能完全闭合，导致部分血流反流，则称为瓣膜关闭不全。风湿性心瓣膜病以二尖瓣病变最常见（95%～98%），其次为主动脉瓣病变（20%～35%）三尖瓣病变少见（5%），肺动脉瓣病变更少见（1%）。膜狭窄或关闭不全可单独出现，亦可两者同时存在，两个以上瓣膜同时受累者称联合瓣膜病（20%～30%）。

临床上狭窄或关闭不全，均可产生血流动力学的改变，心脏负荷增加，导致相应房室肥大，最终出现心功能不全、肺循环、体循环淤血状态。其病理改变如下：

（1）二尖瓣狭窄：可造成左心房与左心室之间压力阶差升高，以维持正常左室充盈。由左心房压增高依次后传，引起肺静脉、肺毛细血管压力也增高，导致肺淤血、肺水肿。肺顺应性减低，致低氧血症，出现呼吸困难；肺静脉与支气管静脉侧支循环建立，使支气管黏膜下静脉曲张，破裂可致大咯血；长期肺循环压力增高，造成肺动脉高压加重左心室负荷，出现右心室肥大。最终出现右心衰竭，体循环淤血，由于肺动脉高压及右心衰，肺血流量减少，咯血及肺淤血反可减轻。

（2）二尖瓣关闭不全：二尖瓣关闭不全时，收缩期血液反流入左心房。左房充盈增加，左心室容量负荷增加，左心房、左心室扩张、肥厚。由于左心房代偿性扩张可避免收缩期因左心室反流而引起左心房压力显著增高，从而防止肺循环高压过早形成。此时可不出现肺淤血症状。但持续严重的负荷增加，左房室失去代偿，心搏量和射血分数下降，左心室舒张末期压力明显增加，临床上出现肺淤血和体循环灌注不足症状，晚期可出现肺动脉高压和全心衰竭。

（3）主动脉瓣关闭不全：舒张期主动脉内血液反流入左心室，造成左室充盈过度容量负荷增加，左心室扩张、肥厚，收缩力加强，每搏量增加，使左室舒张末期压力维持基本正常，病人可较长时间胜任正常体力活动。若左室扩张，肥胖超过一定限度，可使心肌耗氧量增加，同时主动脉舒张压降低使冠状动脉血流减少，引起心肌缺血、心绞痛，使心肌收缩力减弱，心排血量下降，发生左心衰竭，最后发生全心衰竭。

（4）主动脉瓣狭窄：左心室收缩期阻力增加，后负荷加大，左室收缩力增强，以维持静息时正常的心排血量。逐步引起左室壁向心性肥厚。左室肥厚使其舒张期顺应性降低，左室舒张末期压力增高，并使左房后负荷增加，左房亦肥大并有力收缩以利左室充盈，以维持正常心搏量及肺静脉压力。最终，由于过度肥厚的心肌使室壁顺应性下降而应力增高。心肌毛细血管相对减少，左室舒张末压增高，冠状动脉灌注压力下降，产生心肌缺血和心肌纤维化，导致左室功能衰竭。

2. 中医病因病机　中医学认为风心病的发生，主要由正气不足及风、寒、湿、热、毒邪入侵于心，损伤心气、心气受损，帅血无力，而致心血瘀阻发为本病。本病病因病机与机体正气盛衰、外邪侵袭、瘀血凝聚程度等有重要关系。

先天禀赋不足，素体亏虚，或后天失养，或因摄生不慎等，以致正气不足，腠理不密，卫外不固，在气候骤变、寒暖失常、淋雨受湿等情况下，风、寒、湿、热毒邪乘虚入侵皮肤、经络、关节，久留不去或反复侵袭，由表入里，内舍于心，致心气受损、心血瘀阻而成本病；心主血，血行于脉中。若风寒、湿、热毒邪客于脉，久而不去，内舍于心，则心气受损，血行不畅，瘀血由之而生；肺主气，为相傅之官，贯心脉而行呼吸，气行则血行。若肺气虚，则不能行心血以养周身。气虚日久，营血化生不足，则气血亏虚，乃至心气阴两虚，气损及阳，心阳虚衰而病及脾肾，影响三焦气机而生血瘀、水停、心阳欲脱之危候。

心痹的病位主要在心，可波及全身血脉及脏腑。其发病除正气不足之外，风、寒、湿、热毒邪的入侵起着重要作用。感邪重者，起病多急；感邪轻者，常因复感于邪，内舍于心而引起，起病常缓慢。

心痹的基本病机是心气不足，心脉瘀阻，全身气血运行不畅。其病早期或慢性期感邪时，以外邪痹阻肌肤、筋脉、骨节及心脏为主。本病之后，心血瘀滞常与心肺气虚并见，严重时则出现心气、心阳暴脱之危候。日久不愈，则以阳虚、血瘀、水停同时并现为主要病变，甚则发生阴阳离脱之证。

综上所述，风心病由于正气内虚，反复感邪，由痹证风寒湿热之邪内舍于心，久则心气阳虚，心不主脉，出现一系列血脉运行障碍，继则波及五脏。在血运障碍基础上又出现气化失常，并内生瘀痰水饮诸邪，进一步阻滞机体阴阳升降和气血运行，并反侮脏器，使实者更实，虚者更虚，形成以悸、喘、肿、瘀为临床特征的顽疾。

三、诊断

1. 症状　未出现心力衰竭时无明显自觉症状，仅见两颧紫红色，口唇轻度发绀；本病开始时体力活动也无明显受限，只是在剧烈运动，如跑步、搬运重物时体力逊于同龄人。有些患者像这样稳定的状态可持续数年、十余年，甚至更长时间。随着病情的发展可出现心悸、心慌、气短气促、劳累后呼吸困难，甚至夜间阵发性呼吸困难，端坐呼吸和心源性哮喘。咳嗽以干咳为主。咯血，可痰中带血丝，或大口咯吐鲜红色血液，右肋部胀痛，颈静脉充盈，最后出现下肢水肿或全身水肿、腹水、胸水等。其中二尖瓣狭窄以咳嗽及呼吸困难，甚则咯血为主；二尖瓣关闭不全以乏力、心悸等症状为主后期可出现水肿、腹胀等；主动脉关闭不全晚期产生左心功能不全和肺咯血的症状劳累后气急或呼吸困难。少数可出现心绞痛或晕厥；主动脉瓣狭窄加重时，可有乏力头晕甚至晕厥，心绞痛甚至心肌梗死，心律失常甚至猝死。联合膜病变一般以损害较严重的瓣膜病变表现较为突出，且相互影响，如二尖瓣狭窄合并主动脉瓣关闭不全时，二尖瓣狭窄的舒张期杂音可减轻，主动脉瓣关闭不全的周围血管征也不显著。

2. 体征

（1）二尖瓣狭窄：两颧多呈紫红色，口唇轻度发绀，称“二尖瓣面容”。儿童久病患者常有心前区隆起。心尖区常可触及舒张期震颤。叩诊可见胸骨左缘第三肋间心浊音界向左扩大。心尖区舒张期杂音是二尖瓣狭窄最重要的体征，呈低调、隆隆样，局限的舒张中、晚期杂音，于左侧卧位、活动后、呼吸末增强，还可闻及心尖区第一心音亢进和二尖瓣开放拍击音、肺动脉瓣区第二心音亢进和分裂、肺动脉瓣区舒张期杂音、三尖瓣区全收缩期吹风样杂音。晚期右心功能不全时，出现肝脏肿大、压痛，肝颈征阳性。

(2) 二尖瓣关闭不全：心尖区全收缩期吹风样杂音是二尖瓣关闭不全的主要体征。杂音调高，性质柔和或较粗糙，强度在三级或三级以上，常将第1心音掩盖。肺动脉瓣区第2心音分裂，心尖区常有第3音发生。脉较细小，心尖搏动可向左下移位，心浊音界向左下扩大，在心尖区可见到并扪及有力的局限性抬举性搏动，表示左心室肥厚型扩大。

(3) 主动脉瓣关闭不全：①主动脉瓣区及第二听诊区舒张期泼水样杂音；②主动脉第2心音减弱或消失；③心尖部舒张期杂音；④脉压大及周围血管征：水冲脉、“枪击音”、毛细血管搏动及杜氏症；⑤左心室增大症。

(4) 主动脉瓣狭窄：在主动脉瓣区胸骨右缘第2肋间，可闻及一响亮粗糙的收缩期杂音，向颈动脉及锁骨下动脉传导，有时可触及收缩期震颤，并可伴有收缩期喷射音。主动脉瓣区第2心音减弱，可有第2心音逆分裂。由于左心室排血量减少，收缩压降低，以致脉压变小，脉搏呈迟滞脉，心率常缓慢。

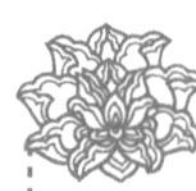

3. 实验室辅助检查

(1) 心电图检查：见于以下情况。①二尖瓣狭窄，典型改变为“二尖瓣型P波”并右室肥厚表现；②二尖瓣关闭不全，主要有左心室肥大或兼有劳损的表现；③主动脉关闭不全，有左心室肥大和劳损的表现；④主动脉瓣狭窄，主要是左心室肥厚和劳损。

(2) X线检查：见于以下情况。①二尖瓣狭窄，“梨状心”或称（二尖瓣型心），包括左心房增大、右心房增大、肺动脉总干突出、主动脉结小；②肺淤血，肺门阴影增重模糊，肺下部血管纹理减少，而上部血管影增强；③二尖瓣关闭不全，主要为左心房及左心室增大；④主动脉瓣关闭不全，呈靴型心，包括主动脉扩张、屈曲延长及左心室增大；⑤主动脉瓣狭窄，左心室扩大，偶尔可见主动脉瓣钙化，升主动脉因受收缩期血流的急促喷射而发生狭窄后的扩张。

(3) 超声检查：见于以下情况。①二尖瓣狭窄：左房及右室内径扩大，舒张期二尖开放受限，口开放径小于1.3cm，前叶呈“圆隆”征改变，M型二尖瓣前叶呈“城墙样”改变。前后叶呈同向运动；②二尖瓣关闭不全，左房及室腔增大，但以左房扩大为主，不易出现右心力衰竭，室间隔、左室后壁合二尖瓣活动幅度增大，收缩期二尖瓣关闭留有缝隙尖瓣增厚反射增强，腱索增粗较心肌炎明显。

(4) 右心导管检查：主要表现右心室、肺动脉和“毛细血管”压力增高，后者压力曲线α波显著，非循环阻力增大，心排血量指数降低。

四、西医治疗

(一) 内科治疗

1. 抗感染治疗　消除链球菌的潜藏感染，用青霉素80万～160万U/d，肌内注射持续时间为10～14天。若青霉素过敏，应予口服红霉素治疗（0.25g，每日4次）。最好在风湿热后的第二年春季作预防性治疗，肌内注射同样剂量青霉素一周，或上呼吸道感染时（病毒感染除外），临时肌内注射青霉素注射期最少3～5天；或每月一次肌内注射苄星青霉素120万U，儿童初发风湿热最好用药5年以上，有明显心肌炎或风湿性心瓣膜病者需用至成人，或终身预防。

2. 抗风湿治疗

（1）水杨酸制剂：单纯关节炎时，可选用此药。本类药有消炎、退热、止痛作用。常用的有阿司匹林，小儿100～150mg/kg，成人4～6g/d，分3～4次口服。控制症状或出现轻度毒性反应后，减少1/3用量，直到风湿活动停止2周后。对心功能不全、胃或十二指肠溃疡者，禁用水杨酸钠。

（2）皮质激素：本类药为免疫抑制剂，能降低组织反应性，控制炎症，但不能减少瓣膜病的发生。有心肌炎及高热或心功能不全时使用。常用的有地塞米松5～10mg，每天2～4次；氢化可的松200～400mg/d。直至风湿活动消失2～3周后方可减量或停用。

（3）其他非激素类抗炎剂：常用的有吲哚美辛、风湿灵等，对发热、关节痛有效水杨酸制剂不能耐受时亦可使用。

（二）外科治疗

外科治疗是风心病的主要治疗方法。外科治疗的主要目的为去除风心病的病理基础，维护和改善心功能，提高生活质量和存活率。

1. 风心病外科治疗的适应证

（1）有中、重度二尖瓣狭窄的症状，心功能Ⅱ级或Ⅱ级以上，二尖瓣瓣口面积小于1.0cm²；或有体循环栓塞史者，即使无其他症状，均考虑外科手术治疗。

（2）二尖瓣关闭不全者，合理用药物治疗后有心功能不全和（或）症状尚轻，但非创伤性检查显示左室功能进行性恶化；或心功能Ⅱ级，特别有心脏扩大，左室收缩末期容积大于30ml/m²者；或心功能Ⅲ-Ⅳ级，经内科疗法充分治疗后。

（3）主动脉瓣狭窄者，反复昏厥或心绞痛发作；或有明显的左心衰竭史；或无症状的重度狭窄，但伴有进行性左室肥厚和（或）进行性左心功能不全，跨压力阶差＞50mmHg；主动脉瓣口面积＜0.8cm/m²。

（4）主动脉瓣关闭不全者，有症状并伴左心功能不全者；或有症状病人，无论何种心功能状态，均应推荐手术；无症状病人，密切左心功能监测，连续3～6个月多次无创检查（超声心动图、ECT等）显示心功能减退和运动耐量受损，如左室射血分数呈进行性和持续性降低至50％，左心室收缩末期内径超过45～50mm，或左心室收缩末容量＞55ml/m²，则必须手术治疗。

2. 风心病外科治疗的一些主要方法

（1）二尖瓣闭式分离术：将扩张器由左室心尖瓣口分离交界处的粘连和融合。适用于中、重度单纯二尖瓣狭窄，瓣叶特别是前叶活动好，无明显钙化和瓣下结构无明显增厚，心腔内无血栓，心功能Ⅱ级、Ⅲ级，或伴有二尖瓣关闭不全仅限于轻度且无左室增大者。有被经皮球囊二尖瓣成形术（PBMV）取代之势。

（2）二尖瓣直视分离术：主要适用于二尖瓣狭窄伴有中、重度二尖瓣关闭不全、瓣膜严重钙化或腱索重度融合缩短、左房内有血栓或再狭窄者。

（3）二尖瓣置换术：适用重度二尖瓣狭窄，心功能Ⅲ级、Ⅳ级，合并有二尖瓣关闭不全或主动脉瓣病变，瓣膜广泛中、重度钙化和腱索乳头肌明显缩短者。人工瓣膜有机械瓣和生物瓣膜两种。机械瓣术后需终身抗凝治疗，故有溃疡者慎用。

（4）主动脉瓣置换术：是治疗成人主动脉瓣狭窄及严重反流的主要治疗方法。适用上述适应证（3）、（4）。

五、中医治疗

1．辨证治疗

（1）外邪扰心证

症状：心悸，气短，胸闷，咽干咽痛，关节疼痛，或红肿灼热，舌质红，苔黄，脉数或时促。

治法：疏风清热除湿，凉血宁心安神。

方剂：宣痹汤加减。

加减：风心病再次感受风、寒、湿、热之邪，出现风湿热的症状，可以用生脉散益气养阴以固本，酌加威灵仙、桑寄生、防己、鸡血藤、络石藤等以祛风湿，并选用红花、丹参、桃仁以活血止痛。若为风心病复感风寒、风热袭肺，而成咳喘支饮，则宜辨证分别选用小青龙汤或麻杏石甘汤等宣肺化痰止咳，并酌加活血安神、泻肺宽胸之品。

（2）心肺气虚，阴血不足证

症状：气短自汗，活动益甚，心悸怔忡，失眠健忘，头晕目眩，面色无华，神疲乏力，舌质淡偏红，苔薄白，脉细弱。

治法：益肺补心，养血安神。

方剂：生脉散合当归补血汤加味。

加减：临床表现若以心气虚为主，可用四君子汤加黄芪、桂枝、当归、枣仁；若兼见颧红烦热，或咳痰、咯血而成气阴两虚者，可用生脉散加沙参、玉竹、生地、女贞子、旱莲草，方中人参改用西洋参；若兼有颧红肢冷，夜卧不安，尿少肢肿，为阴阳两虚之证者，宜加用红参须或红参；若为老年患者，动辄气短自汗明显者，可加参蛤散吞服。

（3）心肾阳虚，饮邪泛溢证

症状：心悸不安，动则益甚，胸闷气短，形寒肢冷，面色苍白，腰酸膝冷，舌质淡胖，边有齿痕，苔白，脉沉细无力。

治法：温阳利水，安神定志。

方剂：真武汤合桂甘龙牡汤加减。

加减：方中附子可据病情用至30g；若出现动辄汗泄，面黯，脉迟虚或细弱等阳气虚衰的症状，可加生晒参或红参3～10g、山萸肉10g，以防心阳暴脱；若气短、气喘明显者，可加紫石英15g、五味子6g、补骨脂15g以温肾纳气。

(4) 血瘀水阻，络脉不畅证

症状：口唇发绀，两颧暗红，胁下痞块，颈脉怒张，爪甲青紫，胸闷胸痛时作，心悸，尿少肢肿或腹水如鼓，舌紫暗或有瘀斑，脉细涩或结代。

治法：益气活血，利水通络。

方剂：四君子汤合膈下逐瘀汤加减。

加减：本型多见于风心后期，瘀血与水肿并存，或以瘀血为主要表现。若溲短便秘，水肿、腹水明显者，宜加葫芦瓢、川椒目、葶苈子、大黄、大腹皮等以行气逐水；若胁下坚硬者，加鳖甲、三棱以活血软坚；若痰中带血或咯血者，去红花，加三七、茜草根、炒槐花以宁络止血。

2. 针灸治疗

(1) 毫针

取穴：心俞、肺俞、风池、大椎。加重期：气虚外感加天突、膻中、尺泽、太渊。阳虚水泛加脾俞、肾俞、气海、足三里。痰浊蒙窍加膻中、丰隆、列缺。元阳欲脱加人中、涌泉内关、关元。缓解期：肺气虚加肾俞、气海、太溪、三阴交。

方法：毫针常规操作法进针，急性期每日1次，10次为1个疗程。缓解期隔日1次，10日为1个疗程。

(2) 芒针

取穴：心肺气虚：鸠尾、上脘、天突、足三里。上盛下虚加天突、气海、关元、秩边、三阴交。

方法：补泻兼施。每日1次。

(3) 三棱针

取穴：大椎、肺俞、孔最、丰隆。

方法：点刺出血，每日1次，开始6天1个疗程，疗程间隔3天，以后14天1个疗程。

(4) 指针

取穴：膻中、内关。

方法：医者以一手按压中，另一手同时按压内关穴，各100～200下。

(5) 头针

取穴：双侧胸腔区。

方法：提插补法。留针30分钟，隔日1次，5次为1个疗程。

(6) 激光针

取穴：天突、定喘、肺俞。

方法：以氦-氖激光照射上述穴位，每穴6～8分钟，每天1次，共10次。病程长，病情重者，休息1周后再照射5次，以巩固疗效。

（7）磁针

取穴：天突、定喘、肺俞、心俞。

方法：每穴放置1～10分钟，每日1次。

六、病案

验案1

郭某，女，41岁。2020年5月23日收治入院。

主诉：间断心悸、气短9年，双下肢浮肿1个月，加重7天。

现病史：患者9年前无明显诱因出现间断心悸、气短，1个月前出现双下肢浮肿，7天前加重。现症见：胸闷、心悸气短、双下肢浮肿，舌质黯淡，苔薄白，脉沉细迟。

体格检查：体温：36.1℃；脉搏：79次/分；血压：103/66mmHg。呈慢性痛苦病容，颈静脉怒张，两肺底可闻及干湿性啰音，心界向左扩大，心律不齐，心率88次/分，心尖部及各瓣膜听诊区可闻及Ⅲ级以上收缩期杂音，肝在右肋缘下4cm，颈静脉逆流征阳性，双下肢水肿。

辅助检查：超声诊断肝淤血，心动超声示：风湿性心脏病，联合瓣膜病。心电图示：异位心律 心房纤颤。

西医诊断：风湿性心脏瓣膜病；心力衰竭。

中医诊断：心衰（阳虚水泛证）。

治法：益气温阳，化瘀行水。

处方：生黄芪30g，炮附子6g，丹参30g，泽泻15g，茯苓15g，泽兰15g，防己15g，冬瓜皮30g，琥珀粉3g（冲服）。

水煎服，日1剂。

初服3剂后诸症悉减，浮肿基本消失，肝回缩至肋下1cm，继服7剂后病情明显好转，心衰缓解，并嘱患者继服前方益气温阳活血之品以巩固疗效。

按语：本例充血性心力衰竭，抓住了心气虚无力运血而因虚致瘀，心气虚而心阳亦虚，失于温化水湿，水湿泛滥，凌于心肺则喘咳，溢于下则水肿的病因病机，治予益气温阳以扶正、化湿利水以祛邪，药证相符，故治见速效。

验案2

郑某，男，50岁。2022年12月13日入院。

主诉：胸闷、气短5年余，加重伴不能平卧5天。

现病史：胸闷、气短，伴心悸，夜间不能平卧，双下肢浮肿。西医诊断为风湿性心脏病，二尖瓣狭窄及关闭不全，心力衰竭，心房纤颤。入院后给予地高辛片0.25mg每日1次，呋塞米片40mg/d，心衰有所改善，浮肿减轻，加用中药治疗，此时患者心悸气短，不能平卧，畏寒浮肿，面色苍白，舌淡苔白，脉沉细结代。查

体：双肺底湿性啰音，左心扩大，肝颈静脉回流征阳性，肝瘀血肿大于右肋缘下2cm，双下肢浮肿。

西医诊断：风湿性心脏病；二尖瓣狭窄及关闭不全；心力衰竭；心房纤颤。

中医诊断：心衰（阳虚水泛证）。

治法：益气活血，温阳利水法。

处方：党参20g，桑白皮15g，黄芪20g，葶苈子10g，桂枝10g，丹参15g，当归10g，车前子15g（包煎），泽兰10g，益母草15g。

水煎服，日1剂。共服5剂后，患者心悸气短减轻，已能平卧，下肢浮肿减轻，肝脏缩小，肺底啰音消失，遂于上方减葶苈子，共服半月，心衰纠正而出院。

按语：本例风心病，房颤表现为全心衰。心衰基本病因是心气虚衰，久之心肾气阳两虚，复因气虚致瘀，阳虚致水饮停聚。本例是因虚致实、本虚标实之证，治应扶正，即补益心气，温补肾阳，药用党参、黄芪、桂枝；瘀血阻脉，则用丹参、泽兰、当归、益母草以化瘀血，使心之血脉畅利；应用葶苈子、桑白皮、杏仁宣肺化痰饮，可治左心衰竭以使呼吸调畅，并以猪苓、车前子等利尿以消除水肿，可缓解右心衰竭。以上诸药合用，共奏益气活血、温阳利水之功，可缓解心力衰竭，与西药结合治疗效果更佳。

第十节 肺源性心脏病

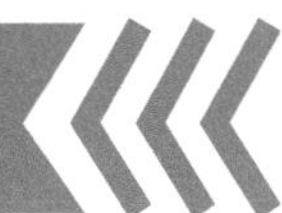

一、概述

肺源性心脏病，简称肺心病，是由各种病因损伤肺的结构和功能，导致右心损害的一种心脏病。其病因包括气道、肺、肺血管、胸廓的病变，也可由于呼吸中枢的通气调节异常，导致肺循环阻力增加，进而肺动脉高压，右心室负荷增加，右心室肥厚扩大，最后发生右心功能不全，出现右心力衰竭。按其发病及病程的急缓，临床可分为急性和慢性两种，以后者多见。慢性肺源性心脏病在我国发病率较高，尤其在寒冷潮湿地区和山区，如矿山工人、长期吸烟者，患者年龄多在40岁以上，随年龄增长患病率增高。急性发作以冬春季多见，急性呼吸道感染常为诱因，常导致肺心功能衰竭等，病死率较高。

慢性肺心病临床上以反复喘咳、咳痰、气短心悸、胸闷发绀、浮肿等为主要表现，属于中医的“肺胀”“喘证”“咳嗽”“水肿”“痰饮”“厥证”“惊悸怔忡”等范畴。祖国医学虽无此名，但古代文献已有关于肺心病的症状、病因、病机及治法的记载。如在症状描述方面，《灵枢·胀论》有“肺胀者虚满而喘咳”；《灵枢·本脏》有“肺高则上气肩息”；《金匮要略·痰饮咳嗽病篇》亦有“心下支满，咳逆倚息，短气不得卧，其形如肿”；明代王肯堂《证治准绳》描述有“喘者，促促气急，喝喝息数，张口抬肩，摇身撷肚”；清代程杏轩《医述》根据肺心病出现的证候特点，提出“肺衰”这一病名肺主皮毛，皱纹多且深，则肺衰矣”。在病因病机方面，《内经》认为，主要与“风热”“水气”“虚邪贼风”“辛火太过，气有余”等有关，病位主要在肺与肾；汉代张仲景《伤寒论》中论及喘证机制有风寒束肺，外寒内饮，余热迫肺等机制；清代叶天士《临证指南医案》总结喘证机制为“在肺为实，在肾为虚”。关于治法，严用和《济生方》认为“医疗之法，当推其所感，详其虚实冷热而治之”。清代方仁渊认为“实喘治肺，虚喘治肾，确有见地，然不可执一；实喘治肺，须兼治胃；虚喘治肾，宜兼治肺”。《丹溪心法·咳嗽》中谓：“肺胀而嗽，或左或右，不得眠，此痰夹血碍气而病，宜养血以流动乎气，降火疏肝以清痰。”以上论述，对本病的认识和临床有很大的指导意义。

近20年来，国内开展了以中医为主的中西医结合治疗“肺心病”，积累了丰富的经验，更丰富了本证的内容。本病具有“肺胀”的特点，在国家标准《中医临床诊疗术语》中定义为“肺心病”。

二、病因及发病机制

（一）西医病因病理

1. 病因　慢性肺心病的发病原因归纳为以下几种。

（1）支气管、肺组织疾病：影响气道为主的病变和影响肺间质或肺泡为主的病变。前者以慢性阻塞性肺疾病最常见，占80%～90%，其次为支气管哮喘、支气管扩张等引起气道阻塞时；后者肺泡弹性减退或扩张受限，常见疾病有肺结核、肺尘埃沉着病（尘肺）、放射病、特发性弥漫性肺间质纤维化、弥漫性泛细支气管炎、结节病、肺泡微石病等。

（2）胸廓疾病：广泛胸膜粘连、类风湿性脊柱炎、胸廓和脊柱畸形等使胸廓活动受限，肺脏受压，支气管扭曲变形，肺泡通气不足，动脉血氧分压降低，肺血管收缩，最终导致肺循环高压和慢性肺心病。

（3）神经肌肉疾病：如重症肌无力、急性炎症性脱髓鞘性多发性神经病、脊髓灰质炎等。由于呼吸中枢兴奋性降低或神经肌肉传递功能障碍或呼吸肌麻痹，呼吸活动减弱，肺泡通气不足，由于肺泡通气不足致低氧血症。

（4）肺血管疾病：广泛或反复发生的结节性肺动脉炎及多发性肺小动脉栓塞，其他肺动脉炎、原发性肺动脉高压等，致肺动脉高压，右心负荷加重，发展为慢性肺心病。

（5）通气驱动力失常性疾病：包括肥胖-低通气综合征、原发性肺泡低通气、睡眠呼吸暂停综合征等。

2. 病理

（1）肺脏的改变：慢性支气管炎患者，支气管纤毛上皮损伤、破坏，分泌亢进，支气管壁增厚。细支气管软骨被破坏，加上支气管痉和分泌物阻塞，使空气吸入多于呼出，导致肺泡残气量增多，使肺泡壁发生被动扩张，肺泡间隔断裂，肺泡腔融合，形成肺气肿，有时扩张的肺泡可融合成大泡。

（2）肺血管的病变：慢性缺氧时，肺动脉壁的上皮细胞、平滑肌细胞、合成纤维细胞均可增生和肥厚。缺氧早期，较大的肺动脉外膜或纤维细胞增殖，使外膜增变硬，造成血管顺应性下降，限制其扩张，血管阻力增加，慢性缺氧使外周肺小动脉的部分肌性动脉平滑肌明显增殖肥厚，并可使非肌性动脉变成肌性动脉，这样非肌性动脉比正常减少，而肌性动脉比正常增加。由于肺小动脉中层肥厚和肌化，血管内腔变细，管壁张力和血流阻力增加，加之内皮细胞增殖，使管腔更窄，是造成肺动脉高压重要因素。缺氧也可使肺血管的胶原及弹性蛋白合成增加，由于肺小动脉的肌层中夹杂胶原纤维和弹性纤维，内膜中也有弹性蛋白组成的内弹力膜，缺氧后胶原的增生和堆积等可使管壁变厚，管腔变窄，加重肺动脉高压。

（3）心脏病变：肺心病时右心室扩张、肥厚，右心房也增大，部分病例伴左心室肥厚。肺动脉瓣环的周径超过主动脉瓣环，右室、右房心肌肥大、间质充血、水肿、纤维化、肌肉萎缩及小灶性瘢痕形成。

（二）中医病因病机

1. 病因　本病的病因主要有久患肺疾，胸廓畸形以及外感时邪三个方面。

（1）久患肺疾：慢性咳喘、哮证、肺痨等肺系病症迁延失治，反复发作，肺气受损，肺之舒缩无力，气还肺间，肺气壅胀，而为胸闷如室。

（2）胸廓畸形：先天不足，胸廓发育不良，或后天罹疾，因病而致胸畸形，肺气受阻，张缩困难，而致呼吸喘促。

（3）外感时邪：既可以成为本病的始动原因，又可以成为本病加重并发生变证的主要原因。

2. 病机　心肺同居上焦，肺朝百脉，心主血脉，心肺之脉相通，肺气的功能有赖心血供养，心血有赖于肺气的治节（辅助、调节），肺病日久，势必殃及于心，心气受损，心血失运，而发心悸、胸闷，面唇紫暗，爪甲不荣；肺虚子盗母气，而致虚，湿内生（伏痰）。肺主呼气、肾主纳气，肺虚肺张，呼出失利，肾的摄纳亦遭损害，肺肾俱损，呼吸困难，喘促不利；心血瘀阻，诸脉不通，血不利则为水，水气上泛于肺为喘为咳，水气上凌于心而为心悸，脉律不整，水气泛滥肌肤而为水肿；水气困郁中焦而为腹胀纳呆，大便失调（或为便结，或为便溏）。

本病肺虚，卫外不固，易感外邪，肺虚肺胀，久病及脾，脾虚失运，聚湿生痰，上潴于肺。痰邪内伏于肺，复感外邪，痰邪互结，壅塞气道而致本病急性发作。外感寒邪则成痰饮停肺证，外感热邪或外感寒邪，日久不解，郁而化热，而成热壅肺证；痰热壅内，引动肝风，而致肉筋惕，震颤抽搐；痰热壅盛，上遏清阳，神机失用而成痰蒙神窍证；痰热壅盛，热灼营阴，阴虚火旺，迫血妄行而成血证，其中尤其容易发生的是肺胃热盛，胃络受损而出现的便血、吐血。

综上所述，本病病位在肺在心，涉及脾肾，病理产物主要为痰邪水饮与血瘀，证候表现多虚实夹杂，急性期间以邪实为主，缓解期以正虚为主。正虚邪实互为因果，错杂出现，若不及时调治，而迁延不愈，阴损及阳，甚则出现气阴两竭、阳气欲脱证危及生命。

三、诊断

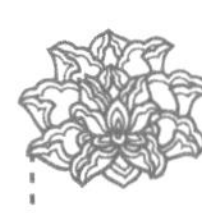

1. 症状

（1）功能代偿期：主要表现为慢性呼吸道症状，如咳嗽、多痰、活动时气短，逐渐出现乏力、呼吸困难。

（2）功能失代偿期：此期主要是缺氧严重，二氧化碳潴留，导致呼吸衰竭和右心功能衰竭。可见呼吸困难加重、紫绀、心悸和胸闷等。缺氧加重和二氧化碳潴留可导致神经系统症状，如头痛、头昏、躁动不安、语言障碍、幻觉、精神错乱、昏迷、抽搐等。

2. 体征

（1）功能代偿期：体检表现有肺气肿体征，胸部听诊可闻及干、湿啰音，肺动脉瓣区第 2 心音亢进，上腹部剑突下心尖搏动明显，可见颈静脉充盈。

（2）功能失代偿期：可伴有右心力衰竭体征。

3. 实验室辅助检查

（1）X 线诊断标准：①右肺下动脉干扩张：横径＞15mm，或右肺下动脉横径与气管横径比值≥1.07，或经动态观察较原右肺下动脉干增宽 2mm 以上；肺动脉段中度凸出或其高度＞3mm；③中心肺动脉扩张和外围分支纤细，两者形成鲜明对比；④圆锥部显著凸出（右前斜 45°）或“锥高”≥7mm；⑤右心室增大（结合不同体位判断）。

具有上述①～④项中的 1 项即可提示，2 项或以上者可以诊断，具有⑤项 1 项者则可诊断。

（2）心脏病心电图诊断标准

主要条件：①额面平均电轴≥＋90°；②V_1 R/S≥1；③重度顺钟向转位（V_5 R/S≤1）；④$R_{V1}+S_{V5}>1.05mV$；⑤aVR 中 R/S 或 RQ≥1；⑥$V_{1\sim3}$ 呈 QS、Qr、qr（需除外心肌梗死）；⑦肺型 P 波：P 电压≥0.22mV，或电压＞0.2mV 呈尖峰型，结合 P 电轴＞＋80°；或当低电压时 P 电压＞1/2R，呈尖峰型，结合电轴＞＋80°。

次要条件：①肢导联低电压；②右束支传导阻滞（不完全性或完全性）。

具有 1 条主要条件即可诊断，2 条次要条件为可疑肺心病的心电图表现。

（3）血液检查：部分患者红细胞计数和血红蛋白增高，血液黏度和血小板计数增高，合并感染时白细胞计数及中性粒细胞比例增加。

（4）血气分析：动脉血氧分压降低，伴或不伴动脉血二氧化碳潴留，可见不同类型的酸碱失衡。

（5）痰细菌培养：可见肺炎球菌、肺炎克雷白杆菌、金黄色葡萄球菌、流感杆菌、绿脓杆菌等。

综上所述，一般情况下，有产生肺动脉栓塞的病因及诱因，有典型的病史，肺通气及灌注显像提示肺栓塞存在，即可对急性肺心病明确诊断。患者有慢性支气管炎等肺、胸疾病史，存在慢性阻塞性肺气肿或慢性肺间质纤维化等基础疾病的体征，有肺动脉高压的客观征象，具有右室肥厚的证据，肺、心功能失代偿的患者，具有呼吸衰竭和右心力衰竭的临床征象和血气改变等，即可对慢性肺心病明确诊断。

四、西医治疗

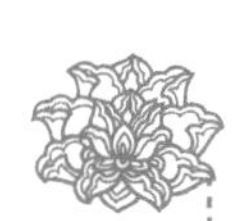

慢性肺心病缓解期的西医治疗主要是增强免疫力，预防感染，以减少急性发作，延缓病情发展。由于肺心病多发于寒冷的冬季，因此患者很有必要进行耐寒锻炼，如冷水擦脸、冷水擦身，甚至洗冷水澡。还可注射气管炎菌苗、灭活流感病毒疫苗、减活麻疹疫苗、卡介菌素等。同时应该积极治疗基础疾病，避开空气污染区；当寒流袭击或流感流行时，要间歇使用抗生素。

慢性肺心病急性发作期则当按以下方案、步骤进行治疗。

1. 控制呼吸道感染　呼吸道感染是发生呼吸衰竭和心力衰竭的主要诱因，必须针对病原菌及时给予有效、足量抗生素治疗，目前多主张联合用药，随着抗生素被广泛应用与不断更新，呼吸道感染的病原菌和它们对抗生素的敏感性均发生了明显的变化。近 10 年间，过去最常见的肺炎球菌减少，革兰阴性杆菌如绿脓杆菌、大肠杆菌、肺炎克雷白杆菌以及产酶的金黄色葡萄球菌明显增多。

抗生素治疗应根据病原菌培养及药敏结果，结合病情合理运用。在痰培养结果未明之前，首先按院外感染、院内感染给予经验治疗。院外感染以革兰阳性菌居多，院内感染以革兰阴性杆菌居多，或选用二者兼顾的抗生素。如院外感染，可给予青霉素 G，联合氨基糖苷、头孢噻吩钠等；院内感染可首先给予哌拉西林，联合诺酮类，或给予三代头孢菌素。如明确为金葡球菌感染，可选用红霉素、头孢素、环丙沙星等。如为耐甲氧苯青真菌感染，始终有效的为万古霉素和替考拉宁，其他有克林霉素、利福平、氨基糖苷类；如明确为绿脓杆菌或大肠杆菌感染，应予头孢哌酮、头孢曲松或喹诺酮类药物环丙沙星、氟罗沙星等静脉滴注。

长期应用抗生素，特别是老年人，应注意药物副作用，尤其是氨基糖苷类，因其肾毒性，所以剂量宜小，停药时间宜短。应用抗生素，一般需观察 2～3 天，切不可频繁调整，一般疗程为 2 周左右，合并真菌感染，应调整或停用抗生素，给予抗真菌治疗，如制霉菌素、酮康唑、氟康唑等。

2. 畅通气道、改善呼吸功能　始终注意保持气道的通畅。对于无力咳嗽、意识不清的患者，应清除口腔、咽及喉部的分泌物及胃反流物等，必要时建立人工气道。持续低流量给氧，提高动脉血氧饱和度在85%～90%以上；解痉平喘可用氨茶碱、沙丁胺醇；消除痰液，保持呼吸道通畅，在保持呼吸道通畅前提下，予以呼吸兴奋剂；必要时可行气管插管、气管切开和应用人工呼吸器等综合治疗。治疗期间，密切监测血气变化。

3. 控制心力衰竭　在积极控制感染，改善呼吸功能后，一般患者心功能常能改善，尿量增多，水肿消退，肝大可缩小或恢复正常，不需使用利尿剂和强心剂。但较重患者或经治疗无效者可适当选用下列药物。

（1）利尿剂：用以消肿，减少血容量以减轻心脏前负荷。但利尿过猛过多，导致低钾、低氯性碱中毒，增加神经精神症状，增加氧耗，使病情加重；还可以使痰液黏稠不易排出，加重呼吸衰竭；又可使血液浓缩，增加循环阻力，且易发生弥漫性血管内凝血。因此，对肺心病心衰时应用利尿剂应谨慎。宜选用缓和的制剂，小剂量，短疗程，用药期间密切观察血气与电解质变化。使用排钾利尿剂时应适当补充钾、离子。

（2）强心剂：肺心病患者由于慢性缺氧及感染，对洋地黄类药物耐受性很低，疗效差，且易发生心律失常，这与处理一般心衰有所不同。强心剂的剂量宜小，一般约为常规剂量的1/2～2/3量，同时选用作用快、排泄快的强心剂。常以毒毛旋花苷子K 0.125～0.25mg，或毛花苷C 0.2～0.4mg加入25%葡萄糖液20ml内静脉缓慢注射。用药期间应注意纠正缺氧，防治低钾血症，以免发生药物毒性反应。

（3）血管扩张剂的应用：对于肺动脉高压，扩张血管药物的治疗是一个辅助性的治疗措施。如酚妥拉明可缓解支气管平滑肌痉挛，降低呼吸道阻力，从而改善通气功能，降低二氧化碳分压，提高氧分压，扩张肺小动脉，降低右心室舒张末期压，使肺血流阻力降低，周围静脉容量增高，减轻心脏前、后负荷，降低耗量，增加心肌收缩力，对部分顽固心衰者可能起到降低肺动脉压，改善心力衰竭的良好作用。

4. 控制心律失常　一般房性异位心律，随着病情好转，多可迅速消失。如经治疗仍不能消失时，未经洋地黄制剂治疗者，可在密切观察下选用小量毛花苷C或地高辛治疗；对频发室性期前收缩、室性心动过速者，可选用利多卡因、丙吡胺等药物。洋地黄中毒所致的心律失常则按洋地黄中毒处理。另外，还要注意避免应用普萘洛尔等肾上腺素能受体阻滞剂，以免引起支气管痉挛。

5. 糖皮质激素的应用　可解除支气管痉挛，改善通气，降低肺泡内压力，减轻右心负担，所以在有效地控制感染的情况下，短期应用大量糖皮质激素，对抢救呼吸衰竭及心力衰竭均有利。一般可用氢化可的松100～200mg或地塞米松5～10mg加入5%葡萄糖液中，静脉滴注，病情好转后逐渐停用。

6. 并发症的治疗　包括纠正呼吸性酸中毒等各种酸碱失衡，低钾血症等各种电解质紊乱，防治肺性脑病、急性肾功能不全、急性上消化道出血及弥漫性血管内凝血等。

五、中医治疗

（一）辨证论治

1. 急性发作期

（1）寒饮束肺证

症状：咳逆喘促，胸部膨隆胀满，不得卧，痰稀泡沫样，量多，口干不欲饮，或伴恶寒重，发热，肢体酸楚，身痛无汗，严重时面浮目肿，唇舌发青，舌淡暗、苔白滑，脉浮紧。

治法：宣肺散寒，温化水饮。

方剂：小青龙汤加减。

加减：痰多壅盛者，可加紫苏子、莱菔子、白芥子以降气化痰；周身骨节疼痛剧烈者，加羌活、独活、威灵仙疏解风寒；本病虽由风寒引动内饮所致，但常有化热趋势，如兼有烦躁、口苦、口渴、舌苔薄黄、脉滑等"寒包热"证，可加石膏、竹叶、鱼腥草以清热化痰除烦；形寒肢冷，下肢肿甚者，仿真武汤意，加熟附子、茯苓皮、白术以温阳化饮。

（2）痰热壅肺证

症状：咳喘烦躁，气急胸满，痰黄黏稠，不易咯出，口干，口苦，口臭，或伴身热，汗出，舌暗红苔黄腻少津，脉弦滑或滑数。

治法：清热化痰，祛痰平喘。

方剂：清气化痰丸加减。

加减：本证亦可选越婢加半夏汤、桑白皮汤加减。前方宣肺泄热，用于饮热郁肺，外有表邪，喘咳上气，目如脱状，身热，脉浮数；后方清肺化痰，用于痰热壅肺，喘急胸满，咳吐黄痰，或黏白稠厚，痰黏难出者，可加天花粉、海蛤壳、浙贝母以清肺化痰；咽痛者，加射干、牛蒡子、玄参清热利咽；口干多饮者，加天花粉、黄芩、射干清热生津；心烦不寐者，加用竹叶、淡豆豉、连翘以清心除烦；大便困难者，加大黄通腑泄热；若见尿少，浮肿者，可加葶苈子、石苇、车前子以利尿消肿。本证多为肺心病伴感染，老人患者，感染不易控制，应配合西药抗感染方可获理想疗效。

（3）阳虚水泛证

症状：心悸、咳而上气，咳痰清稀，动则喘甚，不能平卧，身肿，以下肢为甚，小便短少或清长，颜面晦暗，口唇发绀，形寒肢冷，腰膝酸软，冷汗时出，舌淡胖或紫暗苔白滑，脉沉滑或结代。

治法：温阳利水，活血化瘀。

方剂：真武汤加减。

加减：脾阳虚者，用实脾饮；心阳虚者，用苓桂术甘汤合五苓散、五皮饮；气虚欲脱者，可用红参 10g 另炖服；浮肿甚者，加防己、车前子、泽泻以利水消肿；喘甚者，加炙麻黄、苏子宣降肺气以平喘。

（4）痰蒙神窍证

症状：神志昏蒙，或烦躁不安，面赤谵语，或舌强语謇，气促，痰声辘辘，咳痰难出，舌暗红，苔黄浊，脉滑或促。

治法：化痰开窍，通腑醒神。

方剂：菖蒲郁金汤加减，送服安宫牛黄丸。

加减：本证见于肺性脑病，死亡率极高，应中西医结合抢救。痰热内闭重证可服至宝丹；寒痰内闭者，用三生饮加减；寒痰内闭，气虚欲脱者，改独参汤送服苏合香丸；痰声辘辘者，竹沥加量，并用生姜汁 10ml 助竹沥化风痰，并送服猴枣散 2 支；唇甲暗紫者，加桃仁、红花、丹参以活血化瘀。

（5）痰热动风证

症状：除痰热壅肺诸症外，尚见神昏躁动，谵语，肢体颤动，抽搐，便秘，舌体颤动，舌质紫暗，苔黄浊，脉弦大滑数。

治法：清热化痰，开窍熄风。

方剂：羚角钩藤汤加减，送服紫雪丹。

加减：若无羚羊角可用山羊角或水牛角代之。手足抽搐者，加用全蝎、蜈蚣以解痉；大便秘结者，加用大黄以通腑泄热醒神。

（6）元阳欲绝证

症状：神志不清，胸高气促，喉间鼾音，额汗如珠或冷汗自出，四肢厥逆，鼻头发冷，脉微欲绝。

治法：回阳固脱救逆。

方剂：参附龙牡汤合生脉散加减。

加减：口唇青紫，舌质紫暗者，加丹参、桃仁、红花活血祛瘀；气喘欲绝者，加服蛤蚧粉以收纳浮阳。

2. 缓解期

（1）肺肾气虚证

症状：呼吸浅促，声低气怯，咳吐白色泡沫状痰，腰酸肢冷，夜尿多，舌淡，脉沉细或结代。

治法：温肺补肾。

方剂：生脉散合人参胡桃饮加减。

加减：若偏肾虚用补天大造丸。易出汗者，加黄芪；痰多者，加陈皮、半夏。本证方药宜蜜丸，长期应用方效。

（2）脾肾阳虚证

症状：食少痰多，短气息促，纳后脘痞，腰酸腿软，畏寒肢冷，舌淡，苔薄，脉沉细。

治法：健脾温肾。

方剂：理中汤合金匮肾气丸加减。

加减：若偏脾阳虚用桂附理中汤，脘痞食少者，加砂仁、木香；腰膝酸软者，加杜仲、续断。本证方药亦宜做丸散剂长期服用，方可见功。

(3) 心肾阳虚证

症状：喘咳心悸，咯痰清稀，面浮肢肿，小便量少，舌质淡胖，苔白滑，脉沉细。

治法：温阳化气利水。

方剂：真武汤加减。

加减：若面浮肢肿，心衰明显者，可选万附葶苈方；尿少者，加车前子、丹参；心悸、心律失常者，加黄连、苦参。饮食宜低盐，肿消后仍宜服药巩固调养。

(4) 气阴虚夹瘀证

症状：咳嗽痰少，痰难咳出，午后潮热，五心烦热，偶可咯血，气短气喘，口干唇暗红，舌红苔少或无苔，脉细数或弦滑。

治法：益气养阴，涤痰化瘀。

方剂：生脉散合二至丸加减。

加减：若气阴虚夹痰滞血瘀者，可用麦冬平肺饮加减；阴虚甚者，加生地黄、玄参、知母；咯血者，加仙鹤草、紫珠草、阿胶。老人阴虚难复，还应于平时常食养阴之品。

(5) 表虚不固证

症状：咳喘无力，动则气短，语言低怯，神疲少气，自汗怕冷，面色苍白，舌质淡，脉虚弱。

治法：益气固表。

方剂：玉屏风散加减。

加减：若属虚实夹杂之体，可用保真汤加减。食少纳呆者，加砂仁、白蔻；短气喘乏者，加人参、胡桃。肺心病缓解期应充分发挥中医调养的优势，着重增强患者免疫功能，防止感染和病情发展。

(二) 针灸疗法

1. 实证宜针　可选肺俞、脾俞、肾俞、太渊、章门。若兼有外感表证者可配列缺、合谷；喘甚可加定喘、膻中、丰隆、天突；心悸、脉细数，取太渊、大陵、神门。可根据情况选择3～4个穴位，平补平泻，每日针1次。有宣肺降痰平喘，通经活络之功效。

2. 虚证宜灸　常用穴位有肺俞、璇玑、膻中、天突、气海、关元、膏肓、神阙、三阴交、肾俞、复溜、命门等，有补气扶阳，增强免疫功能的作用。

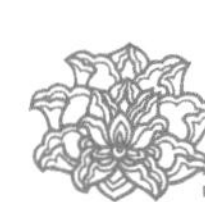

六、病案

验案 1

焦某，女，86 岁。2024 年 11 月 10 日初诊。

主诉： 间断胸闷、气短 1 年，加重 1 个月。

现病史： 患者 1 年前无明显诱因出现胸闷、气短，无胸痛，间断口服参松养心胶囊、酒石酸美托洛尔片等药物治疗，症状控制尚可。1 个月前无明显诱因再次出现胸闷、气短，就诊于我院门诊，现主症：胸闷、气短，不能平卧，咳嗽，少痰，无头晕头痛，无恶心呕吐，纳可，寐欠安，小便次数多，大便 3～4 次/日，质稀。

体格检查： T：37℃；P：65 次/分；R：18 次/分；Bp：174/69mmHg 神志清楚，表情痛苦，胸廓呈桶状胸，双下肺呼吸音低，可闻及少许湿啰音，心前区无隆起及凹陷，心率 65 次/分，心律不齐，各瓣膜听诊区未闻及病理性杂音。腹外形无异常，腹式呼吸，腹硬，肠鸣音弱，为 2 次/分。双下肢水肿，四肢冷。生理反射存在，病理征未引出。舌质暗红，苔色黄，苔质腻，脉象滑数。

辅助检查： 心电图示：频发房早。

西医诊断： 慢性阻塞性肺病急性加重；肺源性心脏病；心力衰竭；心功能 IV 级；心律失常；房性期前收缩；高血压病 3 级（极高危）。

中医诊断： 喘病（痰热壅肺证）。

治法： 清热化痰，宣肺平喘。

处方： 白术 10g，茯苓 15g，桑白皮 12g，葶苈子 10g（包煎），滑石粉 10g（包煎），干鱼腥草 20g，陈皮 12g，清半夏 12g，甘草片 10g，蜜紫菀 12g，款冬花 15g，炒苦杏仁 10g，猪苓 10g，厚朴 8g，麸炒枳实 12g，沙棘 20g。

3 剂，日 1 剂，水煎服。初服 3 剂后，诸症减轻，胸闷基本消失，再继服 7 剂后病情明显好转，夜间可平卧，偶有干咳气短，纳可寐安，继服 5 剂以巩固疗效。

按语： 此案为肺源性心脏病的病案，该患者素体虚弱，肺、脾、肾俱不足，体虚不能卫外，复为六淫侵袭，正不胜邪而发病。因肺主气，开窍于鼻，外合皮毛，主表卫外，故外邪从口鼻、皮毛入侵，每多犯肺，导致肺气宣降不利，津液不布，聚而为痰，与热相合故见咳痰。舌红苔薄黄，脉滑数均为痰热内蕴之象，故辨证精准。

该方中以桑白皮、葶苈子泻肺平喘，蜜紫菀清热化痰，鱼腥草清热解毒共为君药，陈皮理气健脾，半夏燥湿化痰，苦杏仁止咳平喘，滑石粉清热利尿，白术补气健脾，茯苓、猪苓利水渗湿，款冬花润肺下气、止咳化痰共为臣药，沙棘润燥健脾，厚朴燥湿行气，枳实破气消积共为佐药，甘草调和药性为使药。

验案 2

郝某，女，57 岁。2024 年 10 月 21 日初诊。

主诉：反复憋喘 10 余年，加重 1 个月。

现病史：患者 10 余年前无明显诱因出现反复憋喘，活动后明显，伴咳嗽咳痰间作，呈阵发性，冬季易发，每次发作于当地输注抗生素治疗（具体描述不详）。1 个月前无明显诱因出现憋喘症状加重，并出现不能平卧、双下肢水肿，遂就诊于我院。现主症：憋喘，不能平卧，稍有咳嗽咳痰，痰色黄绿相间，痰质黏稠不易咳出，双下肢水肿，无恶寒发热，无鼻塞流涕，无头晕头痛，无腹痛腹胀，纳寐差，偶有夜间憋醒，二便可，近期体重未见明显变化。

体格检查：T：36.2℃；P：74 次/分；R：20 次/分；Bp：106/78mmHg。神志清楚，表情痛苦，胸廓正常，双肺呼吸运动对称，双侧语颤对称，无胸膜摩擦音，双肺呼吸音粗，双肺可闻及哮鸣音，肺底闻及湿啰音，心前区无隆起及凹陷，心率 74 次/分，心律齐，各瓣膜听诊区未闻及病理性杂音。腹外形无异常，腹软，无压痛、反跳痛，未触及明显肿块，肝脾肋下未触及，麦氏点、双输尿管点无压痛，Murphy 征（—），肝脾区无叩痛，移动性浊音（—），肠鸣音正常，约 4 次/分。四肢关节活动自如，双下肢水肿。舌质暗红，苔色白，苔质腻，脉象沉。

辅助检查：动脉血气分析（FiO_2：21%；T：37℃）：PH 7.381；PCO_2 59.7mmHg；PO_2 49.2mmHg；SO_2 96.7%；K^+ 3.3mmol/L；Ca^{2+} 1.11mmol/L；Lac 1.0mmol/L。

西医诊断：慢性阻塞性肺疾病急性加重；肺源性心脏病；心力衰竭；Ⅱ型呼吸衰竭。

中医诊断：喘病（痰瘀阻肺证）。

治法：祛痰化瘀，宣肺平喘。

处方：麻黄 5g，地龙 10g，炒苦杏仁 10g，炒桃仁 10g，干鱼腥草 10g，当归 10g，醋延胡索 20g，蒲公英 10g，丹参 15g，知母 10g，细辛 6g，蜜款冬花 10g，甘草片 10g，防风 10g，蝉蜕 10g，炒僵蚕 10g。

连服 3 剂后，憋喘好转，稍有咳嗽咳痰，双下肢无水肿，无恶寒发热，无鼻塞流涕，无头晕头痛，无腹痛腹胀，纳寐可，偶有夜间憋醒。

按语：此例为慢性阻塞性肺病的病案。本证多由久病不解，气机不畅，津液阻滞成痰；痰瘀壅肺，肺气失于肃降，故咳嗽多痰，痰黄而黏；瘀血阻滞，心阳受阻，日久阳虚，阳虚水泛，故见下肢水肿；痰瘀内扰故心烦，阻滞气机，气机郁滞，呼吸气促；舌质暗红，苔色白，苔质腻，脉象沉，均为痰瘀阻肺之脉证。

参考文献

[1] 赵欣，李瑞杰，王彦辉，等．心血管疾病高危人群中医健康管理干预效果分析［J］．中国实用医药，2023，18（13）：137－141.

[2] 董晓瑞．中西医结合方法防治心血管疾病［J］．中国医药指南，2017，15（08）：201.

[3] 邸丕凡，赵兴洲，许金鹏，等．临床心电向量学［M］．石家庄：河北科学技术出版社，2009.

[4] 赵洁．临床常见心血管疾病检查与治疗［M］．上海：上海交通大学出版社，2023.

[5] 周敬法．中西医结合心血管疾病的防治与探索［J］．中西医结合心血管病电子杂志，2016，4（18）：25＋27.

[6] 王贤良．心脏康复宜动静结合［J］．开卷有益（求医问药），2023，（02）：55－57.

[7] 乔思雨，沈琳，苏二．中医外治助力心脏康复［J］．科学生活，2024，（05）：78－79.

[8] 张美玉，张贺翔，赵辉，等．心脏康复中医特色疗法研究进展［J］．中华养生保健，2024，42（02）：87－89＋93.

[9] 李倩宇，温志浩．心脏康复的中医研究进展［J］．现代中西医结合杂志，2021，30（35）：3978－3982.

[10] 杨煜华，邰玉玲，马晶茹．心脏康复的临床研究现状［J］．沈阳医学院学报，2021，23（04）：387－390＋396.

[11] 杨敏，卢健棋，庞延，等．针刺治疗心律失常的作用机制［J］．针灸临床杂志，2024，（05）：101－105.

[12] 邱月清，王振涛，王冰，等．快速性心律失常的中医研究进展［J］．世界中医药，2023，18（15）：2249－2255.

[13] 胡桂铭，冯竹青，董江川．心力衰竭药物的研究进展［J］．现代临床医学，2024，50（02）：148－152.

[14] 孙梓宜，张天雅，王子涵，等．中医药治疗慢性心力衰竭的网络药理学研究进展 [J]．中西医结合心脑血管病杂志，2022，20 (21)：3922－3925.
[15] 于亚君，周之煜，金鑫瑶，等．张伯礼教授治疗慢性心力衰竭经验 [J]．天津中医药，2024，41 (01)：6－8.
[16] 王兴，陈子琪，王晓琳，等．真武汤治疗心力衰竭的作用机制 [J]．中国老年学杂志，2023，43 (22)：5608－5611.
[17] 孙光伟，崔洪涛，孙文瑞．心力衰竭中医病因病机探微 [J]．吉林中医药，2023，43 (12)：1384－1386.
[18] 张成英，杨翠，陈少军．归脾汤加减治疗慢性心力衰竭的疗效及对肠道菌群的影响 [J]．中西医结合心脑血管病杂志，2023，21 (09)：1664－1668.
[19] 陈英男，陈铭泰，徐翀，等．中医药防治心力衰竭进展 [J]．长春中医药大学学报，2023，39 (12)：1394－1399.
[20] 赵鹏．中西医结合治疗法治疗心血管神经症上的临床应用 [J]．中国卫生产业，2012，9 (01)：166.
[21] 张明雪，李涵．意象思维冠心病合并病中医证治研究 [M]．北京：中国中医药出版社，2022.
[22] 易定华．西京心血管外科临床工作手册 [M]．西安：第四军医大学出版社，2012.
[23] 叶小汉，宁为民．动脉粥样硬化中医防治 [M]．广州：广东科学技术出版社，2023.
[24] 郑天圣，佟雪巍，张伊桐，等．2 型糖尿病心血管并发症发病机制的研究进展 [J]．基础医学与临床，2022，42 (05)：814－817.
[25] 姜琳，陆为民．金匮肾气丸加减治疗体位性低血压验案 1 则 [J]．世界最新医学信息文摘，2024，12 (22)：295－296.
[26] 邱俊霖，罗说明，周智广．糖尿病性心脏病研究进展 [J]．中国动脉硬化杂志，2020，28 (08)：679－687.
[27] 葛均波，王建安．内科学 心血管内科分册 第二版 [M]．北京：人民卫生出版社，2022.
[28] 张莹莹．实用心血管内科疾病诊疗精要 [M]．昆明：云南科技出版社，2021.
[29] 戎靖枫，王岩，杨茂．临床心血管内科疾病诊断与治疗 [M]．北京：化学工业出版社，2020.
[30] 杨培君．实用中医心血管病诊疗学 [M]．北京：中国中医药出版社，2008.
[31] 史载祥，黄春林，史大卓．现代中医心血管病学 [M]．北京：人民卫生出版社，2006.
[32] 彭绍杰，郑方媛，戴国玮．糖尿病性心脏病中西医结合研究进展 [J]．中外医疗，2008，(24)：134－136.

[33] 张冰冰．甲状腺功能亢进性心脏病的彩超诊断［J］．临床医药文献电子杂志，2019，6（84）：146－147．

[34] 黎应新．甲状腺功能亢进性心脏病治疗前后的心电图变化［J］．中国实用医药，2018，13（05）：80－81．

[35] 王文君，程秋实．甲状腺功能亢进并发甲亢性心脏病的危险因素分析［J］．现代仪器与医疗，2017，23（05）：43－44＋47．

[36] 杨聪，郑刚，齐婧，等．加味真武汤治疗心肾阳虚型甲状腺功能减退性心脏病的临床效果［J］．中国医药导报，2020，17（21）：161－164．

[37] 王储，汪子涵，邓悦．甲状腺功能减退性心脏病的发病机制及中医治疗手段［J］．中文科技期刊数据库（全文版）医药卫生，2023，（10）：175－178．

[38] 马大为．风湿性心瓣膜病的临床观察分析［J］．中国卫生标准管理，2015，6（06）：154－155．

[39] 王冬敏．风湿性心瓣膜病 30 例中医辨证治疗体会［J］．中国卫生标准管理，2014，5（22）：115－116．

[40] 王亚伟，田锋．不同性别动脉粥样硬化差异性研究进展［J］．中国现代神经疾病杂志，2023，23（09）：864－871．

[41] 王玲玲，谢慧仪，陈绮泠，等．动脉粥样硬化发病机制与治疗药物的研究进展［J］．广东医科大学学报，2023，41（05）：589－594．

[42] 逯维钰，刘新宇，冯玲．探讨高脂血症的中西医治疗现状［J］．中国中医药现代远程教育，2023，21（22）：65－67．